WAIKE HULI SHIJIAN
YU BINGLI FENXI

主编 史娟 等

外科护理实践与病例分析

河南大学出版社
HENAN UNIVERSITY PRESS
·郑州·

图书在版编目（CIP）数据

外科护理实践与病例分析 / 史娟等主编 . -- 郑州：河南大学出版社, 2024.12. -- ISBN 978-7-5649-6053-7

Ⅰ . R473.6

中国国家版本馆 CIP 数据核字第 2024W6M742 号

责任编辑： 阮林要
责任校对： 张雪彩
封面设计： 河南树青文化传播有限公司

出版发行：河南大学出版社
　　　　　地　址：郑州市郑东新区商务外环中华大厦 2401 号
　　　　　邮　编：450046
　　　　　电　话：0371-86059750（高等教育与职业教育出版分社）
　　　　　　　　　0371-86059701（营销部）
　　　　　网　址：hupress.henu.edu.cn
印　　刷：广东虎彩云印刷有限公司
版　　次：2024 年 12 月第 1 版
印　　次：2024 年 12 月第 1 次印刷
开　　本：787 mm × 1092 mm　1/16
印　　张：19
字　　数：351 千字
定　　价：59.00 元

（本书如有印装质量问题，请与河南大学出版社营销部联系调换。）

编委会

主　编　　史　娟　　南阳市中心医院

　　　　　　谌　婧　　郑州大学第三附属医院

　　　　　　王　芳　　广州医科大学附属第一医院

　　　　　　贾　锰　　郑州大学第三附属医院

副主编　　戴晓萍　　深圳市光明区人民医院

　　　　　　杜亚泽　　郑州大学第一附属医院

　　　　　　曾文娇　　深圳市光明区人民医院

　　　　　　吴景辉　　郑州大学第一附属医院

　　　　　　牛　鹏　　河南中医药大学

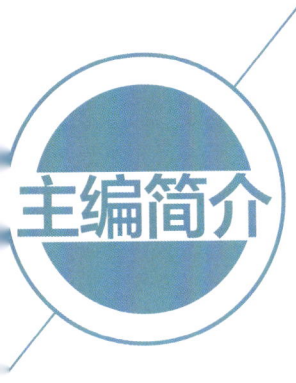

主编简介

史 娟

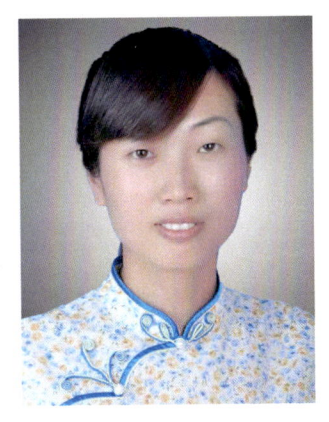

毕业于河南大学护理学院，现工作于南阳市中心医院普通外科脾脏病区，护士长，主管护师。从事普外科护理工作19年，曾担任儿外科护士长，擅长成人及儿童普外专科疾病的护理，在胃肠、肝胆胰疾病围手术期护理方面具有丰富的临床经验。曾多次被评为先进工作者，2011年获得"南阳市优质护理服务标兵"荣誉称号，参与市级科研课题1项，发表论文6篇。

谌 婧

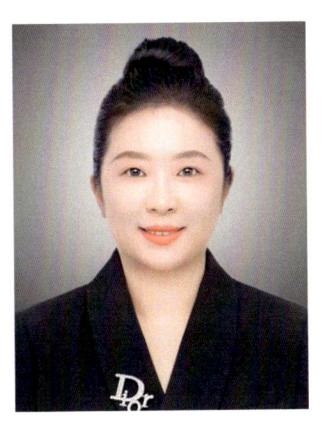

毕业于郑州大学，现工作于郑州大学第三附属医院，副主任护师。擅长神经外科护理。发表论文4篇，参编著作2部。

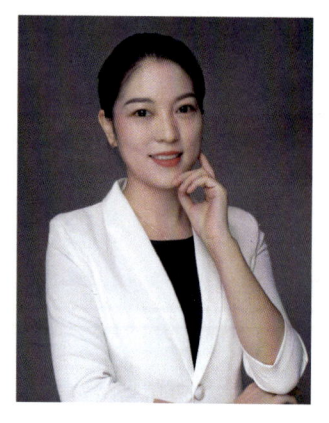

王 芳

本科毕业于广东医学院护理学专业，现工作于广州医科大学附属第一医院泌尿外科四区，护士长，广东省护理学会泌尿外科专科护士，主管护师。现任中国性学会护理学专业分会委员，中国性学会私密整形分会委员，广东省护理学会泌尿护理专业委员会委员，广东省护士协会尿失禁护理分会常务委员。参编著作1部，发表论文2篇，获得实用新型专利3项。曾获得广州好护士、专科护士培训优秀学员、专科护士基地优秀临床带教老师、院内优质护理服务先进个人等荣誉称号，获得中国性学会科普短视频大赛二等奖、广东省第三届健康科普大赛二等奖、专科护士个案比赛一等奖等奖项。

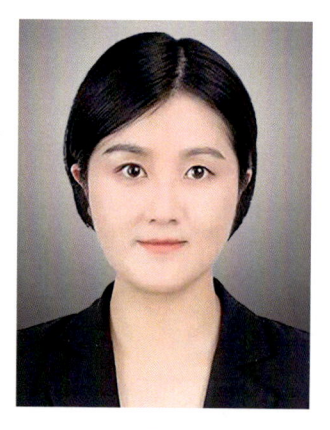

贾 锰

本科毕业于郑州大学，现工作于郑州大学第三附属医院，主管护师。擅长小儿骨科护理、外科护理，多年从事外科护理工作，具有相当丰富的理论与实践经验。现任中国康复医学会儿童康复护理科普工作组委员、河南省医院协会护理管理分会第二届委员会委员。发表论文6篇，参与市厅级科研立项5项、省级科研立项1项，获得河南省科技成果一等奖、河南省医学教育优秀教学成果一等奖、河南省医学继续教育成果三等奖。

前 言

外科护理作为医学护理领域的重要分支,专注于外科手术患者的全方位照护,包括术前准备、术中协作及术后康复等各个环节。随着医疗技术的不断进步,外科护理正朝着更加专业化、精细化的方向发展,其重要性日益凸显。然而,现代社会中,尽管护理行业持续发展,专业护理人员的数量和质量仍存在一定的不足,这对外科手术的成功和患者的快速恢复构成了一定的挑战。为此特编写此书,希望能成为外科护理人员宝贵的参考工具,共同推动外科护理水平的提升。

本书系统介绍了颅脑疾病、颈部疾病、胃及十二指肠疾病、肠道及胆道疾病等外科常见病症的护理方法,还涵盖了泌尿外科疾病、妇产科疾病及小儿骨科疾病等护理内容。每一章节都详细阐述了各类疾病的护理要点和难点,辅以生动的病例分析,旨在帮助护理人员更加深入地理解和掌握相关知识,提升实践能力。

在本书的审校过程中,我们力求做到内容准确、结构清晰。然而,由于外科护理涉及的知识面广泛且复杂,加之时间仓促,书中难免存在疏漏和不足之处,希望广大读者批评指正,并提出宝贵的意见和建议。

编 者

目 录

第一章 颅脑疾病的护理 1

第一节 自发性蛛网膜下隙出血 1
第二节 颅内动脉瘤 10
第三节 烟雾病 17
第四节 脑血管畸形 22
第五节 硬脑膜动静脉瘘 25
第六节 儿童脑积水 28
第七节 狭颅症 32
第八节 头皮损伤 34
第九节 颅骨骨折 38
第十节 脑损伤 42
第十一节 脑脓肿 46

第二章 颈部疾病的护理 49

第一节 甲状腺功能亢进症 49
第二节 甲状腺危象 56
第三节 甲状腺功能减退症 60
第四节 单纯性甲状腺肿 67
第五节 甲状腺炎 71

第六节 甲状旁腺功能减退症 ………………………………………… 76

第三章 胃及十二指肠疾病的护理 …………………………………… 82

第一节 胃食管反流病 …………………………………………………… 82
第二节 胃十二指肠溃疡 ………………………………………………… 90
第三节 胃癌 ……………………………………………………………… 104

第四章 肠道及胆道疾病的护理 ……………………………………… 111

第一节 小肠破裂 ………………………………………………………… 111
第二节 肠结核 …………………………………………………………… 115
第三节 肠伤寒穿孔 ……………………………………………………… 119
第四节 肠瘘 ……………………………………………………………… 121
第五节 胆石症 …………………………………………………………… 127

第五章 泌尿外科疾病的护理 ………………………………………… 139

第一节 输尿管损伤 ……………………………………………………… 139
第二节 膀胱损伤 ………………………………………………………… 143
第三节 尿道损伤 ………………………………………………………… 147
第四节 阴囊及睾丸损伤 ………………………………………………… 154
第五节 尿道狭窄 ………………………………………………………… 156
第六节 尿道结石 ………………………………………………………… 163
第七节 肾移植 …………………………………………………………… 167

第六章 妇产科疾病的护理 …………………………………………… 178

第一节 自然流产 ………………………………………………………… 178
第二节 早产 ……………………………………………………………… 182
第三节 前置胎盘 ………………………………………………………… 186

第七章　小儿骨科疾病的护理 190

第一节　足部先天性畸形 190
第二节　肱骨髁上骨折 195
第三节　尺桡骨骨折 200
第四节　孟氏骨折 202
第五节　股骨干骨折 205
第六节　股骨颈骨折 209
第七节　胫腓骨骨折 213
第八节　骨盆骨折 216

第八章　其他外科常见疾病的护理 220

第一节　急性化脓性腹膜炎 220
第二节　腹腔脓肿 223
第三节　腹股沟疝 228
第四节　股疝 231
第五节　其他腹外疝 233

第九章　护理管理 239

第一节　病区护理管理 239
第二节　整体护理 241
第三节　门诊护理管理 243

第十章　病例分析 251

病例1　肝门部胆管癌的护理 251
病例2　脾功能亢进的护理 255
病例3　PCNL（经皮肾镜取石术）术后尿源性脓毒症的护理 259

病例 4　膀胱癌的术后护理 265

病例 5　多尿症神经源性膀胱的护理 270

病例 6　前列腺等离子电切术后出血及尿失禁的护理 274

病例 7　儿童肾移植术后消化道出血的护理 279

病例 8　合并多种基础疾病肾移植手术的护理 289

病例 9　肾移植术后移植肾出血的护理 293

参考文献 297

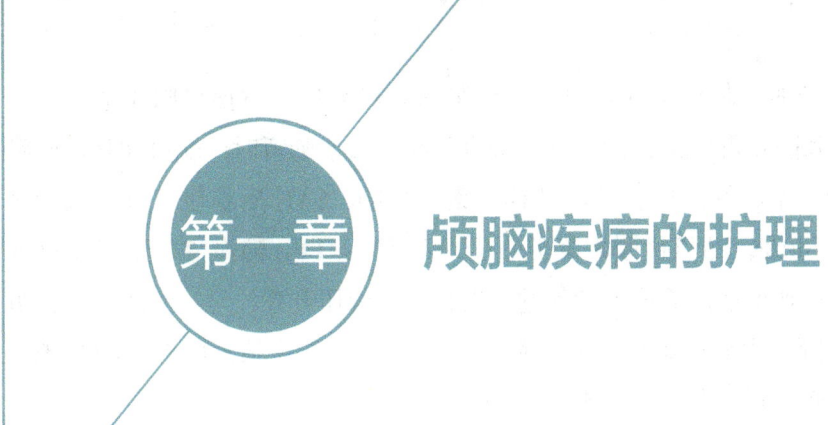

第一章 颅脑疾病的护理

第一节 自发性蛛网膜下隙出血

一、概述

自发性蛛网膜下隙出血（SAH）是指非外伤性颅内血管破裂后，血液进入蛛网膜下隙。自发性 SAH 发病率存在地区、年龄、性别等差别。地区分布上，中国、印度和美洲中南部的发病率最低，日本和芬兰发病率较高。自发性 SAH 以女性多见，男女发病比例为 1∶1.24。发病率随年龄增长而增加，并在 60 岁左右达到高峰。约 20% 患者死于抵达医院前，25% 患者死于初次出血或其并发症，20% 患者死于再出血。超过 50% 幸存者有长期神经功能缺陷。

自发性 SAH 的病因最常见为颅内动脉瘤和动静脉畸形破裂（占 57%），其次是高血压性脑出血。吸烟是发病的重要相关因素，45%～75% 病例与吸烟有关，并呈量效依赖关系。酗酒也是自发性 SAH 的多发因素，再出血和血管痉挛的发生率明显增高，并影响预后。其余危险因素有高血压，使用可卡因等。

血液流入蛛网膜下隙使脑脊液红染，在脑池、脑沟内积聚，距出血灶越近积血越多。血液可流入脊髓蛛网膜下隙，甚至逆流入脑室系统。体位也可影响血液的积聚，仰卧位时由于重力影响，血液易积聚在后颅窝。血块如在脑实质、侧裂和大脑纵裂内，可压迫脑组织。出血也可导致动脉管壁狭窄、微血栓形成或栓塞等。其具体病理生理表现如下。

（一）颅内改变

由动脉瘤破裂引起的 SAH 在出血时颅内压会急骤升高。出血量大、引起颅内血液循环短暂中断时，临床上往往出现意识障碍。高颅压一方面可阻止进一步出血，有利于止血和防止再出血，另一方面又可引起严重全脑暂时性缺血和脑代谢障碍。由于脑血管痉挛、颅内压和脑水肿等因素的影响，SAH后脑血流供应减少至正常值的30%~40%，脑氧代谢率降低。出血后10~14 d脑血流量下降至最低点，之后缓慢恢复到正常，危重患者此过程更长。颅内压升高，全身血压下降，可引起脑灌注压下降，引起脑缺血。SAH后脑自动调节功能受损，脑血流随系统血压而波动，导致脑水肿、出血或脑缺血。

（二）全身改变

1. 血电解质失衡

由于卧床、禁食、呕吐、应用脱水剂、下视丘功能紊乱及血中抗利尿激素增加等，可引起全身电解质异常。其中低血钠最常见，多发生于发病第2~10 d。引起低血钠的原因主要有脑性耗盐综合征（CSWS）和抗利尿激素分泌异常综合征（SIADH）。前者因尿钠排出过多导致低血钠和低血容量，后者因抗利尿激素（ADH）分泌增多引起稀释性低血钠和水负荷增加。低血钠可加重意识障碍、癫痫及脑水肿。

2. 高血糖

高血糖特别好发于原有糖尿病者，严重高血糖症可并发癫痫及意识障碍，加重缺血缺氧和神经元损伤。

3. 高血压

高血压SAH时血压升高可能是机体的一种代偿性反应，以增加脑灌注压。疼痛、烦躁和缺氧等因素也可促使全身血压升高。血压升高可诱发再出血。

4. 心律失常

心律失常见于91% SAH患者，其中少数可引发室性心动过速、心室颤动等危及患者生命，特别见于老年人、低钾和心电图显示QT间期延长者。

5. 胃肠道出血

约4%患者有胃肠道出血。

（三）临床表现

由于发病年龄、发病部位、病变血管等因素不同，临床表现也各不相同。病情轻者仅有轻度头痛或不适，甚至没有任何临床症状；重者可突然昏迷，并在短期内死亡。起病多骤发或急起，主要有下列症状和体征。

1. 先兆表现

单侧眼眶或眼球后疼痛伴动眼神经麻痹是常见的先兆，头痛频率、持续时间或强度改变往往也是动脉瘤破裂先兆，有时伴恶心、呕吐和头晕症状，但脑膜刺激征和畏光症少见。发生于SAH前2 h至8周内。

2. 典型表现

（1）头痛：见于80%～95%患者，突发，呈劈裂般剧痛，遍及全头或前额、枕部，再延及颈、肩腰背和下肢等。头痛发作前常有诱因，如剧烈运动、屏气动作或性生活，约占患者总数的20%。屈颈、活动头部、声响和光线等均可加重疼痛，安静卧床可减轻疼痛。

（2）恶心、呕吐：患者多见恶心、呕吐。

（3）意识障碍：见于50%以上患者，可有短暂意识模糊至昏迷。

（4）精神症状：表现为谵妄、木僵、定向障碍、虚构和痴呆等。

（5）癫痫：见于20%患者。

（四）体征

1. 脑膜刺激征

约25%患者可有颈痛和颈项强直。在发病数小时至6 d内出现，但以1～2 d最多见。

2. 单侧或双侧锥体束征

患者可见单侧或双侧锥体束征阳性。

3. 眼底出血（Terson综合征）

眼底出血表现为玻璃体膜下片状出血，多见于前交通动脉瘤破裂。由于眼内出血，患者视力常下降。

4. 局灶症状

通常较少，可有一侧动眼神经麻痹、单瘫或偏瘫、失语、感觉障碍、视野缺损等。

（五）辅助检查

1. CT检查

头部CT平扫是目前诊断SAH的首选检查，可以明确SAH是否存在及程度，了解伴发的脑内、脑室内出血或阻塞性脑积水。CT灌注可发现早期无症状的脑缺血，计算机体层血管造影（CTA）的灵敏度达77%～97%，特异性87%～100%，可发现直径≥1 mm血管和动脉瘤，腔内成像技术可了解血管流速、动脉瘤壁搏动等情况。

2. 脑脊液检查

腰椎穿刺脑脊液检查也是诊断 SAH 的常用方法，特别是头部 CT 检查阴性者。一般在 SAH 2 h 后行腰椎穿刺检查。属有创检查，可诱发再出血或加重症状，故操作前应征求患者及其家属的同意并签字。

3. MRI 检查

对于 SAH 亚急性或慢性期扫描结果的显示，MRI 不逊于 CT，特别是对后颅窝、脑室系统少量出血，以及动脉瘤内血栓形成、多发动脉瘤中破裂瘤体的判断等方面，MRI 优于 CT。

4. DSA 检查

DSA 检查是本病的标准诊断方法。一般出血 3 d 内病情稳定，或 SAH 后 3 周实施检查。首次 DSA 检查结果阴性者，2 周后（血管痉挛消退）或 6 ~ 8 周（血栓吸收后）应重复 DSA 检查。

5. 经颅多普勒超声（TCD）检查

对临床 SAH 后血管痉挛有诊断价值，目前已作为 SAH 后血管痉挛的常规监测手段。大脑中动脉流速高于 120 cm/s，可作为判断脑血管痉挛的参考标准。

6. SAH 临床分级

以 GCS 为基础的世界神经外科联盟分级（表 1-1）越来越受到人们的重视。

表 1-1　SAH 世界神经外科联盟分级（1988）

级别	GCS	运动功能障碍
1	15	无
2	13 ~ 14	无
3	13 ~ 14	存在
4	7 ~ 12	存在或无
5	3 ~ 6	存在或无

（六）治疗

1. 病因治疗

病因治疗是 SAH 的根本治疗方法。

2. 内科治疗

（1）一般处理：包括卧床 14 d，头部抬高 30°，保持呼吸道通畅。减少额外刺激，病室宜安静，光线偏暗。避免各种形式的用力，用轻缓泻剂保持大便通畅，低渣饮食有助于减少大便的次数和大便量。监测血压、血氧饱和度、CVP、血生化和血常规、心电图、颅内压及每天的出入液量等。推荐入住 ICU 后的第 3 d 开始每日监测 TCD，持续 7 ~ 10 d。

（2）镇静、镇痛：焦虑、躁动、精神错乱者可适当镇静，如服用劳拉西泮、氟哌啶醇等；适当给予镇痛剂，大多数患者的头痛可用可待因控制。

（3）发热的治疗：41% ~ 72% SAH 患者可有发热症状，尤其是出血严重者，且发热是 SAH 患者预后不佳的独立影响因素。积极治疗发热，控制体温 < 37.5 ℃。血清降钙素原可帮助鉴别感染与非感染反应，在发热基础上可每 2 ~ 3 d 复查 1 次。据研究，布洛芬和对乙酰氨基酚合用较单独给药可更有效控制体温。药物控制无效者，推荐冰毯 / 体外降温措施或血管内降温，注意抗寒战治疗。

（4）维持正常血容量：防治低血容量导致的迟发性缺血性障碍（DID）。一般予以 3N 治疗，即维持血容量正常不扩容、维持血液浓度正常不稀释、血压维持正常不升高。维持 CVP 8 ~ 10 mmHg 或肺动脉楔压 12 ~ 14 mmHg，维持正常血压及血细胞比容在 30% 左右，可有效减少 DID 发生。应在 SAH 后 3 d 内尽早使用钙通道阻滞剂尼莫地平，静脉用药 7 ~ 14 d，病情平稳后改口服。也可采用经皮腔内血管成形术（PTA），一般应在 SAH 后出现血管痉挛 24 h 内进行治疗，60% ~ 80% 患者临床症状可得到显著改善。

（5）低钠血症的治疗：保证血清钠为 137 ~ 147 mmol/L。血清钠 < 132 mmol/L 时，查血清和尿电解质（包括尿酸）、渗透压，计算尿酸排泄率；经肺热稀释法与心脏舒张末血容量指数有助于容量状况的测定。SIADH 的特征是低钠血症的同时血液稀释，应予以限水补钠。CSWS 的特征为低钠血症的同时血液浓缩，应予以补水、补钠。如用 3% 氯化钠溶液 50 ~ 100 mL/h 静脉输注，应每 2 h 监测 1 次血钠水平至血钠稳定，并计算尿酸排泄率。尿崩症患者应给予去氨加压素治疗。

（6）控制颅内压：对 Ⅰ、Ⅱ 级患者，一般不需降颅内压，头痛可对症服用止痛剂。≥ Ⅲ 级的患者，当颅内压升高 > 12 mmHg 时，应适当降低颅内压，一般应用 20% 甘露醇（1 mg/kg）静脉滴注。

（7）预防癫痫：多主张在围术期使用抗癫痫药。

（8）止血的治疗：目前主张在动脉瘤等出血病灶处理前短期应用止血剂，常用 6- 氨基己酸（EACA）和氨甲环酸。

（9）其他并发症的治疗：心电图异常者应给予 α 或 β 肾上腺素受体阻滞剂，如普萘洛尔；有高血糖、脑积水等并发症者给予相应的治疗。为预防下肢深静脉血栓形成，患者可穿压力梯度长袜，并使用间歇性气压按摩。

二、护理

（一）一般护理

患者在出血急性期或有动脉瘤破裂危险时应绝对卧床休息，抬高床头15°~30°，以促进脑部血液回流、减轻脑水肿。保持环境安静，光线柔和。避免各种不良刺激，进食少渣饮食。

（二）加强监护

床旁心电监测，观察生命体征、GCS、瞳孔、血氧饱和度、中心静脉压、血糖及血电解质的变化。再出血和血管痉挛是SAH最严重的并发症，一般首次出血后第1个月有20%~30%的再出血可能，其中出血后24~48 h为再出血高峰，需注意有无出血征兆。SAH症状好转后又出现或进行性加重、意识障碍加重、外周血白细胞计数持续增高、持续发热、出现偏瘫伴或不伴感觉减退或偏盲等，是DID的先兆症状，均须及时报告医师。

（三）症状护理

1. 预防血管痉挛的护理

血管痉挛一般发生在SAH后4~21 d，高峰期在第7~8 d。危险因素包括脱水、高血糖、高Fisher等级及年龄<50岁。60%~70% SAH患者可有血管痉挛，表现为神经功能状态下降和（或）局灶性脑缺血。按医嘱扩容，使用钙通道阻滞剂尼莫地平，使用前需询问过敏史，乙醇过敏者禁用。微量泵24 h维持，避光使用。单独使用可发生心率增快、面部潮红、头痛、头晕、胸闷不适等症状，对血管也有一定的刺激，必须与另一路补液同时滴注。同时监测血压，收缩压<100 mmHg时慎用。

2. 镇静、镇痛的护理

评估患者的疼痛分值、烦躁程度，减少各种声响、光线的刺激。按医嘱使用镇静、镇痛药物，并评价其疗效。

3. 低血钠的护理

脑性盐耗综合征患者不可限制水分摄入，按医嘱输入生理盐水和胶体溶液。SIADH患者则应限水，饮食偏咸，按医嘱补钠，应用抑制血浆抗利尿激素的药，如苯妥英钠针剂。

（四）DSA 的护理

1. 检查前

（1）应对手术中可能出现的感觉（如注射对比剂时的温热感觉等）及手术操作情况做一简单说明，以获得患者良好的配合。训练在床上大小便，指导其深呼吸、有效咳嗽的方法和技巧，避免剧烈咳嗽、用力排便等增加腹压的因素。

（2）常规检查血常规、血小板计数、出血和凝血时间，若有明显的凝血机制障碍或出血倾向者禁止检查。

（3）了解患者双下肢足背动脉搏动情况，以便与术后对比。

（4）皮肤准备：插管部位通常选股动脉，术前清洗局部皮肤包括阴毛。告知患者进入手术室后，医师可能会剃除手术区域影响操作的毛发以减少感染风险。

（5）胃肠道准备：一般禁食 6 h，不禁水。如需口服水化治疗，按医嘱指导患者饮水。如对碘或贝类过敏，需报告医师。进入介入室前排空膀胱。

（6）遵医嘱准备用物及药物。

2. 检查中

（1）根据患者情况，可局部或全身麻醉。

（2）准备并检查介入器械及材料。

（3）协助患者仰卧位，建立静脉通路，遵医嘱给药。

（4）监测脉搏、呼吸、血压变化，配合医师监测患者肝素化情况并记录。

（5）造影结束，医师拔出动脉鞘管后，配合其实施人工压迫止血或使用血管闭合器（VCD）。人工加压止血需用力压迫股动脉穿刺点，垂直下压 2～3 cm，持续 10～30 min，再用弹力绷带加压包扎。

3. 检查后

（1）体位：传统人工压迫止血后要求卧床制动 24 h 或遵医嘱。应用 VCD 者，穿刺肢体严格制动 4～6 h 或遵医嘱。嘱患者不可将腿弯曲，禁做屈髋、屈膝动作，上下肢角度＞90°。

（2）观察：监测患者的意识、瞳孔、GCS、SpO_2、生命体征及肢体活动情况。观察穿刺部位伤口敷料是否渗血、肢体温度及足背动脉搏动，每半小时测足背动脉搏动 1 次，连续 8 次。对使用 7 Fr 以上鞘管或手术时间过长的患者，以及有糖尿病、缺血性心脏病史者尤其要加强对缺血倾向的观察。如遇患者主诉头晕、头痛，有呕吐、失语、短暂意识障碍、肌力下降、下肢动脉搏动减弱或不清、温度过低等异常表现，均应立即通知医师。不同穿刺点的优缺点及并发症见表 1-2。

表1-2 不同穿刺点的优缺点及并发症

穿刺动脉	优点	缺点	可能的并发症
股动脉	①最常用，符合人体工程学 ②患者舒适 ③可进入全身动脉系统 ④压迫股骨头 ⑤动脉直径大、易定位 ⑥双侧穿刺均方便	①活动延迟 ②动脉粥样硬化、肥胖患者穿刺困难 ③置管距离较长	①出血/血肿 ②假性动脉瘤 ③血栓形成 ④栓塞
肱动脉	①适用于动脉粥样硬化患者 ②相邻动脉直径大 ③无活动延迟 ④患者舒适	①动脉不易定位 ②左侧操作更佳 ③置管距离较长 ④导管路径曲折	①同股动脉并发症，血管痉挛和血栓形成更常见 ②继发血肿导致神经损伤
桡动脉	①穿刺方便 ②压迫止血方便，所需人员少 ③并发症少 ④无活动延迟 ⑤可早期出院	①血管痉挛 ②动脉直径小 ③左侧操作更佳 ④置管距离长 ⑤必须进行Allen试验	①出血 ②血栓形成 ③血管痉挛 ④手缺血 ⑤神经损伤

（3）饮食：检查后常规禁食4～6h或遵医嘱。

（4）并发症的观察及护理

1）局部出血：伤口渗血，皮肤瘀斑、硬结，穿刺部位血肿，是血管内穿刺插管最常见的并发症。小血肿能自行吸收；出血量大者可压迫血管或神经，有时需输血治疗。必要时可给予其他措施，如弹力绷带包扎髋部可对穿刺点形成17.5 mmHg有效压力，2.27 kg重沙袋的有效压力为33 mmHg；密切观察穿刺部位及其周围皮肤有无红肿、瘙痒、渗血，有异常时及时报告医师；避免焦虑紧张、激动、烦躁等不良情绪影响，按医嘱予以镇静治疗。

2）假性动脉瘤：诊断性DSA时的发生率为0.1%～0.2%，介入治疗时的发生率为3%～5%。表现为股动脉穿刺点疼痛、有搏动的团块、听诊有杂音。独立危险因素包括低位（股骨头下方）穿刺、大尺寸鞘及使用抗凝剂。直径＜2 cm的假性动脉瘤常自行愈合，直径≥2 cm需行B超引导下凝血酶注射或压迫，必要时需予手术修补。

3）对比剂肾病：排除其他原因后，应用对比剂24～72 h出现肾功能（包括新发或原有肾功能不全）急剧下降，血肌酐升高≥25%或绝对值升高≥44.2 μmol/L。在对比剂使用者中的整体发病率为1%～2%，已成为院内获得性急性肾衰竭的第三大原因。高龄、慢性肾病和糖尿病等是其高危因素。水化治疗是目前公认的有效预防措施，补液方式主要有三种：口服、静脉输注、口服和静脉输注相结合。使用对比剂前后24 h水化的液体量分别至少为500 mL和2 500 mL，补液起止时间、速度及量需依据患者具体情况（如心、肾功能）和对比剂量等进行调整。鼓励患者术后饮水800～1 200 mL，保证患者使用对比剂当日尿量＞3 000 mL，前12 h尿量不少于1 500 mL，以促进对比剂的排出，减轻肾损害。观察患者是否出现水肿、尿少、乏力等非少尿型急性肾衰竭症状，控制血压在正常范围内。

4）后腹腔出血（RPH）：严重而罕见，常见于行股动脉高位（腹股沟韧带以上）穿刺的女性和瘦小患者，典型表现有腰痛和瘀伤。任何股动脉穿刺术后低血压、心动过速或急性贫血者均应怀疑有RPH的可能，须立即通知医师。一旦CT确诊后，根据医嘱给予支持治疗，做好输血或腔内支架修复术的准备。

5）急性下肢动脉血栓形成：约2%应用VCD的患者可能出现该并发症，临床表现为疼痛、麻木、苍白、无脉、运动障碍和冰冷。护士应耐心倾听患者的主诉，加强穿刺部位的观察，每15～30 min检查足背动脉的搏动，如发现肢体变冷、苍白、无脉，则提示血栓形成，应尽早通知医师及时治疗。抬高床头使患肢低于心脏平面15°左右，以防止体位性缺血及血栓逆流。患肢加盖棉被保暖，切忌用手按摩患肢以免血栓脱落造成肺动脉栓塞。对于诊断明确且患肢疼痛明显的患者，可适量给予止痛药，减轻患者的疼痛。做好急诊取栓术的准备工作。

（五）康复指导

（1）禁烟，多饮水，避免乙醇和咖啡因的摄入，有助于缓解头痛。

（2）SAH后，患者可有疲乏、失眠、头痛、感觉异常或消失、味觉异常等，随着脑内血块的吸收，会逐渐改善。皮肤温度感障碍的患者，洗浴时应谨慎，避免烫伤。

（3）活动应循序渐进增加，在72 h内仍须避免爬楼梯、开车、弯腰等动作。

（4）DSA检查阴性者，应在2周左右复查脑血管造影。

（5）对于使用VCD的患者，需向患者说明相关的注意事项。

（谌　婧）

第二节 颅内动脉瘤

一、概述

颅内动脉瘤是指脑动脉壁的局限性异常扩大造成动脉壁的一种瘤状突出，是造成蛛网膜下腔出血（SAH）的首位病因。颅内动脉瘤的发生率为 0.4%～6%，男女比例为 1∶1.3。其中 10%～30% 为多发性动脉瘤，女性患有多发性颅内动脉瘤的概率为男性的 5 倍。80%～90% 非外伤性 SAH 由动脉瘤引起。另外，5%～15% 的脑卒中原因与动脉瘤破裂出血有关。与颅内动脉瘤发生相关的风险性基因分为两类：家族性遗传综合征和后天性因素。家族性脑动脉瘤是指直系 1、2 级亲属关系内有 2 个或 2 个以上曾患有颅内动脉瘤。在排除遗传综合征后，因后天各种因素（动脉粥样硬化、炎症、放射损伤等）引发动脉壁结构变化而产生颅内动脉瘤。一些先天性颅内动脉畸形，如永存性三叉动脉及开窗畸形，与囊性动脉瘤发生率增高有关。5%～40% 常染色体显性遗传性多囊肾病患者可有脑动脉瘤，与脑动脉瘤发生相关的疾病还有肌纤维发育不良、马方综合征、埃勒斯-当洛综合征（Ⅳ型）、神经纤维瘤病Ⅰ型及脑动静脉畸形等。

（一）解剖

供应脑的动脉包括颈内动脉系统和椎-基底动脉系统，前者分布于大脑半球前 2/3 和部分间脑，后者分布于大脑半球后 1/3 和部分间脑、脑干及小脑。颈内动脉自颈总动脉发出后垂直上升，通过破裂孔入颅内，沿途发出五个主要分支（依次为眼动脉、后交通动脉、脉络膜前动脉），在视交叉两旁分为两个终支（大脑前动脉和大脑中动脉），参与组成脑底动脉环（也称前循环）。临床上将颈内动脉颅内段分成七个部分：C_7 段（交通段）、C_6 段（眼段）、C_5 段（前床突段）、C_4 段（海绵窦段）、C_3 段（破裂孔段）、C_2 段（岩段）、C_1 段（颈段）。由 C_7 段发出大脑前动脉和大脑中动脉参与组成脑底动脉环。椎动脉由锁骨下动脉第 1 段发出后，向上穿行第 6 至第 1 颈椎横突孔，向后绕过寰椎侧块，经枕骨大孔入颅，于桥延沟处两侧椎动脉汇合成基底动脉，沿脑桥腹侧上行，至脑桥上端分为左、右大脑后动脉。椎动脉颅内段有三个主要分支：脊髓后动脉、小脑后下动脉和脊髓前动脉。基底动脉自下而上发出五个主要分支：小脑前下动脉、迷路动脉、脑桥动脉、小脑上动脉和大脑后动脉。大脑动脉环为颈内动脉与椎-基底动脉在脑底部的吻合，又称

Willis环。它由左右大脑后动脉、后交通动脉、颈内动脉、大脑前动脉及1条前交通动脉组成,形成脑底主要动脉间的交通结构。但在正常情况下,大脑动脉环两侧的血液是不相混的,它只作为一种潜在的代偿结构。若动脉环某处发育不良,局部血液循环发生障碍时,代偿作用就会受到限制,且易引起动脉瘤。因此,动脉环解剖结构正常是发挥代偿作用的前提。

(二)病理生理

正常脑动脉壁由三个部分构成:内膜(最内层)、肌层(中层)及外膜(外层的结缔组织)。最常见的囊性动脉瘤,也被称为"真正的动脉瘤",有正常血管的内膜和外膜,但从动脉瘤颈部开始缺乏肌肉及内弹力层。假性动脉瘤的血管壁由结缔组织形成,缺少动脉壁的成分,因为它由血肿机化后形成。86%囊性动脉瘤位于前循环:30%位于前交通动脉,25%位于后交通动脉,20%位于大脑中动脉分叉处,7.5%位于颈内动脉末段,大脑前动脉胼周/胼缘动脉分叉占4%。10%脑动脉瘤位于后循环:7%发生于基底动脉分叉,3%位于小脑后下动脉起源,3.5%位于小脑上动脉及小脑前下动脉起源。外伤及感染引起的动脉瘤常位于脑循环的远端部位。宽颈动脉瘤是指颈-顶直径比<2 mm或颈部直径>4 mm。间层动脉瘤和梭形动脉瘤以椎-基底动脉好发,大多沿血管长轴异常扩大。梭形动脉瘤是受累血管的袋状扩张,影响至少270°的管腔周长,无颈部,常继肾动脉粥样硬化。间层动脉瘤可位于内膜与肌层或肌层与外膜之间,由于动脉壁剥离,引起真管腔狭窄。

1. 按动脉瘤的大小、部位、病因和病理进行分类

(1)根据动脉瘤的大小分类。

小型动脉瘤:瘤径≤1.4 cm。

大型动脉瘤:瘤径1.5~2.4 cm。

巨型动脉瘤:瘤径≥2.5 cm。

动脉瘤的破裂与其大小有一定关系,一般认为直径<6 mm的动脉瘤不易出血。现在发现约1/3巨大动脉瘤以出血为首发症状。

(2)根据动脉瘤的部位分类。

包括:①颈动脉系统,有颈内动脉、大脑前动脉、大脑中动脉;②椎-基底动脉系统。

(3)根据动脉瘤的病理可分为囊状动脉瘤、间层(夹层)动脉瘤及梭形动脉瘤。

2. 临床分级

SAH世界神经外科联盟分级可评估患者的预后及手术的风险性。

（三）临床表现

90%患者在动脉瘤破裂出血前无明显的症状和体征。一旦破裂出血，SAH是最常见的症状，7%患者可有急性或亚急性的"生命中最糟糕的头痛"。伴随有局灶性神经功能障碍、恶心、呕吐、畏光或昏迷。女性发生SAH的概率是男性的2倍，高峰年龄为55～60岁。发生SAH 30 d内死亡率为45%，30%幸存者存在中、重度残疾。未破裂动脉瘤可见相应部位的占位及压迫表现，最常见的是第Ⅲ对脑神经麻痹急性发作，可见于后交通动脉瘤、基底动脉末端瘤、脉络膜前动脉瘤和颈内动脉海绵窦段动脉瘤。大型或部分血栓性动脉瘤可导致癫痫、头痛、短暂性脑缺血发作、远端血栓继发脑梗死。

1. 前交通动脉瘤

79%患者表现为大脑纵裂内出血，25%患者表现为急性脑积水。该瘤破裂的患者发生低钠血症（51%）的概率也比其他部位动脉瘤破裂高很多。动脉瘤破裂出血后常见的另一症状是认知障碍，也被称为前交通综合征，即大脑基底部受损导致的短期记忆障碍、人格改变和虚构。

2. 大脑中动脉（MCA）瘤

MCA瘤为无症状动脉瘤，40%患者动脉瘤破裂出血。脑缺血症状，如脑卒中和短暂性脑缺血发作（TIA），较其他动脉瘤多见。

3. 后交通动脉瘤

后交通动脉瘤是引起SAH的常见原因。未破裂的后交通动脉（PCoA）则是导致急性动眼神经麻痹的常见原因。

4. 颈内动脉（ICA）瘤

约4% ICA瘤发自于海绵窦段，且92%患者为女性，临床多表现为复视、三叉神经痛或动脉瘤破裂导致颈内动脉海绵窦瘘；有症状的眼段颈内动脉瘤半数存在视觉症状，另一半则表现为SAH。

5. 基底动脉顶端动脉瘤

50%后循环动脉瘤位于基底顶端。如肿瘤较大，可引起动眼神经麻痹及脑干压迫症状。

6. 大脑前动脉胼周动脉瘤

大脑前动脉胼周动脉瘤位于大脑前动脉A2～A3结合点，属于远端大脑前动脉瘤。该部位的动脉瘤多为多发性，且外伤性动脉瘤好发。50%动脉瘤破裂出血患者临床表现为脑室出血或半球间硬膜下血肿，临床级别较差。

7. 小脑后下动脉（PICA）瘤

SAH 是最常见的表现，95% 患者可有脑室出血及急性肺水肿。

（四）辅助检查

1. CT 检查

头颅 CT 平扫是目前诊断脑动脉瘤破裂引起 SAH 的首选检查方法，可以明确出血程度、出血部位、范围和出血量，以及是否伴发脑内、脑室内出血及阻塞性脑积水等，也可鉴别脑水肿和脑梗死。

2. 脑脊液检查

脑脊液检查是诊断有无蛛网膜下隙出血的一种简易方法。特别是 CT 检查阴性者，但应掌握腰椎穿刺时机。SAH 后 1 ~ 2 h 腰椎穿刺所得脑脊液仍可能清亮，所以应在 SAH 2 h 后进行腰椎穿刺检查。

3. MRI 检查

MRI 对颅后窝、脑室系统少量出血，以及动脉瘤内血栓形成、判断多发动脉瘤中破裂瘤体等方面优于 CT 检查。MRI 检查还可用于鉴别诊断血管畸形、肿瘤、颅内巨大动脉瘤等。

4. MRA 和 CTA 检查

MRA 对脑动脉瘤的检出率可达 81%，但其分辨率和清晰度还有待提高，目前只作为脑血管造影前的一种无创性筛查方法。CTA 可作为常规脑血管造影的一种补充检查手段。

5. DSA 检查

脑血管造影是动脉瘤的经典诊断方法。尤其是 DSA，已能查出大多数颅内出血原因。首次 DSA 检查结果阴性者，应在 2 周（血管痉挛消退后）或 6 ~ 8 周（血栓吸收后）复查 DSA。

6. 经颅多普勒超声（TCD）检查

TCD 可以无创伤地检测脑底大血管的血流速度，用于临床诊断 SAH 后血管痉挛。

（五）治疗

1. 保守治疗

对于发现未破裂动脉瘤的患者来说，其治疗的主要目的不仅在于预防 SAH，更重要的是如何保持及延长高质量的生命状态。在关注患者家族史、并发症、血压及吸烟史的基础上，权衡治疗与否的利弊，是医师需要与患者充分沟通的话题。

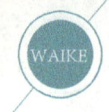

2. 动脉瘤破裂出血的紧急处理

（1）监测：患者应在专科或外科重症监护室密切监护。监测生命体征、意识、瞳孔、血氧饱和度、心电图、CVP、血生化和血常规等。

（2）一般治疗：应绝对卧床14～21 d，头抬高15°～30°，避免额外刺激，保持环境安静，适当予以镇静止痛剂，保持水、电解质平衡等。

（3）止血：目前，欧美指南主张对患脑血管痉挛低风险者、近期手术或介入治疗者用止血剂，术后即停用。对延期手术或不能手术者，应使用抗纤溶剂以防止再出血。但是妊娠、深静脉血栓形成、肺动脉栓塞等为禁忌证。

（4）控制血压：控制血压可以减少再出血危险，但增加继发性脑缺血，因此应维持平均动脉压＞90 mmHg。

（5）预防症状性血管痉挛：防治过程分为五步。①防止血管痉挛；②纠正血管狭窄；③防止由血管狭窄引起的脑缺血损害；④纠正脑缺血；⑤防止脑梗死。

（6）对症治疗：颅内压增高者，可予以降颅压治疗；血糖＞10 mmol/L者，需控制血糖；高热者，予以降温；预防下肢深静脉血栓；对已有癫痫者，应给予抗癫痫治疗。

3. 手术治疗

（1）开颅手术：包括动脉瘤直接夹闭（切除）手术、包裹或加固动脉瘤手术、动脉瘤孤立术、近端结扎＋旁路血管重建术、动脉瘤切除术并血管重建术等。

（2）血管内介入手术。

二、护理

（一）术前护理

1. 一般护理

对神志清醒者讲解疾病的相关知识、手术的必要性及手术中需要患者配合的事项，消除其恐惧心理；对有意识障碍者，应做好家属的宣教及指导。

2. 饮食

给予高蛋白、高热量、易消化、低渣饮食，忌食辛辣、刺激性食物，戒烟酒。

3. 密切监护

护士应了解与动脉瘤破裂相关的因素，在临床工作中加以警惕。密切观察生命体征、瞳孔、意识，观察有无头痛加剧、恶心、呕吐，有无眼睑下垂、复视、眼球偏斜、偏瘫、失语和精神症状。若患者骤发劈裂般头痛，并向颈、肩、腰背和下肢延伸，可能发生动脉瘤破裂。

4. 癫痫患者的护理

伴发癫痫的患者应由专人护理，警惕患者有无意识、精神状态或行为的改变。癫痫发作时立即给予侧卧位，移除区域内可能导致患者受伤害的物品。给予吸氧，及时吸出呼吸道分泌物，保持呼吸道通畅。开放静脉通路，根据医嘱给予抗癫痫药。记录癫痫发作的细节、过程及用药情况，谨慎恢复原抗癫痫药的使用。除非患者有自伤或伤人倾向，一般无须约束患者。

5. 预防再出血

动脉瘤破裂出血发生在SAH后24 h内，尤其是首个6 h，是再出血的高危期。卧床休息、软化大便及镇痛是降低颅内压、预防再出血的基础措施。

6. 术前准备

根据医嘱，做好开颅或介入术前宣教及准备。支架辅助栓塞的患者一般术前3 d开始按医嘱给予口服抗血小板聚集药物。

7. 动脉瘤破裂出血急性期

详见本章第一节"自发性蛛网膜下隙出血"。

（二）术后护理

1. 病情观察

（1）介入栓塞术后，重点了解患者术中任何非计划事件，如血栓、穿孔等；动脉瘤有无残留；是否使用支架；是否使用血管闭合器及其类型；既往史及用药史等。24 h内严密监测生命体征、GCS、瞳孔、腹股沟穿刺点、足背动脉搏动及肢体温度。

（2）未破裂动脉瘤开颅术后，对于年龄＞50岁，动脉瘤直径＞12 mm，位于后循环及解剖复杂的动脉瘤患者，应加强并发症的观察。

（3）突发意识状态改变的患者，需考虑有无再出血、癫痫、脑积水、脑缺血或脑血管痉挛的可能。

2. 控制血压

血压升高可使动脉瘤再次破裂出血，血压过低会诱发脑缺血，因此应将血压控制在适当范围内，维持平均动脉压≤130 mmHg。支架辅助弹簧圈介入术后的血压允许自由波动。静脉滴注β-受体阻滞剂控制血压的患者，需从慢速开始，警惕心动过速。

3. 吸氧、镇痛、止吐

按医嘱给予吸氧、镇痛、止吐等对症治疗。

4. 保持水、电解质平衡

按医嘱补液，准确记录24 h出入液量。行介入治疗的患者，按医嘱给予水化治疗，以预防对比剂肾病。维持CVP 5～12 cmH$_2$O，防止低钠血症，以免加重脑水肿。

5. 并发症的护理

动脉瘤破裂出血行栓塞术的患者，需警惕以下并发症：脑积水、下丘脑功能障碍、癫痫、心律失常、对比剂反应、感染、动脉夹层、假性动脉瘤、动脉闭塞、腹股沟血肿、血栓栓塞，与线圈、支架、球囊相关的破裂出血。

6. 肝素化护理

除急性期血管病（3 d）外，一般择期介入治疗手术中均须行肝素化，以防止血栓形成。术后需肝素化者，以术前白陶土部分凝血活酶时间（KPTT）值2～3倍为标准进行。若定时测KPTT值高于此标准，及时降低肝素化量；若低于此标准，则及时加大肝素化量。注意观察患者出血情况，如皮肤黏膜、口腔黏膜、消化道出血，出现者对症处理，严重者立即停止肝素化。

（三）康复指导

1. 正确对待动脉瘤的预后

各部位动脉瘤术前存在的功能障碍在术后可能依然存在。如颈内动脉眼段动脉瘤术后有4%～8.7%的可能视觉未恢复；前交通动脉瘤开颅术后记忆及前额执行功能障碍的概率较栓塞高；基底动脉顶端瘤术后动眼神经麻痹发生率为32%～52.8%，约80%患者在6个月内完全缓解。

2. 饮食

饮酒宜少量。减少咖啡的摄入，饮用咖啡＞5杯/日可增加SAH的风险。据研究，吸烟与多发动脉瘤、动脉瘤的生长及破裂、血管痉挛及复发有相关性，故应戒烟。

3. 用药

支架辅助栓塞患者需继续按医嘱服用阿司匹林及氯吡格雷至少6周。弹簧圈栓塞术后头痛通常是暂时性的，持续数天至数周，可根据医嘱口服可待因或托吡酯等。避免口服避孕药，因有增加SAH的风险。

4. 保守治疗

对于未破裂动脉瘤保守治疗的患者，除了戒烟、戒咖啡及控制血压外，无其他任何禁忌，允许参加普通的运动锻炼。在有些国家可能因此病而不能获取飞行执照。

5. 定期门诊随访

遵医嘱复查 CT 或 CTA 检查。一般介入治疗的患者较开颅手术者需要更长久和频繁的复查。

（谌　婧）

第三节　烟雾病

一、概述

烟雾病是指一种原因不明的脑血管病，1969 年由日本学者 Suzuki 及 Takaku 首先报道。其以双侧颈内动脉末端、大脑中动脉和大脑前动脉起始部慢性进行性狭窄或闭塞为特征，并继发颅底异常血管网形成。由于这种颅底异常血管网在脑血管造影图像上形似"烟雾"，故称为"烟雾病"。

（一）解剖

脑部血供的侧支系统由以下几部分组成：①脑内侧支吻合系统，形成不同程度的烟雾状血管网；②脑底交通系统，即 Willis 环，烟雾病早期主要累及 Willis 环前半部和邻近的血管，后期可累及 Willis 环的后半部分；③皮质软脑膜血管吻合系统；④硬脑膜血管吻合网，在脑缺血时可为侧支血供的来源；⑤颅外血管网；⑥功能性侧支；⑦颅底侧支吻合。

（二）病理生理

烟雾状血管是扩张的穿通支，可发生血管壁纤维蛋白沉积、弹力层断裂、中膜变薄，以及微动脉瘤形成等许多病理变化。烟雾状血管也可发生管壁结构的破坏及继发血栓形成。这些病理改变是临床上烟雾病患者既可表现为缺血性症状，又可表现为出血性症状的病理学基础。

根据 Suzuki 的分类标准，烟雾病可分为 6 期。

Ⅰ期：病变呈缓慢、进行性发展，脑底交通系统（Willis 环）的前半部，颈内动脉狭窄和阻塞，颅内侧支吻合系统起代偿作用，如代偿不足则可引起缺血性发作。

Ⅱ期：又称脑底异常血管网病，脑内侧支吻合系统代偿性扩张，在脑底部形成异常血管网。

Ⅲ期：颈内动脉血流进一步减少，脑内侧支吻合网变得更为明显，同时从硬脑膜来的侧支开始在脑血管造影中显示出来。

Ⅳ期：脑内侧支吻合系统作用逐渐减弱，在脑血管造影上逐渐消失。

Ⅴ期和Ⅵ期：通过颈外动脉系统使脑部得到足够血供，使缺血性发作逐渐减少，甚至痊愈。有时由于病程进展较快或脑底部交通系统供血不足，颅内外侧支代偿系统来不及形成，导致脑供血不足而发生不可逆的脑缺血。

（三）临床表现

烟雾病患儿以缺血症状为主要临床表现，成人患者缺血症状和体征与儿童患者类似，但成人患者常以出血症状为主，具体症状因出血部位而异。中国第1个单中心烟雾病流行病学数据显示：平均发病年龄为28岁（0.5～77岁），男女发病率一致，家族性烟雾病患者占5.2%。

1. 脑缺血

（1）可表现为短暂性脑缺血发作（TIA）、可逆性神经功能障碍或脑梗死。

（2）TIA发作常与过度紧张、哭泣、剧烈运动等有关。

（3）运动性障碍常为早期症状，主要表现为肢体无力甚至偏瘫。

2. 颅内出血

近半数成年患者可出现颅内出血，出血不仅给患者带来严重的神经功能损害，还面临着反复出血的威胁。

3. 癫痫

癫痫可表现为部分发作或全身性大发作。

4. 不随意运动

通常出现一侧肢体表现舞蹈样动作。

5. 头痛

部分患者伴头痛。

6. 智力

由于脑缺血而不同程度存在智力下降。

（四）辅助检查

1. 头颅CT和CTA检查

可见单一或多发性梗死灶。增强CT扫描显示颈内动脉远端、大脑前动脉和大脑中动脉近端缺失。病变后期影响到Willis环，并且在脑底部出现烟雾状血管。

2. 头颅MRI和MRA检查

头颅MRI和MRA检查常作为首选的筛选性检查。MRA是一种有效的诊断手段，但还不能完全替代脑血管造影。

3. 脑电图检查

脑电图检查可表现为"重建现象"，是烟雾病的特征性变化。

4. 脑血流和脑代谢评价

SPECT、PET等检查脑血流评估手段为缺血性脑血管病的诊断提供了新方法，对指导临床医师选择最佳治疗方案及观察疗效也具有十分重要的意义。

5. 脑血管造影

脑血管造影是诊断烟雾病的"金标准"，典型的表现为双侧颈内动脉末端狭窄或闭塞；基底部位纤细的异常血管网，呈烟雾状；广泛的血管吻合。脑血管造影还可用于评价烟雾病的进展变化及血管重建手术后评价。

（五）诊断

（1）患者出现自发性脑出血，特别是脑室内出血；儿童或年轻患者出现反复发作的TIA，应考虑本病，经辅助检查可明确诊断。

（2）脑血管造影、MRI及MRA扫描提示颈内动脉末端狭窄或闭塞和（或）大脑前动脉及大脑中动脉起始段狭窄或闭塞；出现颅底异常血管网；上述表现为双侧性。

（3）许多疾病的继发改变与烟雾病相似，应排除下列情形：动脉粥样硬化、自身免疫性疾病、脑膜炎、颅内新生物、唐氏综合征、神经纤维瘤病、颅底创伤、颅脑放疗后、镰刀型红细胞病、结节性硬化症等。

（六）治疗

1. 药物治疗

药物治疗应用血管扩张剂、抗血小板聚集药物及抗凝药等。癫痫患者可给予抗癫痫药物治疗。

2. 外科治疗手术

外科治疗手术治疗效果明显优于药物治疗。烟雾病有进展性，因此诊断明确后即应手术。与缺血型烟雾病相比，出血型发生再出血的风险更高，并且预后更差。外科血流重建能改善脑血流灌注，同时在出血型烟雾病患者中能预防再出血。

（1）直接血管重建手术：①颞浅动脉-大脑中动脉分支吻合术，最常用；②枕动脉-大脑中动脉分支吻合术；③枕动脉-大脑后动脉吻合术。

（2）间接血管重建手术：①脑-硬脑膜-动脉血管融合术；②脑-肌肉血管融合术；③脑-肌肉-动脉血管融合术；④脑-硬脑膜-动脉-肌肉血管融合术；

⑤环锯钻孔，蛛网膜切开硬脑膜敷贴术；⑥大网膜移植术。

（3）直接与间接血管重建组合手术：颞浅动脉－大脑中动脉分支吻合术结合脑－硬脑膜－肌肉血管融合术较常用。

二、护理

（一）术前护理

1. 一般护理

（1）患者如在出血期或已发生过出血，应卧床休息，翻身时保护头部，动作宜慢，以免加重出血。同时，抬高床头15°～30°，以减轻脑水肿。

（2）保持患者情绪稳定，避免各类不良刺激诱发血压升高。

（3）年幼患儿应避免哭闹，以免过度换气，诱发TIA。

（4）烟雾病患者有焦虑、抑郁等精神障碍，应根据不同患者心理需求，针对性地进行心理疏导。

2. 病情观察

（1）注意观察患者有无头痛、意识障碍、偏瘫、失语等症状，配合生命体征及瞳孔观察，及时发现病情变化。

（2）血压监测尤为重要，遵医嘱控制血压。血压过低引起脑血流灌注不足会加重脑缺血、脑水肿，血压过高则易引起再出血。

（3）对于TIA者，应注意保持环境安全，预防跌倒、坠床等意外发生，一般发作持续数分钟，30 min内可完全恢复。

（4）对于肢体瘫痪者，保持肢体功能位，注意保暖，勿烫伤。

（5）癫痫发作时，做好患者的癫痫护理，防止继发性损害。

（二）术后护理

（1）开颅术后患者清醒，给予抬高头部15°～30°，偏向健侧，禁止头部过于扭向患侧；禁用弹力帽，以免压迫重建血管，阻碍侧支循环形成。

（2）动态监测意识、瞳孔及生命体征，尤其关注血压变化。血压过高易引起出血；血容量不足，血压过低则造成脑灌注过低，出现脑梗死。血压应维持在术前的基础水平或略高。

（3）观察TIA发作时间、持续时间，如反复发作、持续时间长且不可恢复者，应考虑脑梗死可能。

（4）严密体温监测，因高热可使患者耗氧量增加而诱发TIA、抽搐、惊厥等症状。

（5）并发症的预防及护理。

1）继发性出血：多发生在术后 24～48 h。按医嘱使用药物控制血压。限制探视人数，减少不必要的搬动，保持环境安静，保证足够睡眠。若出现渐进性意识障碍、肢体活动障碍、瞳孔不等大、血压持续升高，应及时通知医师行头颅 CT 检查进行确诊。

2）脑缺血：注意观察患者有无神经功能缺损表现，如意识障碍、一侧肢体无力或偏瘫、感觉障碍、失语或偏盲等。匀速输液，维持 CVP 在 0.8～1.18 kPa（8～12 cmH$_2$O），有助于增加脑灌注压，降低血黏度，改善脑供氧。

3）脑动脉痉挛：观察原有神经功能障碍是否加重或出现新的神经功能障碍，注意神志、视力、言语、感觉及肢体活动等情况。遵医嘱使用预防血管痉挛药物及清除氧自由基、保护脑组织类药物。

4）过度灌注综合征（HS）：直接搭桥术有可能导致脑血流动力学改变，引起高灌注综合征，是颅内动脉搭桥术后特有的危险并发症，常发生在术后数小时至数天，可表现为同侧额颞和眶周的波动性头痛或弥漫性头痛、高血压、高颅压、脑水肿及癫痫等。降低血压是预防和治疗 HS 的直接方法。血压应严格控制在正常血压范围（120～140 mmHg），甚至更低范围（90～120 mmHg）。合理安排补液速度及量，监测血压及平均动脉压、CVP。观察患者意识、瞳孔，倾听患者主诉，遵医嘱使用脱水剂、扩容药物，保证血压的平稳是护理的重点。

5）癫痫：癫痫发作是影响烟雾病患者预后的重要因素。严格遵医嘱给予抗癫痫药物，注意观察癫痫先兆。

（6）康复指导：保护头部，严防外伤，防止引入颅内的血管受伤引起供血通路中断，造成严重后果。术后 1～3 个月颅内外血管建立侧支循环，嘱患者避免剧烈运动，术后 6～8 个月避免术侧颞浅动脉受压而影响向颅内供血，睡眠时尽量健侧卧位，戴眼镜时去除术侧眼镜腿等。

肢体功能障碍患者应及早进行功能锻炼，使预后及生活质量得到改善。对有语言障碍的患者，应进行发音、语言训练。语言训练应由易到难、由短到长，逐渐进行。

遵医嘱按时服药，特别是降压药，应定时做好血压监测，维持血压在正常范围。如需服用抗凝药者，应注意观察有无出血倾向，如有异常，及时就医。

加强营养，进食富含蛋白质、维生素的易消化饮食。忌油腻、辛辣、刺激性食物，忌烟酒，保持排便通畅。

遵医嘱门诊随访，术后3个月或6个月复查DSA和头颅MRA、CTA等。如有不适，及时就诊。

（谌　婧）

第四节　脑血管畸形

一、概述

脑血管畸形是一种先天性脑血管发育异常，分为脑动静脉畸形、海绵状血管瘤、静脉畸形、毛细血管扩张症及混合型，其中以脑动静脉畸形最多见。脑动静脉畸形（AVM）是指脑的动脉和静脉之间保持原始交通、毛细血管的发育发生障碍的情况下所形成的异常血管团。AVM患者的男女发病比例为1.3∶2.1。80%患者在11～40岁发病，最多见于20～30岁青年，是青少年自发性脑出血最常见的病因之一。AVM可发生于脑的任何部位，病灶在左、右侧半球的分布基本相等。90%以上AVM位于幕上，小脑幕下的AVM占10%以下。海绵状血管瘤、毛细血管扩张症及静脉血管畸形因在脑血管造影中不显影，故又称为隐匿性血管畸形。

病理生理：AVM病灶中动静脉之间缺乏毛细血管结构，动脉血直接流入静脉，血流阻力骤然减少，导致局部肺动脉压下降、脑静脉压增高，于是产生一系列血流动力学的紊乱和病理生理过程。

（一）病理生理

1. 出血

多种因素可引起颅内出血，AVM的大小、部位与出血有一定相关性。

2. 脑盗血

由于盗血导致脑缺血的范围比畸形血管团大，由此产生的症状和体征也比单纯由病灶造成的功能改变广泛。

3. 脑过度灌注

大量的脑盗血使邻近脑组织内的血管扩张，以获取较多的血流供应脑组织的需要。

4. 颅内压增高

AVM本身没有占位效应，但有不少患者表现为颅内压增高症。

（二）临床表现

1. 出血

剧烈头痛，伴呕吐；神志可清醒，也可有不同程度的意识障碍，甚至昏迷；出现颈项强直等脑膜刺激症状、颅内压增高征或偏瘫、偏身感觉障碍等神经功能损害表现。

2. 抽搐

抽搐表现为大发作或局灶性发作。

3. 头痛

半数以上患者有长期头痛史，类似于偏头痛，局限于一侧，可自行缓解。出血时头痛较平时剧烈，多伴呕吐。

4. 进行性神经功能障碍

进行性神经功能障碍主要为运动或感觉神经功能障碍。

（三）辅助检查

1. CT 检查

CT 平扫时未出血的 AVM 呈现不规则的低、等或高密度混杂的病灶，呈团块状或点片状，边界不清。

2. MRI 检查

AVM 为"流空"血管影组成的团块状或斑块状病灶，也可十分清晰地显示与周围脑重要结构的毗邻关系。MRI 扫描是诊断海绵状血管瘤最主要的影像学手段。

3. DSA 检查

DSA 检查是 AVM 最重要的诊断手段。AVM 特征性表现在动脉期摄片上可见 1 根或数根异常增粗的供血动脉走向一团块形状不规则的畸形血管病灶，同时有扩张、扭曲的引流静脉早期显现。

4. 三维计算机体层扫描血管造影（3D-CTA）和 MRA 检查

3D-CTA 和 MRA 检查所得到的颅内 AVM 图像均能清晰地显示 AVM 血管团、主要供血动脉和引流静脉。

（四）治疗

AVM 的治疗目的是防止和杜绝病灶破裂出血，减轻或纠正脑盗血现象，改善脑组织的血供，缓解神经功能障碍，减少癫痫发作，提高患者的生活质量。

（1）显微手术切除术是最合理的治疗手段，但因 AVM 的大小、部位、供血动脉和引流静脉等因素影响，不是每个 AVM 患者都能做到全切除，所以还需掌握手术指征。同时，有机地结合血管内介入治疗和放射外科治疗，可以取得更好的疗效。

（2）显微手术、血管内介入栓塞和立体定向放射外科的综合治疗：近年来将两种或三种治疗手段综合应用的研究显示，可以明显提高AVM的治愈率，降低致残率和病死率。

血管内介入栓塞加手术切除术：此两种方法的联合应用开展最广泛。血管内介入栓塞已是AVM手术切除前的重要辅助手段。

血管内介入栓塞加立体定向放疗：应用立体定向放射外科，γ刀、χ刀、射波刀等治疗AVM具有无创伤、风险小、住院时间短等优点，但单一放疗的疗效不如血管内介入栓塞加立体定向放射外科联合治疗。

立体定向放疗加显微手术切除术：大的AVM也可以立体定向放疗作为手术切除前的辅助手段。

二、护理

（一）术前护理

（1）密切观察患者生命体征、瞳孔、意识，以及有无头痛加剧、恶心、呕吐、肢体活动异常等情况。

（2）遵医嘱控制血压，静脉给予降压药物时，根据血压监测情况持续滴入降压药物。避免一切可致血压升高的因素，便秘患者予以缓泻剂。

（3）介入术前使用钙通道阻滞剂以防术中血管痉挛，微量泵24 h维持，避光使用；同时需有常规补液共同输注，以减轻对血管的刺激。使用时需观察患者血压、面色，倾听主诉。

（二）术后护理

（1）密切观察患者的生命体征及瞳孔的变化，如患者术后出现意识障碍或者神经功能障碍表现，应及时通知医师，行CT检查以明确颅内是否发生出血或水肿。

（2）控制血压和液体灌注十分重要，通常在术后维持正常血压水平，保证正常的液体灌注。当患者术后出现血压波动时，应积极给予对症处理。

（3）术后使用抗癫痫药物，预防癫痫，有助于改善患者预后。当术后发生癫痫时积极采取处理措施，防止误吸、舌咬伤或摔伤等意外。给予吸氧、镇静治疗，监测电解质水平。

（4）保持手术切口处敷料清洁干燥，观察有无渗血、渗液。

（5）对于能进行正常活动的患者，要鼓励其早期下床活动；对于卧床或者存在意识障碍的患者，要重点预防深静脉血栓的形成。

（6）正常灌注压突破综合征（NPPB）是一种极为严重和危险的并发症，为术后数小时或数天内发生的动静脉畸形、周围的颅内血肿和脑水肿，为手术患者发生率的3%~4%，可造成颅内再出血。治疗关键是使用降压药物将患者血压降到低于其基础血压水平。一旦患者出现头痛、头晕、恶心、眼痛、颈部僵痛、烦躁不安等，应警惕颅内再出血的可能，立即通知医师处理。

（谌 婧）

第五节 硬脑膜动静脉瘘

一、概述

硬脑膜动静脉瘘（DAVF）又称硬脑膜动静脉瘘样血管畸形，是一类较少见的血管性病变，占颅内动静脉畸形的10%~15%，但随着诊断技术的提高，近来发病率有增加趋势。

病理生理：供血动脉经过位于硬脑膜的瘘口，引流至脑膜静脉窦、皮质或深部静脉，前者造成静脉窦内涡流和高压并向邻近的桥静脉反流；后者造成脑静脉内压增高、回流障碍、迂曲扩张，甚至破裂出血。

（一）临床表现

（1）静脉高压和盗血导致功能区脑灌注不足，可引起局部神经功能障碍、癫痫，甚至发生静脉性脑梗死。

（2）静脉高压导致全脑灌注不足、颅内高压及中脑导水管压迫引起脑积水，可引起定向力下降、双眼视力减退、嗜睡甚至昏迷。

（3）静脉迂曲扩张可产生占位效应，尤其是深静脉和后颅静脉扩张后对脑干和脑神经影响明显。

（4）静脉破裂引起蛛网膜下隙或脑实质出血，出血可位于瘘口附近或远隔部位。

（5）异常的静脉血流对附属器的影响，如眼静脉回流障碍引起凸眼和视力下降、颅底大静脉窦血流冲击引起颅内杂音等。

(二)辅助检查

1. CT 检查

颅内迂曲扩张的静脉在 CT 图像上表现为等密度、高密度条索影。

2. MRI 检查

MRI 检查表现为信号流空,深部静脉回流者出现脑干周围的流空或静脉瘤样改变。

3. DSA 检查

DSA 检查明确供血动脉、引流静脉和瘘口部位,并用于 Borden 分级。

4. CTA 和 MRA 检查

CTA 和 MRA 检查为微创或无创性血管造影,可用于术后随访,发现阳性变化再行 DSA 检查。

5. 其他检查

CT 和 MRI 的灌注成像,以及 SPECT 和 PET 成像可用于判断静脉高压对局部脑血流的影响,DTI 可用于评估脑回流障碍和低灌注导致的脑损伤严重程度,并可术后随访对比。

(三)治疗

1. 血管内介入栓塞

(1)动脉途径:即经供血动脉接近瘘口,推注胶水通过瘘口,阻断瘘口和瘘口的静脉端。近年来应用有增多趋势。

(2)静脉途径:即通过静脉窦途径达到瘘口,直接阻断瘘口和瘘口静脉端。近年来在临床上也逐渐推广。

2. 开颅手术

开颅手术仍为较常采用的治疗手段。手术目的是孤立、电凝、切除 DAVF 累及的硬膜和邻近静脉窦,切断动脉化的皮质引流静脉的通路。

3. 放射外科

放射外科主要用于近期出血风险较大的病变,或者针对开颅或介入手术之后的残留瘘口。

4. 联合治疗

联合治疗用于单一治疗难以奏效的多支供血和多向引流的复杂型 DAVF。

二、护理

(一) 术前护理

(1) DAVF 会导致视力下降、突眼、球结膜充血和水肿等症状,不仅形象受损且对患者的生活、工作和学习带来极大的负面影响,患者多表现为自卑。另外,患者对疾病与治疗方法认识不足,情绪非常紧张、焦虑。护士应向患者耐心解释血管内治疗的目的、微创性、安全性,以及介绍基本操作步骤,以消除患者的恐慌和疑虑。

(2) 眼部护理:室内光线柔和,避免强光刺激,告知勿用手揉眼睛,洗脸时避免水进入眼内。

控制咳嗽,避免用力排便及剧烈运动,防止颅内压及眼内压增高而加重症状或血管破裂出血。

用消毒棉签擦拭眼内分泌物,遵医嘱使用眼部抗感染药物,必要时行眼睑缝合术。滴眼时动作轻巧,注意预防眼部感染。

若患者眼内压过高、疼痛剧烈、进行性视力下降或有失明的风险,应及时通知医师采取降压措施,挽回视力。

(3) 复视、视力减退患者应注意安全,做好交接班,防止意外。

(4) 有头痛、恶心、呕吐等颅内压增高症状的患者,应严密监测其生命体征、意识、瞳孔变化,防止颅内压及眼压增高导致血管破裂出血。

(二) 术后护理

1. 密切观察

密切观察患者的意识、瞳孔及生命体征变化,同时注意有无头痛、呕吐、偏瘫、失语、癫痫发作等神经系统症状。观察患者原有的耳鸣、颅内血管杂音、突眼症状有无消失,并与术前作对比。

2. 并发症的预防及护理

(1) 脑血管痉挛:由于术中导管、导丝及栓塞材料对血管壁的机械刺激,极易诱发脑血管痉挛,导致脑缺血;表现为头痛、颈项强直及意识障碍加重,应密切观察。术后应用钙通道阻滞剂静脉微量泵输入,护士应严格掌握给药途径和方法,有效预防脑血管痉挛的发生。

(2) 血栓形成或栓塞:密切观察下肢末梢血液循环情况,如发现穿刺侧肢体足背动脉搏动减弱或消失,小腿剧烈疼痛、麻木和肢端发凉,应立即抬高患肢并制动、保暖，通知医师予以抗凝溶栓治疗。

（3）穿刺部位出血和皮下血肿形成：出现这类情况应及时通知医师加压包扎、沙袋压迫，患者绝对卧床休息，穿刺侧肢体制动 24 h。

（4）颅内出血：术后加强观察患者的意识、瞳孔及生命体征变化，可做到早期发现颅内出血的征兆。

（5）过度灌注综合征：栓塞术后血液重新分配，病灶周围脑组织小动脉自动调节功能丧失，不能耐受增加的血流量，导致血液过度灌注，引发脑肿胀、广泛渗血等并发症，表现为头痛、眼胀、血压增高等症状。术后应加强观察病情变化，保持平均动脉压低于基础血压的 10% ~ 15%，维持 3 ~ 5 d，发现异常及时向医师汇报。

（谌　婧）

第六节　儿童脑积水

一、概述

儿童脑积水多为先天性和炎症性病变所致。先天性脑积水多见于新生儿及 2 岁以内的婴幼儿，故又称婴儿脑积水。它是由各种原因导致脑脊液在脑室系统内过多积聚，常伴有脑室系统扩大、头颅呈进行性增大、颅内压增高等临床表现，据国内统计发病率为 0.5%。

（一）病因及发病机制

先天性脑积水发病原因较多，一般可分为先天性发育畸形及非发育性两大类。

1. 先天性发育畸形

中脑导水管畸形是婴儿脑积水常见的发病原因，分为中脑导水管分叉畸形、导水管狭窄及闭锁、导水管隔膜形成。小脑扁桃体下疝畸形使小脑扁桃体、延髓及第四脑室过度下延，达枕骨大孔，甚至疝入椎管，第四脑室变狭长导致脑脊液循环受阻。第四脑室中孔及侧孔闭锁引起循环受阻，脑脊液积聚，导致脑积水。

2. 非发育性病因

非发育性病因最常见于颅内炎症；新生儿缺氧性脑病有颅内出血；脑膜炎继发颅内蛛网膜粘连，颅内肿瘤等引起的脑脊液循环受阻。其次各种原因引起的脑脊液分泌过多，脑脊液吸收障碍而引发脑积水。

（二）发生机制

脑积水分类方法较多，我们临床工作中最常见的为按脑积水的发生机制分类。

1. 梗阻性脑积水

梗阻性脑积水是指各种原因引起的脑脊液循环通路阻塞、回流障碍，脑脊液积聚引发的脑积水。

2. 交通性脑积水

交通性脑积水是指各种原因所致脑脊液分泌过多或脑脊液吸收障碍引起的脑积水，较梗阻性脑积水少见。

3. 其他

按颅内压力分为高颅压性脑积水和正压性脑积水；按脑积水发病时间长短分为急性（数天）、亚急性（数周）和慢性（数月至数年）脑积水；按脑积水的部位分为脑室内脑积水和脑室外脑积水；按有无临床症状分为症状性脑积水和无症状性脑积水；按脑积水病程是否发展分为活动性脑积水和静止性脑积水。

（三）临床表现

1. 梗阻性脑积水

出生时头颅明显大于正常儿，出生后数周或数月开始，头围呈进行性增大，与全身发育不成比例，同时伴有头下垂、前囟门扩大、张力增高、毛发稀少、颅缝裂开、前额突出、眼球下沉至眼睑下方呈落日现象、头颅叩诊有破壶音，又称Macewen征阳性，晚期可出现四肢无力、精神不振、易激惹、抽搐、眼颤、共济失调，严重可出现生长停滞、智力下降、痉挛性脑瘫、去脑强直、痴呆等。

（1）婴儿期：头颅增大虽十分明显，但呕吐等颅内压增高症状因颅骨缝和前囟未闭而表现不明显，常有尖声哭叫，吸吮困难。

（2）儿童期：因骨缝已闭，头颅增大不及婴儿期明显，但颅内压增高症状明显，头痛、恶心、喷射性呕吐、视盘水肿等。

2. 交通性脑积水

交通性脑积水多以智力改变为主，呈进行性加重，最终发展为痴呆，一般把痴呆、运动障碍、尿失禁等称为本病的三联征。

（四）诊断

1. 头围测量

正常新生儿头围周径为 33～35 cm。在婴幼儿期，头颅异常增大，头围的大小与发育年龄明显不相称，应高度怀疑本病。

2. 头颅平片

头颅平片可见头颅增大，颅面大小不相称，颅骨变薄，颅缝分离，前囟后囟扩大或延迟闭合等。

3. CT 扫描及 MRI

CT 扫描特别是 MRI 检查有助于脑积水的病因诊断；脑室造影或脑池造影 CT，常能明确诊断是否有梗阻性脑积水。

（五）治疗

儿童先天性脑积水宜早期治疗，可改善患儿预后。

1. 药物治疗

药物治疗一般只适用于轻度脑积水，或用于暂时减少脑脊液分泌或增加机体水分排出，但疗效不确定，不宜长期应用。

2. 手术治疗

手术治疗目的是减少脑室异常扩张，降低对大脑皮质的压迫，恢复儿童皮质的正常发育，减少智能障碍。当脑积水长期压迫致脑皮质严重萎缩时，即使脑积水治愈，但仍残留智能发育障碍。

3. 手术方法

（1）病因治疗：解除造成脑积水的病因，如枕大孔先天性畸形作颅后窝及上颈椎椎板切除减压手术，占位病变切除术等。

（2）脉络切除术和烧灼术：开颅或内镜下切除、烧灼侧脑室脉络丛，从而减少脑脊液形成。

（3）脑脊液分流术：是通过重建脑脊液通路达到脑脊液分流的目的，分为颅内及颅外分流两种。颅内分流是沟通侧脑室及蛛网膜下隙的分流术，如侧脑室小脑延髓池分流术、第三脑室造瘘术，此手术理论上符合脑脊液循环生理，适用于梗阻性脑积水。脑室颅外分流是把脑脊液引流到身体能吸收脑脊液的腔隙内。常用的方法包括脑室-腹腔分流术、脑室-心房分流术、脑室-腰蛛网膜下隙分流术，目前临床以脑室-腹腔分流术为首选。

二、护理

（一）术前护理

（1）严密监测意识、瞳孔、生命体征变化。

（2）呕吐严重时补充各种营养，防止电解质失衡。

（3）适当限制饮水量，头高脚低位。

（4）患儿表情淡漠，食欲欠佳，喂养要耐心。

（5）脑积水患儿头重脚轻，外出做各项检查时要斜抱。

（6）了解病史：根据病史分析脑积水的原因，以便在护理工作中心中有数。测量头围，观察头围与周身发育是否相称，了解前囟门和后囟门闭合的时间，囟门未闭合者观察张力，观察骨缝分离情况及智力的发育情况，是否与年龄相称。做好观察记录，每天测量头围，了解脑积水进展情况。

（7）增进营养、改善机体情况：由于病情进行性加重，呕吐影响进食，可出现营养不良，不及时采取措施可导致周身衰竭。能进食者给高热量、高维生素、高蛋白饮食，不能进食者行静脉输液，必要时给予支持疗法。

（8）配合医师完成手术前的各种准备：诊断不明的患者，需要进行必要的检查，如脑血管造影、CT扫描、MRI等；另外，术前常规检查肝功生化、血常规、凝血四项、心电图等。

（9）术前指导患者练习床上大小便，以适应术后卧床而造成的排便方式的改变。

（10）术前皮肤准备，于手术当天剃净头发。

（二）术后护理

（1）安置好患者，向手术者了解术中情况。观察意识、瞳孔、生命体征的变化、肢体活动的情况、肠蠕动恢复情况。

（2）观察手术效果，每天测量头围予以记录，了解脑积水的情况，注意视力、智力的恢复情况。

（3）观察颅内压增高症状，由于分流管堵塞或蛛网膜下隙粘连，仍表现颅内压增高。囟门未闭者表现囟门张力增高，骨缝分离者表现头围进行性扩大，骨缝、囟门闭合者出现头痛、呕吐、视力障碍加重等颅内压增高症状，应采取降低颅内压力的措施。

（4）放置颅外引流管，保持引流通畅，防止引流管扭曲或受压，观察引流液的性质、颜色及量。行脑脊液体内分流术，术后根据患者颅压下降情况适当将床头抬高至15°～30°，以利于引流。

（5）由于头颅过重，容易发生头皮压力性损伤，注意保护头部皮肤。做好各项基础护理，保证营养，避免切口、肺部感染等。

（6）脑脊液腹腔分流术后，应注意观察腹部有无疼痛、腹胀。若有腹痛时可做腹部B超检查，协助诊断有无腹膜炎的发生。

(三)出院指导

(1)脑室腹腔分流术后,嘱定期来院门诊随访,可定期复查CT。根据颅内压症状缓解情况,调整分流管压力。

(2)观察头部、腹部伤口恢复情况。

(3)观察术后颅内高压症状有无缓解。重复出现头痛、呕吐时,要及时复诊,处理分流管阻塞。

(4)注意观察腹部情况,注意患儿有无腹痛、腹泻、呕吐等。

(5)加强营养,进食高蛋白、高热量、富含营养、易消化食物。

(6)注意气温变化,防止着凉。

(7)肢体活动障碍者,活动时要有人陪伴,防止发生意外。

(8)继续康复锻炼,增强自理能力。

(谌 婧)

第七节 狭颅症

一、概述

狭颅症又称颅缝早期融合症,是一条或多条颅缝早期闭合,影响脑和颅骨的正常发育,以头颅狭小、颅内压增高和智力发育迟缓等为主要症状。

(一)病因及发病机制

本病可有家族史,与遗传有关,属于常染色体隐性遗传,可能由胚胎期中胚叶发育障碍或因骨缝膜性组织出现异位骨化中心所致。

1. 舟状头畸形

因矢状缝早期闭合,头颅的前后径增加而横径短。

2. 短头畸形

因双侧冠状缝过早闭合,表现为头颅前后径缩短而横径增加。

3. 斜头畸形

由一侧冠状缝过早闭合,表现为一侧额骨扁平,颅骨两侧不对称。

4. 尖头畸形

全颅缝过早闭合,表现为额骨扁平、后缩,颅腔穹隆顶部凸起。

5. 三角头畸形

因额缝早期闭合，表现额骨呈三角形。

患儿人字缝早期闭合较少见，表现为枕部扁平。

（二）临床表现

1. 头颅畸形

根据颅缝闭合不同，出现各种不同形状的头颅畸形，部分患者常合并面部畸形。

2. 颅内压增高

可有视盘水肿、头痛、呕吐，晚期可出现继发视神经萎缩以致失明。

3. 脑发育异常

智力低下、反应迟钝、行为异常和癫痫。

4. 眼面部症状

前额和鼻根宽广，眼眶变浅，眶距增宽，眼球突出似金鱼眼，视力下降和视神经萎缩。

（三）诊断

根据外观及临床表现，行头颅 X 线片检查，显示颅形异常，颅缝消失，代之以骨嵴增厚，阴影加深，颅骨变薄，脑回压迹增多，呈显著的"指压痕"征，CT 平扫可见颅前窝及框顶前后径变短、脑室变小，便可作出明确诊断。

（四）治疗

手术治疗的目的是通过切开原已闭合的骨缝或重新建立新的骨沟，扩大颅腔，给脑组织提供正常生长、发育的空间；改善头颅畸形，解除高颅压。一般主张在出生后 6～12 个月，手术治疗效果较好。1 岁以后颅内压增高症状或视力减退明显的也应手术治疗。手术方式包括颅缝再造术及颅骨切开术。

二、护理

（一）术前护理

（1）观察患儿神志、瞳孔、头围大小等情况，观察有无头痛、恶心、呕吐，前囟及四肢肌张力改变等颅内压增高的表现。

（2）向患儿家长介绍治疗原则及各项操作目的、意义，取得家长合作。

（3）完善术前准备工作。

（二）术后护理

（1）麻醉清醒前去枕平卧，头偏向一侧，清醒后抬高床头15°～30°，以利颅内静脉回流，每2～3h更换体位1次，动作轻柔。

（2）保持呼吸道通畅，防止因呼吸不畅而使颅内压更加增高，给予氧气吸入有助于降低颅内压。要指导清醒患者进行有效咳嗽，以免剧烈咳嗽加重头痛。

（3）饮食：病情平稳者，术后一日进流质饮食，然后半流质饮食，逐渐过渡到普通饮食。昏迷、吞咽困难及进食呛咳者，术后应暂禁饮食，然后根据医嘱行鼻饲饮食。无论何种类型饮食，护士需及时评估患儿的进食情况，判断是否符合患儿的营养需求。

（4）严密观察患儿神志、瞳孔、生命体征变化，注意肢体活动情况以及有无抽搐等，如病情有异常变化，及时通知医师处理。

（5）注意并发症的观察：术后因脑水肿或继发的颅内出血，可引起颅内压增高而发生脑疝。密切观察意识、瞳孔的变化，若患者烦躁不安，意识障碍的程度加深，瞳孔反射的灵敏度降低或散大，血压升高，呼吸深而慢，脉搏宏大有力等，应及时通知医师进行处理。颅内压增高引起呕吐，除行脱水疗法及补充营养外，还应注意有无水、电解质紊乱。

（三）出院指导

（1）要注意休息，加强营养，增强机体的抵抗力，避免受凉，以免引起咳嗽。

（2）要注意头部皮肤的清洁与干燥。

（3）按时复查，出院后1个月、3个月、6个月及1年门诊随访。

（4）定期进行神经心理测试，了解患儿的学习和记忆能力、人格特征、智力水平等，并适时地进行临床心理咨询与治疗，可改善患儿的心理状态，增强患儿的社会适应能力。

（谌　婧）

第八节　头皮损伤

头皮损伤除具有成人颅脑损伤后的一般规律外，还有许多特点，这是由小儿解剖生理特点所决定的，婴幼儿和学龄前儿童更为明显。其特点为：损伤原因和损伤程度常不成比例，因此儿童外伤无论原因轻重都需要严密观察；小儿脑皮质抑制能力差，脑组织对创伤反应较成人剧烈，外伤后呕吐、抽搐、发热、嗜睡等症状明显；小儿神经系统稳定性差，自主神经功能紊乱比较多，外伤后生命体征改变大，变化快；小儿处在生长发育阶段，脑组织功能代偿力强，神经功能损害恢复较快，后遗症相对少，预后比成人好。

一、头皮血肿

头皮血肿多因钝器伤或碰撞所致，使头皮组织内血管破裂出血，而头皮仍属完整。

（一）分类

1．皮下血肿

头皮的皮下组织层是头皮的血管、神经和淋巴汇集的部位，伤后易出血、水肿，血肿位于表层和帽状腱膜之间。

2．帽状腱膜下血肿

帽状腱膜与颅骨骨膜之间是一疏松的蜂窝组织层，其间有连接头皮静脉和颅骨板障静脉以及颅内静脉窦的导血管。当头部遭受斜向暴力时，头皮发生剧烈的滑动，引起层间的导血管撕裂，出血较易扩散，常致巨大血肿。

3．颅骨骨膜下血肿

出血多为板障出血或因骨膜剥离而致，血液集积在骨膜与颅骨表面之间。一般都伴有颅骨线形骨折。

（二）临床表现

1．皮下血肿

位于皮下组织的血肿体积小、张力高、疼痛十分显著，触诊时血肿呈中心软周围较硬的特点。

2．帽状腱膜下血

因外伤引起导血管撕裂、出血，血液易扩散，形成巨大血肿。血肿范围大、张力低、波动明显、疼痛较轻、有贫血外貌。婴幼儿巨大帽状腱膜下血肿可引起休克。

3．颅骨骨膜下血肿

婴儿除了因产伤、胎头助产所致以外，一般常伴有颅骨的线性骨折。血肿周界止于骨缝，张力大，波动不明显，疼痛显著。

（三）诊断

1. X 线平片

可见软组织肿块影像。

2. CT 扫描

在常用骨窗缘下，可见头皮血肿影像。

（四）治疗

1. 皮下血肿

无须特殊治疗，早期给予冷敷以减少出血和疼痛，48 h 之后改为热敷以促进其吸收。

2. 帽状腱膜下血肿

早期也可采用冷敷，加压包扎，48 h 之后改为热敷，待其自行吸收。如血肿巨大，应在严格无菌条件下，分次穿刺抽吸后加压包扎，并根据情况给予抗生素，必要时需补充液体，以防发生血容量不足。

3. 骨膜下血肿

早期仍以冷敷为主，但忌用强力加压包扎，应在严格备皮和消毒情况下施行穿刺、抽吸积血 1～2 次即可恢复，如反复积血则应及时行 CT 扫描或其他辅助检查。

（五）护理

（1）早期给予冷敷，以减少出血和疼痛，48 h 之后改为热敷，促进其吸收，减轻疼痛。注意观察血肿的大小、部位及血肿波动情况。

（2）严密观察意识、瞳孔、生命体征，仔细检查并注意观察患者是否存在复合伤。

（3）观察加压包扎后血肿吸收情况。

（4）帽状腱膜下血肿的婴幼儿应注意观察有无失血性休克的发生。

（5）减轻患者焦虑、紧张的心理。

（6）并发症的观察及处理

1）头皮感染：局部出现红肿热痛，耳后及枕下淋巴结肿大、压痛，因炎症张力高，患儿疼痛难忍，伴有发热。处理原则：早期使用抗生素及局部热敷，后期脓肿形成时应行切开引流，全身抗感染治疗 7～14 d。

2）帽状腱膜下脓肿：因头皮血肿感染或颅骨骨髓炎引起，表现头皮肿胀、疼痛、眼睑水肿，重者出现全身中毒症状。处理原则：应及时切开引流，使用抗菌药。

3）骨髓炎：颅盖部位的急性骨髓炎表现头皮水肿、疼痛、局部触痛及波特水肿包块；颅骨慢性骨髓炎表现经久不愈的窦道，反复破溃流脓，有时也可排出死骨碎片。处理原则：在全身使用抗菌药物的同时施行手术切除无活力和无血供的病骨。

二、头皮裂伤

头皮裂伤属于开放性头皮损伤，可由锐器或钝器伤所致，一般分为头皮单纯裂伤、头皮复杂裂伤、头皮撕裂伤三种。

（一）临床表现

1. 头皮单纯裂伤

头皮单纯裂伤常因锐器刺伤或切割伤，裂口较平直，创缘整齐无缺损，伤口的深浅多随致伤因素而异。大多数单纯裂伤仅限于头皮，有时可深达骨膜，但颅骨常完整无损，也不伴有脑损伤。

2. 头皮复杂裂伤

头皮复杂裂伤常为钝器损伤或因头部碰撞在外物上所致，裂口多不规则，创缘有挫伤痕迹。

3. 头皮撕裂伤

头皮撕裂伤大多为斜向或切线方向的暴力作用在头皮上所致，撕裂的头皮往往是舌状或瓣状，常有一蒂部与头部相连。

（二）治疗

（1）尽早施行清创缝合：伤后超过24 h，只要没有明显的感染征象，仍可进行彻底清创一期缝合。

（2）给予抗生素药物。

（3）头皮撕裂伤，失血较多，除小心保护残蒂外，应尽量减少缝合时的张力。

（三）护理

（1）首先用无菌敷料覆盖伤口、绷带加压止血，防止大量失血引起休克，立即备皮，为清创缝合做好准备。

（2）严密观察生命体征，特别是血压的变化，静脉给予补液，防止发生失血性休克。

（3）遵医嘱按时给予抗生素。

（4）保持伤口清洁干燥，及时更换敷料，防止感染。

三、头皮撕脱伤

头皮撕脱伤多因发辫受机械力牵扯，使大块头皮自帽状腱膜下间隙全层撕脱，有时连同部分额肌、颞肌、骨膜一起被撕脱，使颅骨裸露，患者大量失血，可致休克，易感染。但较少合并颅骨骨折或脑损伤。

（一）治疗

1. 头皮复位再植

此疗法适用于伤后 2～3 h，最长不超过 6 h、头皮瓣完整、未完全脱离、无明显污染、有血液供应，应仔细清创，减去挫伤严重的组织后缝合，加压包扎。

2. 清创后自体植皮

此疗法适用于头皮撕脱后不超过 6～8 h，皮瓣挫伤严重，创面有明显感染、颅骨骨膜较完整的病例，无法利用植皮，可待机做游离植皮。

3. 晚期创面植皮

头皮撕脱伤时间长，头皮创面已有感染存在，则只能行创面清洁及更换敷料，待肉芽组织生长后再行植皮。

（二）护理

（1）注意观察患者血压、脉搏及失血情况，静脉给予补液。

（2）观察患者的伤口情况，清除伤口异物，保持头部敷料干燥，及时更换敷料。

（3）严密观察生命体征、意识的变化，尤其是血压的变化。

（4）遵医嘱按时给予抗生素。

（5）密切观察体温变化。头皮撕脱伤时间长，头皮创面已有感染存在，如术后 2～3 d 体温升高，表示伤口感染，应检查伤口，通知医师应用有效的抗生素治疗或伤口引流。

（谌　婧）

第九节　颅骨骨折

颅骨骨折是因为暴力作用于头颅所产生的，按颅骨骨折部位，可分为颅盖骨折及颅底骨折；根据形态不同，又可分为线形骨折、凹陷骨折、粉碎骨折、洞形骨折及穿透性骨折。婴幼儿颅骨较薄，富于弹性，对暴力冲击有一定的缓冲作用，伤后易变形，易发生骨折线不分离的颅骨内陷，称乒乓球性骨折。由于儿童在6岁以前鼻旁窦尚未发育完全，因此在颅骨骨折时并发脑脊液漏者较少见。

一、颅盖骨折

（一）分类

小儿颅盖骨折按骨折形状、性质、部位可分为以下几种。

1. 线形骨折

线形骨折指颅骨呈线状裂开，可单发或多发，需X线摄片明确诊断。无严重分离的线形骨折于3～4月后骨折线消失。骨折线通过颞骨脑膜中动脉沟或静脉窦时，可并发硬脑膜外血肿。

线形骨折常合并头皮血肿（皮下血肿、骨膜下血肿、帽状腱膜下血肿），可于无菌操作下抽出血液，加压包扎头部。如反复抽吸仍很快增大时，需手术结扎出血血管。

2. 凹陷骨折

凹陷骨折占儿童颅骨骨折的1/3左右，多因垂直外力作用到头上或因小儿摔倒，头部撞到带棱角的物体上时发生。凹陷的颅骨可呈圆形、锥形或不整形，骨折线呈环状或粉碎状，可有碎骨片脱落陷入或刺破硬脑膜嵌入脑内。婴幼儿因颅骨软，弹性大，多表现为乒乓球样凹陷，因而看不到明显骨折线。6岁以前小儿颅骨为一层，故凹陷时为全层骨折。

（二）临床表现

较小非功能区的凹陷骨折，临床上没有症状。较大、较深的凹陷骨折或因碎骨片刺破硬脑膜嵌入脑内特别是位于功能区时，局部脑组织受压造成局部脑挫裂伤或出血，临床上可出现损害部位的神经系统体征及局限性癫痫。矢状窦或横窦上的凹陷骨折，可因静脉窦损伤导致大出血，或静脉窦受压影响静脉回流引起颅压增高。

（三）诊断

凹陷骨折易于诊断，触诊时，可摸到骨板下陷，X线检查可以了解凹陷骨折的深度，碎骨片重叠、移位的情况。粉碎性骨折X线可见多条星状骨折线，骨折片可重叠、错位。

（四）治疗

（1）凹陷深度大于1 cm，出现脑受压、偏瘫、癫痫及精神症状者需手术治疗。

（2）凹陷骨折接近中央沟附近，即使无局限症状，亦应手术复位，以免癫痫发生。

（3）凹陷骨折引起颅腔容积缩减，合并颅内压增高者。

（五）护理

（1）轻微的凹陷性骨折临床表现不明显，应严密观察。

（2）骨折片损伤了硬脑膜或脑组织可出现脑挫裂伤或颅内血肿，应严密观察患儿意识、瞳孔、生命体征及肢体活动情况等。

（3）注意安全，躁动患儿应用保护性约束，如提起床挡、约束带保护等。

（4）瘫痪肢体保持功能位，定时进行按摩、被动运动，鼓励主动运动，预防肌肉萎缩、肢体挛缩畸形。

（5）颅内压增高明显者，按医嘱行脱水治疗；呕吐者，暂禁食，行输液；符合手术指征者，按常规做好手术准备。

二、颅底骨折

颅底骨折多见于暴力直接作用在颅底部（火器伤、利器刺入等）、头颅挤压伤或颅盖骨折的延续，少数也可在坠落时以臀部着地或垂直暴力作用到头顶时发生；主要为线形骨折，骨折线有横形、纵形及环形三种。因常使蛛网膜下隙与鼻旁窦相通，故亦称内开放性颅骨骨折。

（一）临床表现

骨折按解剖部位分为颅前窝骨折、颅中窝骨折和颅后窝骨折，其临床特点主要为相应部位软组织出血、肿胀，脑神经损伤，脑脊液漏及脑损伤，少数可有脑组织外溢及颅内积气。

（1）颅前窝损伤：有眶周皮下瘀血，或球结膜下出血，鼻腔有血液、脑脊液流出，可合并嗅神经、视神经损伤。

（2）颅中窝颅骨最薄，骨折发生率最高。临床表现为：耳后及乳突部皮下瘀血，伤侧耳道流出血液或血性脑脊液。颅底骨折线通过气窦，如额窦、筛窦、蝶窦或乳突小房并有硬脑膜撕裂时，气体可逸入颅内，X线检查显示颅内积气。

（3）颅后窝损伤：乳突下枕颈区及胸锁乳突肌处皮下瘀血，颈肌坚硬及压痛。偶有舌神经、咽神经、迷走神经、副神经损伤，当合并脑干损伤时，则出现昏迷及呼吸循环障碍。

（二）诊断

颅底骨折的诊断主要依据临床症状及体征，少数患者仍需依靠X线不同位置摄片或CT扫描作出诊断，在诊断时需与眼、耳及鼻部位的直接损伤相鉴别。

（三）治疗

治疗首先应预防感染，大量应用抗生素。有脑脊液外溢时，延长抗生素治疗时间。如3～7 d后脑脊液漏仍未停止，应考虑手术修补。广泛的颅底骨折，骨缝分离较宽或鼻、耳流出大量脑脊液或挫伤脑组织时，应于休克好转后开颅，清除软化、坏死的脑组织，修补硬脑膜。

（四）护理

（1）防止颅内感染

1）保持外耳道、鼻腔和口腔清洁，每日两次清洁、消毒，注意棉球不可过湿，以免液体逆流入颅。

2）在鼻前庭或外耳道口松松地放置干棉球，随湿随换，记录24 h浸湿的棉球数，以估计脑脊液外漏量。

3）避免用力咳嗽、打喷嚏、擤鼻涕及用力排便，以免颅内压骤然升降导致气颅或脑脊液逆流。

4）严禁为脑脊液鼻漏者从鼻腔吸痰或放置胃管，禁止耳鼻滴药、冲洗和堵塞，禁做腰椎穿刺。

5）密切观察有无颅内感染迹象。有脑脊液漏者，枕下应垫无菌小巾，一切操作应按无菌伤口处理，防止感染。

6）根据医嘱预防性应用抗生素及破伤风抗毒素或破伤风类毒素。

（2）促进颅内外漏道尽早闭合：维持特定体位至停止漏液后3～5 d，借重力作用使脑组织移至颅底裂缝处，促进局部粘连而封闭漏口。颅前窝骨折患者神志清醒时，采取半坐位，昏迷时可抬高床头30°，患侧卧位；颅后窝、颅中窝骨折患者，采取患侧卧位。

（3）病情观察

1）注意有无颅内继发性脑损伤，如脑组织、血管损伤、癫痫、颅内出血、继发性脑水肿、颅内压增高等。脑脊液外漏可推迟颅内压增高的症状。但一旦出现救治更为困难。因此，应严密观察意识、生命体征、瞳孔及肢体活动等情况，以便及时发现颅内压增高及脑疝的早期迹象。

2）注意颅内低压综合征，若脑脊液外漏多，可使颅内压过低而导致颅内血管扩张，出现剧烈头痛、眩晕、呕吐、畏食、反应迟钝、脉搏细弱、血压偏低。应观察脑脊液的漏出量，出现颅压过低时可补充大量水分缓解症状。

（4）颅底骨折合并脑脊液漏者，要绝对卧床休息。

（5）观察有无癫痫发作的先兆，如有癫痫发作给予及时处理。

（6）颅底骨折累及颞骨岩部而损伤了听神经，患者听力丧失，护理人员要关心、体贴患者，加强生活护理。

（7）加强安全保护，防止患儿再受伤。

（五）出院指导

（1）要注意休息，加强营养，增强机体的抵抗力，避免受凉，以免引起咳嗽。

（2）防止用力咳嗽、打喷嚏。如出现头痛或咽部、鼻腔有液体流出，请及时就医，以排除脑脊液漏的可能。

（3）头部手术后一个月严禁洗头，同时要注意头部皮肤的清洁与干燥。

（4）遵医嘱按时服药，遇有疑问或不适，及时到医院就诊。

（谌　婧）

第十节　脑损伤

头颅在直接暴力或间接暴力作用下都可引起脑损伤。儿童脑损伤和成人相同，临床上分闭合性颅脑损伤与开放性颅脑损伤两类。按脑损伤的轻重可分为脑震荡、脑挫裂伤和脑干损伤。

一、脑震荡

脑震荡为闭合性颅脑损伤中最轻的一种。

（一）临床表现

其主要表现为中枢神经一过性功能紊乱，常缺乏器质性损害的证据。儿童脑震荡后原发意识障碍较轻，无意识障碍，仅表现为暂时精神恍惚，特别是1岁以下幼儿更为明显。之后可有哭闹不安，面色苍白，出冷汗，肢体湿冷，脉搏徐缓，呕吐频繁，进而转入嗜睡或昏迷。昏睡不易唤醒，持续数小时后清醒，醒后精神萎靡及呕吐仍可持续2~3 d，此种表现称为"儿童脑震荡综合征"。

学龄期儿童年龄越大脑震荡的临床表现越接近成人，伤后有逆行健忘、头痛头昏、易激动、反应淡漠、注意力不集中、思考能力差等症状。检查时可见囟门张力不高、颈软、肌张力偏低，有的腱反射减退。

（二）诊断

可通过病史及 CT 扫描明确诊断。

（三）治疗

应卧床休息 1 周，对症治疗。对呕吐频繁的患儿需注意发生酸中毒。

（四）护理

（1）伤后立即卧床休息 5～7d，症状好转后可起床活动。

（2）加强沟通，做好解释工作，消除患者对外伤的恐惧心理，保持情绪稳定。

（3）注意观察意识、瞳孔、血压脉搏等生命体征的变化，并做好护理记录。

（4）遵医嘱给予补液及镇静治疗。

（五）出院指导

（1）继续注意休息，保持情绪稳定。

（2）注意体力活动锻炼与生活规律化。

（3）若有不适，及时就医。

二、脑挫裂伤

脑挫裂伤是脑组织的器质性损伤。儿童多见于暴力直接作用下的脑组织局部挫伤，而对冲击性脑损伤的发生率较成人低。

（一）临床表现

（1）意识障碍明显，持续时间长。多数患儿有明显意识障碍，昏迷较深，持续时间较长。有的为持续性昏迷或植物生存。

（2）颅内压增高症状，因明显的脑水肿、脑肿胀，颅内压随之增高，患儿有剧烈的头痛、恶心、喷射性呕吐，伴血压升高，脉搏洪大而慢。

（3）神经损害的体征：因脑组织水肿、出血、缺氧可出现瞳孔散大，对光反应消失。运动障碍：表现为单瘫或偏瘫；抽搐：一侧或两侧抽搐，为大脑皮质受刺激的反应；感觉障碍：表现为感觉减退或缺失，大脑半球顶叶受损时，对侧肢体的浅、深感觉均可减迟；脑膜刺激征：常于蛛网膜下隙出血时出现。其他脑局部损害症状有失语、眼外展麻痹、单眼失明或听力消失。

（4）生命体征的变化较明显，呼吸不规则，甚至有潮式呼吸或呼吸骤停；脉搏增快而弱；体温不升或高达 40～41℃，表示中枢对体温调节失去控制。

（5）脑膜刺激症状：因脑挫裂伤合并外伤性蛛网膜下隙出血，过多的红细胞及破坏形成的胆色素引起的化学刺激，患儿头痛加重，恶心、呕吐、颈项强直、克氏征阳性。

（二）诊断

1. 腰椎穿刺

脑脊液呈血性，压力往往偏高。

2. 头颅 CT 扫描

此诊断可以确定脑挫裂伤的部位、程度及范围，表现为脑组织局灶性高密度与低密度混杂区，有斑片状高密度出血灶，蛛网膜下隙可见有高密度影像；脑水肿也可显示较广泛的低密度区，脑室受压变形，脑中线移位情况。

（三）治疗

手术治疗主要针对脑水肿与颅内压增高，排除继发性颅内占位性病变，如脑软化、脑坏死或颅内血肿。常规治疗为对抗脑水肿，降低颅内压，可用20%甘露醇或25%山梨醇静脉推入，地塞米松或氢化可的松静脉滴入，保持呼吸道通畅，有困难时应作气管切开。高热患儿体温不易下降者可用冬眠疗法。

（四）护理

（1）严密观察病情变化：患者的意识、瞳孔、肢体活动等情况，反映病情进展及转归。神经系统体征有定位意义，其中以眼征及锥体束征最为重要。

1）瞳孔变化：伤后一侧瞳孔进行性散大，对侧肢体瘫痪，意识障碍，提示脑受压或脑疝；双侧瞳孔散大，光反应消失，眼球固定伴深昏迷或去皮质强直，多为原发性脑干损伤或临终表现；双侧瞳孔大小形状多变，光反应消失，伴眼球分离或异位，多为中脑损伤；眼球不能外展且有复视者，为展神经受损；双眼同向凝视提示额中回后损伤；眼球震颤见于小脑或脑干损伤。

2）锥体束征：伤后立即出现的一侧上下肢运动障碍且相对稳定，多系对侧大脑皮质运动区损伤所致。伤后一段时间才出现一侧肢体运动障碍且进行性加重，多为幕上血肿引起的小脑幕切迹疝使中脑受压，锥体束受损所致。

3）生命体征的变化：血压与脉搏在单纯脑挫裂伤时可有改变，但康复后即恢复正常。如血压升高、呼吸深而慢、脉搏缓慢，表示颅内压增高，要立即通知医师。为避免患者躁动影响准确性，应先测呼吸，再测脉搏，最后测血压。伤后早期，由于组织创伤反应，可有中等程度发热，若累及间脑或脑干，可出现体温不升或中枢性高热；伤后即发生高热，多系视丘下部或脑干损伤；伤后数日体温升高，常提示有感染并发症，注意呼吸节律和深度、脉搏快慢和强弱，以及血压和脉压变化。

（2）患者出现昏迷时按昏迷患者护理常规进行护理。

（3）卧位：呼吸、血压平稳，可抬高床头15°～30°，以利于颅内静脉回流，减轻脑水肿，降低颅内压。

（4）加强患者的营养，对于不能进食患者，必要时鼻饲。

（5）瘫痪患者应定时给予翻身，按摩受压部位，预防皮肤压力伤，同时做好瘫痪肢体的锻炼，防止足下垂和静脉血栓。

（6）躁动的护理：对躁动不安者，寻找并解除引起躁动的原因，不要盲目使用镇静剂或强制性约束，以免导致颅内压增高。排除颅外因素（缺氧、尿潴留、卧位不适等），考虑是脑水肿所致的颅内高压，患者表现反应迟钝，缺乏与人沟通能力。在使用脱水剂同时适当加以保护，以防外伤及意外。

（7）常伴有呕吐、高热、抽搐，加上早期进食不足，脱水易引起水电解质平衡紊乱。

（8）对躁动、癫痫、精神症状者加强安全护理。

（9）中枢性高热的护理：中枢性高热是由于下丘脑损伤所致，体温多在39℃以上。一般多行冰袋、冰帽、冰毯降温，注意观察体温变化，及时采取降温措施，补充足够水分。

（10）住院期间加强健康宣教指导，促进患者康复。

（五）出院指导

（1）加强营养，增强机体抵抗力。

（2）有意识障碍及偏瘫者应注意安全，床上翻身活动、行走时需有人陪伴，防止发生意外。

（3）向患者讲解语言及肢体功能锻炼是一个持续的过程，应持之以恒，通过再学习最大限度地恢复生活和劳动能力。

（4）有继发癫痫者，须坚持服药。

（5）定期随诊。

（谌　婧）

第十一节 脑脓肿

一、概述

脑脓肿是颅脑外伤的严重并发症之一，常见于颅脑火器伤及开放性颅脑损伤的病例，发生率占儿童脑损伤的2%~15%。

（一）病因及发病机制

脑脓肿的发生与下列因素有关。

（1）头部伤口处理的时间及应用抗生素的早晚，越晚发生脑脓肿的概率越大。

（2）颅内异物的性质，毛发、泥沙、碎骨片等较金属异物引起的脓肿概率大，且发生脓肿的时间也早。

（3）清创不彻底，颅内遗留异物。

（4）颅底骨折使颅腔与感染区沟通（如中耳炎、鼻旁窦炎等）。

脑脓肿常发生在伤道内或异物周围，多数在伤后1.5~3个月间发生，致病菌以金黄色葡萄球菌多见，革兰阴性杆菌（大肠埃希菌、铜绿假单胞菌、变形杆菌）及混合菌感染也可遇到，少数为厌氧菌感染。脑脓肿的形成分三个阶段：急性脑炎期、化脓期、包膜形成期（此过程需2~3周）。脑表浅部位的脓肿在其伤道表面可并发硬膜下积脓。

（二）临床表现

（1）在脑外伤恢复过程中，患者出现明显的感染症状。在化脓性脑炎期，常有全身不适、软弱无力、纳少、发热、头痛、呕吐、抽搐、烦躁、颈部抵抗等全身及颅内感染症状，末梢血白细胞计数升高。腰椎穿刺颅压多升高，脑脊液呈化脓性改变，涂片或培养可找到细菌。

（2）脓肿一旦形成，体温恢复正常，脑膜炎症状明显减少，此时，颅压增高症状及局灶体征出现，如头痛、呕吐、视神经盘水肿、前囟张力高、头颅增大、精神淡漠、反应迟钝、呆滞、嗜睡，严重者发生脑疝可昏迷，一侧瞳孔散大。深部脑室旁脓肿或脑表浅脓肿，因脓肿压力变化，脓肿可破溃到蛛网膜下隙或脑室内，发生急性化脓性脑膜炎或脑室炎，患者突然高热、寒战、昏迷、抽搐，治疗不及时往往造成死亡。

（三）诊断

1. 腰椎穿刺及脑脊液化验

在急性脑炎阶段，脑脊液压力增高，细胞数明显增多。当脓肿形成时，细胞数多降至正常，但蛋白含量多数增高。

2. 头颅 X 线

头颅 X 线可发现脓肿的原发病灶。

3. 脓肿造影

脓肿造影可观察脓肿的大小范围及确切的位置。

4. CT 检查

在急性化脓性脑炎阶段，CT 平扫显示边缘模糊的低密度病灶，有明显的占位效应。在化脓和脓肿包膜形成阶段，CT 平扫显示边界清晰的低密度灶，强化扫描脓肿内仍为低密度，包膜呈环状强化。

5. MRI

MRI 表现为长 T_1 和长 T_2 信号，呈囊性改变增强扫描见周边强化。

（四）治疗

除全身应用抗生素外，均需开颅将脓肿、异物及窦道一并清除。对有感染伤口、骨髓炎的表浅脓肿可行切开引流。单纯穿刺治疗外伤性脑脓肿，仅适用于脓肿壁过薄或深部重要功能区而又无异物的单房性脓肿，也可用于病危、脑疝患者抢救。

二、护理

（一）术前护理

（1）观察患者神志、瞳孔、生命体征变化，早期感染侵入颅内，呈持续性高热，观察热型以助诊断，按医嘱给予抗生素，体温过高行物理降温。颅内压增高患儿易出现脉搏、血压、意识的改变，应及时观察并记录，预防脑疝发生。

（2）高热时，应注意营养及水分的摄入，多吃高热量蛋白食物，以补充高热所致的消耗，满足身体的需要。有频繁呕吐者应禁食，以防吸入性肺炎。不能进食的患者应予补液，补液量应以维持出入量的平衡为度，补液过多可使颅内压增高恶化。

（3）颅内压增高明显患儿，遵医嘱应用脱水剂，准确记录出入量。

（4）出现脑病先兆性症状或脑膜刺激征时，对症处理。

（二）术后护理

（1）全身麻醉未完全清醒前，取平卧位，头偏向一侧，保持呼吸道通畅，以防呕吐误吸。全身麻醉清醒后，床头抬高20°～30°，有利于静脉回流，减轻脑水肿反应。

（2）密切观察意识、瞳孔、生命体征及肢体活动变化，并做好护理记录。

（3）保持呼吸道通畅，给予氧气吸入，氧流量为3～5 L/min。清醒患者鼓励其有效咳嗽，昏迷患者定时扣背、吸痰，及时清除呼吸道分泌物，防止吸入性肺炎，预防肺部感染。

（4）术后有引流的患者保持引流管通畅，观察引流液的性质、量，发现异常及时报告医师。

（5）引流袋每日在无菌操作下进行更换，防止脓液外流。

（6）遵医嘱按时给予抗生素。

（7）体温高热时给予降温处理，并定时监测体温，做好记录。

（8）脑脓肿常有全身感染症状，患者多体质虚弱、营养状况差。护理上应该注意给予静脉输入高营养液，以改善患者的全身营养状况，增强机体抵抗力。

（三）出院指导

（1）要养成良好的卫生习惯，切勿抠、挖耳、鼻以防止中耳炎的发生，预防口腔炎的发生。

（2）对其他耳鼻慢性炎症、胸部和其他的感染性疾病，应及时彻底地治疗。

（3）要加强营养的摄入，注意休息，以增强体质抵御细菌的侵入。

（4）经常注意体温和头痛的变化。

（5）定时到门诊复查。

（谌　婧）

第二章 颈部疾病的护理

第一节 甲状腺功能亢进症

一、概述

（一）定义

甲状腺功能亢进症简称甲亢，指甲状腺呈现高功能状态的一组疾病，其共同特征为甲状腺激素分泌增加而导致的高代谢和基础代谢增加及交感神经系统的兴奋增加，病因不同者有不同的临床表现。

（二）病因和发病机制

本病的病因和发病机制至今尚未明确，但根据近年的研究证实，本病主要是在遗传基础上由精神刺激等应激因素而诱发自身免疫反应所致。多数人认为，可能是由于患者 T_s 细胞的免疫监护系统和调节功能有遗传性缺陷，当出现精神刺激、感染等应激状态时，体内免疫稳定性被破坏，引起产生甲状腺刺激性免疫球蛋白（TSI）的 B 细胞增生，分泌大量自身抗体 TSI 而致病。发病后，T_3、T_4 增高，作用于淋巴细胞影响免疫机制，使病情继续恶化。精神因素等应激状态诱发本病，推测可能因为应激反应影响 T 细胞的监护功能，使部分遗传缺陷者恶化而发病。

（三）临床表现

1. 高代谢综合征

患者怕热，多汗；常有低热，发生危象时可出现高热，常有心动过速、心悸、食欲亢进等表现。

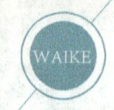

2. 神经系统

易激动，神经过敏，舌和手掌向前伸出时有些震颤，失眠紧张，思想不集中，焦虑烦躁，多猜疑等。有时出现幻觉，甚至躁狂症。

3. 甲状腺肿大

轻、中度弥漫性肿大，质软，无压痛。其肿大程度与病情轻重无关。于两侧上下极常可听到收缩期吹风样杂音，重时能扪及震颤。

4. 突眼

（1）非浸润性突眼：因交感神经兴奋性增高所致，多为双侧，表现为：①睑裂增宽，少瞬目（Stellwag 征）；②上睑挛缩，下视时上睑不能随眼球运动迅速下落（Von Graefe 征）；③上视时前额皮肤不能皱起（Joffroy 征）；④看近物时，眼球辐辏反应差（Mobius 征）。

（2）浸润性突眼：又称"内分泌性突眼""眼肌麻痹性突眼症"或"恶性突眼"，较少见，病情较严重；也可见于甲状腺功能亢进症状不明显或无高代谢症的患者中，主要由于眼外肌和球后组织体积增加、淋巴细胞浸润和水肿所致。

5. 心血管系统

可出现心动过速，静息或睡眠时心率仍快为本病的特征之一。心律失常以期前收缩最常见，常为房性，房颤也较常见。心尖区第一心音亢进，常可闻及收缩期吹风样杂音。

6. 消化系统

多食，易饥饿，消瘦，大便次数增多，无黏液及脓血。甲状腺激素对肝脏也有直接毒性作用，可致肝大和转氨酶升高。

7. 血液系统

可有粒细胞减少，血小板低，偶有血小板减少性紫癜。贫血常见。

8. 生殖系统

女性月经稀少或闭经，男性可有乳房发育、阳痿。

9. 运动系统

肌肉软弱无力。慢性甲状腺功能亢进性肌病多见于老年患者，四肢近端肌肉最常受累。周期性瘫痪多见于年轻男性，发作时血钾低，有时伴低血镁。饱餐、糖负荷及精神因素可诱发发作。重症肌无力常与 Graves 病同时发生，二者均为自身免疫病。

10. 皮肤及肢端

小部分患者有典型对称性黏液性水肿，此与甲状腺功能减退症者类似，均与皮肤的自身免疫性损害有关。多见于小腿胫前下段，有时可见于足背和膝部、面部、上肢、胸部甚至头部。初期呈暗紫红色皮损、皮肤粗厚，以后呈片状或结节状叠起，最后呈树皮状，可伴继发感染和色素沉着。少数患者尚可见到指端软组织肿胀，呈杵状，掌指骨骨膜下新骨形成，以及指或趾甲的邻近游离边缘部分和甲床分离现象，称为指端粗厚。

11. 特殊表现

（1）淡漠型甲状腺功能亢进：多见于老年患者，甲状腺激素分泌增多综合征及眼征、甲状腺肿大均不明显，而主要表现为淡漠、乏力、消瘦、嗜睡和反应迟钝。

（2）甲状腺亢进性心脏病：在已明确甲状腺功能亢进诊断的基础上，具有下列一项或一项以上异常，且未证实有其他心脏病即考虑确诊。①心脏增大。②显著的心律失常：心房颤动最常见，频发房性、室性期前收缩或房室传导阻滞。③心力衰竭：左心和（或）右心衰竭均可发生，右心衰竭较常见，为高排出量性心力衰竭。经抗甲状腺功能亢进治疗，甲状腺功能亢进缓解时心脏异常好转或完全恢复则可确诊。

（3）T_3 型甲状腺功能亢进：临床表现与普通甲状腺功能亢进无异，但症状较轻，其特征为总 T_3（TT_3）、游离 T_3（FT_3）升高，促甲状腺激素（TSH）降低，但总 T_4（TT_4）、游离 T_4（FT_4）正常。

（4）亚临床甲状腺功能亢进：其特征为血 T_3、T_4 水平正常，TSH 降低，无或仅有轻度甲状腺功能亢进表现。

（四）实验室检查

目前，认为 FT_3、FT_4 和超敏 TSH 是诊断 Graves 病的首选检查项目，其次为 T_3、T_4。

近年来甲状腺自身免疫性抗体也使用较多，而 TRH 兴奋试验、摄碘（^{131}I）率检查、基础代谢率测定已很少应用。

1. 代谢检测

基础代谢率（BMR）正常范围：-10% ~ +15%。约95%甲状腺功能亢进患者高于正常，现已很少使用。

2. 甲状腺聚碘功能检查

（1）甲状腺摄碘率检查：Graves 病摄碘率增高，且高峰提前，但现在很少用于此病的诊断，而主要用于鉴别不同病因的甲状腺功能亢进，还用于放射 ^{131}I 治疗前对甲状腺摄碘能力的估计。

（2）甲状腺放射性核素显像：本项检查对鉴别自主性高功能性甲状腺腺瘤有特

殊意义，但对Graves病诊断意义不大。

（3）血清甲状腺激素测定

1）血清T_3、T_4对甲状腺功能亢进的临床意义包括甲状腺功能亢进的初步诊断，监测甲状腺功能亢进复发，判断甲状腺功能亢进的严重程度、疗效及对疾病的长期随访。T_3和T_4易受甲状腺激素结合球蛋白（TBG）的影响。TNG可因雌激素、妊娠、病毒性肝炎等因素的影响而升高，因雄激素、严重肝病、泼尼松等影响而下降，临床参考时要慎重考虑。

2）血清FT_3、FT_4测定。FT_3、FT_4比T_3、T_4更能直接反映甲状腺的功能状态，且较少受TBG浓度的影响，是诊断甲状腺功能亢进的首选检验之一。目前上述四项指标在Graves病中最为常用，它们对甲状腺功能亢进的诊断、治疗、随访均有重大意义。

（4）下丘脑-垂体-甲状腺轴动态试验

1）超敏TSH测定是目前甲状腺功能亢进初步诊断的首选试验，对评估疗效和判断甲状腺功能亢进复发也有重大意义，绝大多数初发或未良好控制的Graves病患者超敏TSH低于正常值。

2）TRH兴奋试验近年已较少采用，目前主要用于对内分泌性突眼的诊断，有时也用于诊断表现不典型性的甲状腺功能亢进患者。

3）T_3抑制试验意义与TRH兴奋试验相同，极少使用。

（5）甲状腺自身免疫性抗体测定：甲状腺自身抗体分为两类，即兴奋性抗体和非兴奋性抗体。临床常测定的兴奋性抗体是促甲状腺激素受体抗体（TRAb），非兴奋性抗体包括甲状腺球蛋白抗体（TGAb）、抗甲状腺微粒体抗体（TMAb）、甲状腺过氧化物酶抗体（TPOAb）。

测定TRAb的临床意义如下。

1）诊断Graves病：因在初发的Graves患者中TRAb的阳性率高达80%。

2）疗效随访：TRAb是Graves病停药的重要指征。

3）预测新生儿甲状腺功能亢进。

4）预后判断：经抗甲状腺药物治疗后TRAb不易转阴的患者复发的机会较大。非兴奋性抗体如TGAb、TMAb、TPOAb在本病中均可阳性，但滴度远不如桥本甲状腺炎高。

（6）影像学检查：B超主要用于了解甲状腺肿大的程度和性质，眼球后B超有助于甲状腺功能亢进眼病的诊断和鉴别诊断。

(五)治疗

1. 一般治疗

保持情绪稳定,合理静息和营养。

2. 抗甲状腺药物治疗

(1)适应证:①症状轻、甲状腺肿较轻的患者;②年龄<20岁患者;③孕妇、年老体弱者;④合并有严重心、肝、肾等疾病不宜选择手术治疗的患者;⑤术前准备和术后复发的辅助治疗。

(2)常用药物:主要有硫脲类[丙硫氧嘧啶(PTU)、甲硫氧嘧啶(MTU)]和咪唑类[甲巯咪唑(MMI)、卡比马唑(CMZ)]。其机制为抑制合成甲状腺素。

3. 手术治疗

适应证:①甲状腺肿大严重,有压迫症状者;②长期口服药治疗无效、停药后易复发、对抗甲状腺药物有严重不良反应、不愿长期服药而盼望迅速控制病情者;③结节性甲状腺肿、怀疑恶变者等。

4. 放射性碘治疗

适应证:①中度Graves病患者;②年龄>30岁患者;③老年患者;④不能用药物或手术治疗或治愈后易复发的患者。

(六)观察要点

(1)治疗时应注意观察患者的症状是否缓解,体征是否改善;监测患者的血常规、肝功能、甲状腺功能等,以评估治疗疗效,并指导临床调整用药。

(2)根据患者的具体情况,行甲状腺功能测定和甲状腺自身抗体测定阳性,可作出本病诊断。诊断明确者,应根据患者的具体情况,给予药物治疗、手术治疗或放射治疗。治疗过程中应观察患者高代谢综合征是否缓解,并动态随访血常规和肝功能,可1~20周随访白细胞,2~4周复查肝功能,1~2个月复测甲状腺功能;如白细胞<4.0×10^9/L或有肝功能损害,应及时停药并对症处理;如症状缓解,甲状腺功能检测已明显好转,则应及时调整抗甲状腺药物的剂量,以免造成甲状腺功能减退。临床症状与体征消失,甲状腺激素和TSH均恢复正常,甲状腺自身抗体转为阴性,随访2年以上无复发为治愈。

二、护理

1. 饮食护理

给予高热量、高蛋白、富含维生素的饮食,腹泻者,限制含纤维高的食物,并注意补充液体。忌饮酒、咖啡、浓茶,以减少食物对患者的不良刺激。

2. 休息护理

在病情允许的范围内适当活动,注意避免劳累,病情重者严格卧床休息。

3. 高代谢症状的护理

甲状腺功能亢进患者由于 T_3、T_4 分泌增多,往往存在怕热、多汗、易饥多食、消瘦、乏力、脉速、紧张兴奋、多言易怒等症状。护理上要做到:①提供安静、整洁、安全、通风良好的环境,维持适当的温度和湿度,避免强光照射,减少陪伴探视,使患者感觉凉爽舒适;②进食清淡易消化饮食,保证水分摄入,忌饮酒、咖啡、浓茶等兴奋性饮料;③在病情允许的情况下适当活动,但要避免劳累,病情重者卧床休息,必要时予以吸氧;④皮肤潮湿多汗者,勤换内衣,勤洗澡,保持皮肤清洁、干爽;⑤腹泻者,减少饮食中纤维素的摄入,适当增加饮水,注意保护肛周皮肤,避免肛周皮损;⑥医务人员和家属要耐心对待患者,注意自己的语言和行为,避免对患者形成不良刺激;⑦保证患者有足够睡眠,必要时遵医嘱使用辅助睡眠的药物,过度兴奋者做好安全护理。

4. 甲状腺肿大的护理

甲状腺功能亢进患者甲状腺多呈不同程度的对称性蝶形、弥漫性肿大,肿大的甲状腺质软,扪及震颤或血管杂音是诊断甲状腺功能亢进的重要体征。甲状腺肿大程度与甲状腺功能亢进轻重无明显关系,但易给患者尤其是女性患者造成心理负担。护理上要注意:①向患者讲解疾病相关知识,使其对疾病有正确的认识;②指导患者穿宽松高领衫可以适当修饰颈部和避免甲状腺受压;③体检时避免用力触诊甲状腺;④告知患者如果出现吞咽困难、局部疼痛等压迫症状应及时告诉医护人员。

5. 用药的护理

(1)指导患者正确按疗程足量服药,随时需要根据甲状腺功能调节药物用量,熟知药物的作用,向患者讲清疗程和用法,讲清随意停药和减量的危害,嘱患者用药期间勿私自变更药物剂量或停药,指导和鼓励患者正规服药。

(2)协助医师取血复查甲状腺功能、血常规和肝肾功能,并注意追查结果。

(3)密切观察药物的不良反应。抗甲状腺药物最常见的不良反应有:①粒细胞缺乏，为致命性，多在初治2个月及复治1个月内发生，该期内需每周复查WBC。高热、咽痛时要警惕粒细胞缺乏。停药指征：WBC＜$3.0×10^9$/L，粒细胞＜$1.5×10^9$/L。②肝损害。③药疹较为常见。

（4）其他：①服用β-受体阻滞剂如美托洛尔、普萘洛尔要监测患者的脉搏；②药用炭片等活性炭应空腹服用，不能与其他药物同服，以免影响效果。

6．手术治疗的护理

（1）术前护理：①协助完善术前检查；②指导患者体位训练；③心理护理减轻焦虑。

（2）术后护理：①体位，半卧位或头高卧位；②饮食，清淡易消化饮食；③观察并发症，局部出血、神经损伤等；④复查甲状腺功能，术后甲状腺功能减退症的发生主要依赖甲状腺切除的程度。术后可给予甲状腺激素治疗，防止甲状腺肿复发。

7．放射性碘治疗的护理

甲状腺上皮细胞具有很强的吸收和浓缩碘化物的能力，口服一定量的^{131}I被甲状腺上皮细胞大量吸收进入甲状腺组织，其放射出的有效射程仅0.5～2 mm的β射线选择性地破坏甲状腺腺泡上皮而不影响邻近组织，被破坏后的腺体逐渐坏死，被无功能的结缔组织代替，使甲状腺的分泌功能降低，甲状腺功能亢进得以治愈。由于该疗法效果明显，疗程短，受到患者青睐。但并非所有甲状腺功能亢进患者都适用本疗法，故护理上应注意。

（1）向患者讲明年龄＜25岁者；妊娠、哺乳期妇女；肝功能差、活动性肺结核；白细胞＜$3.0×10^9$/L或粒细胞＜$1.5×10^9$/L；中度浸润性突眼者；甲状腺危象；以往用过大量碘剂而甲状腺不能摄碘者禁用本疗法。

（2）向患者讲明虽然本疗法效果好，但少数患者仍可能发生甲状腺功能亢进未控制或发生甲减及其他不良反应。

（3）服药后要妥善处理患者的分泌物，以免污染环境。

（4）服药后注意监测患者甲状腺功能、肝肾功能、血常规等。

8．心理护理

（1）评估患者心理状态并给予必要的关心，消除患者的自卑心理。

（2）动员患者的社会支持系统。

9．健康教育

（1）甲状腺功能亢进一般知识宣教：向患者宣教有关甲状腺功能亢进的临床表现、诊断性试验、治疗、饮食原则和要求以及眼睛的防护方法。对有生育需要的女性患者，应告知妊娠可加重甲状腺功能亢进，宜治愈后再妊娠。鼓励患者保持身心愉快，避免精神刺激或过度劳累，建立和谐的人际关系和良好的社会支持系统。

（2）用药指导：指导患者坚持遵医嘱按剂量、按疗程服药，不可随意减量和停药。服用抗甲状腺药物者应注意复查甲状腺功能、血常规和肝肾功能。服用抗甲状腺药物的开始3个月，每周查血常规1次，每隔1~2个月做甲状腺功能测定。对妊娠期甲状腺功能亢进患者，应指导其避免各种对孕妇及胎儿造成影响的因素，宜选用抗甲状腺药物治疗，禁用 ^{131}I 治疗，慎用普萘洛尔。产后如需继续服药，则不宜哺乳。

（3）饮食指导：应食用高热量、高蛋白、低纤维素食物，勿食用含碘高的食物，如海带、紫菜等。

（4）休息、活动指导：轻者可适当活动，重者应绝对卧床休息，保证充足的睡眠。

（5）自我监测：每日清晨卧床时自测脉搏，定期测量体重，脉搏减慢、体重增加是治疗有效的重要标志。若出现高热、恶心、呕吐、不明原因腹泻、突眼加重等，警惕甲状腺危象的可能，应及时就诊。

（6）预防并发症：上衣宜宽松，严禁用手挤压甲状腺以免其受压后甲状腺激素分泌增多，加重病情。出现高热、恶心、呕吐、大汗淋漓、腹痛、腹泻、体重锐减、突眼加重等甲状腺功能亢进危象应及时就诊。

（7）出院指导：指导正确服用，定期复查，出现不适及时就诊。

（8）门诊随访：每隔1~2个月门诊随访做甲状腺功能测定。

（曾文娇）

第二节　甲状腺危象

一、概述

（一）定义

甲状腺危象又称甲状腺功能亢进危象，是甲状腺功能亢进未能及时有效地得到控制，甲状腺毒症急性加重、危及患者生命的严重并发症。本病病死率高，一般占住院甲状腺功能亢进患者总数的1%~2%。本病女性高于男性，可发生于任何年龄阶段的人群，儿童少见。

(二)诱因

(1)感染:以急性呼吸道感染最为常见。

(2)应激:精神极度紧张、过度劳累、高温、饥饿、过敏、心绞痛、低血糖、心力衰竭、高钙血症、肺栓塞、脑血管意外、分娩、妊娠等,均可导致甲状腺突然释放大量的甲状腺激素进入血中,导致甲状腺功能亢进危象。

(3)外科手术:产钳引产、拔牙等小手术也可引起甲状腺功能亢进危象发生,特别是甲状腺功能亢进术前准备不充分的次全切手术。

(4)不适当停用碘剂药物:突然停用碘剂,原有的甲状腺功能亢进表现可迅速加重。

(5)放射性^{131}I治疗:重症甲状腺功能亢进^{131}I放疗中5%~10%患者可有甲状腺功能亢进加重,少数出现危象。

(6)其他:如过度挤压甲状腺、重症甲状腺功能亢进病例等。

(三)发病机制

甲状腺危象发病机制未完全阐明,较多学者认为可能与下列因素有关。

(1)单位时间内甲状腺素入血过多。

1)甲状腺功能亢进患者服用大量甲状腺激素。

2)过度挤压甲状腺、甲状腺手术、不适当停用碘剂以及放射性碘治疗后,患者血中的甲状腺激素升高。

(2)肾上腺皮质功能减退:甲状腺功能亢进患者肾上腺皮质储备功能不足,一旦发生甲状腺功能亢进危象易致功能衰竭。甲状腺危象中不少因素和某些症状与肾上腺皮质危象相似。

(四)临床表现

(1)体温升高:体温急骤升高,常在39 ℃以上,伴大汗淋漓、皮肤潮红。高热是甲状腺功能亢进危象的特征表现,是与重症甲状腺功能亢进的重要鉴别点。

(2)中枢神经系统:震颤、焦虑、极度烦躁不安、谵妄、嗜睡,甚至昏迷。

(3)循环系统:心动过速,常达120次/min以上,与体温升高不成比例,可出现心律失常。

(4)消化系统:食欲极差、恶心、呕吐频繁、腹痛、腹泻,伴大量出汗易导致严重脱水,多数患者可有肝功能异常。

(5)不典型表现:临床上有少部分患者的临床症状和体征不典型,突出特点是表情淡漠、嗜睡、木僵、反射减弱、低热、明显乏力、心率慢、恶病质,最后昏迷，甚至死亡。

（6）患者体温＜39 ℃和脉率＜160次/min，出现多汗、烦躁、食欲减退、嗜睡、恶心以及排便次数增多等诊断为甲状腺功能亢进危象前期；而当患者体温＞39 ℃，脉率＞160次/min，出现大汗淋漓、躁动、谵妄、昏睡或昏迷、呕吐或腹泻显著增多等症状时诊断为甲状腺功能亢进危象。

（五）治疗

（1）快速抑制 T_3、T_4 的合成、分泌：甲状腺功能亢进危象的治疗根本在于抑制甲状腺激素的合成和释放。因丙硫氧嘧啶（PTU）可抑制 T_4 向 T_3 转化，故为首选。首剂600 mg，口服或由胃管注入，也可以用 TU 300～400 mg，每4 h 1次，必要时可直肠给药。症状控制后每日给予维持量（相当于每天PTU 300～600 mg，分次给药）。

（2）保护机体脏器，防止功能衰竭：发热患者用退热剂或物理降温，如冰袋、电扇或空调等，必要时可人工冬眠。因为代谢明显增高，所以必须给氧治疗。因高热大量出汗或呕吐者易发生脱水及高钠状态，需及时补充水分及纠正电解质紊乱。有心力衰竭或肺瘀血者应积极处理，用利尿剂和洋地黄制剂；对心房颤动、心率极度增快的患者，应当使用洋地黄制剂或钙离子通道阻滞剂。

（3）阻止甲状腺激素（TH）释放：服用抗甲状腺药物1～2 h后，加用碘化钾液，首剂30～60滴，以后5～10滴，每8 h 1次，口服或由胃管注入；或碘化钠0.5～1.0 g加入5%葡萄糖盐水500 mL中，缓慢静脉滴注12～24 h。病情好转后逐渐减量，危象消除即可停用。

（4）降低周围组织对甲状腺激素的反应：抗交感神经药物可减轻周围组织对儿茶酚胺作用，常用的肾上腺素阻滞药为普萘洛尔，若无心功能不全，40～80 mg，每6～8 h口服1次或静脉缓慢注入2 mg，能持续作用数小时，可重复使用。同时观察心率、血压变化，视病情好转后逐渐减量，危象消除即可改用常规剂量。

（5）拮抗应激：可用氢化可的松100 mg或相应剂量的地塞米松加入5%葡萄糖液中静脉滴注，每天可用2～3次，危象解除后可停用或改用泼尼松小剂量口服，维持数日后停药。

（6）抗感染预防并发症：合理使用抗生素控制感染，预防并发症的发生。

（7）支持和对症治疗。①吸氧：每分钟4～6 L；②控制体温：可用冰袋、乙醇擦浴，必要时冷生理盐水保留灌肠；③镇静剂的使用：可选用地西泮（安定）10 mg肌内注射或静脉缓注，或用巴比妥钠0.1 g肌内注射，必要时可行人工冬眠；④纠正水电解质紊乱：补液，一般补5%葡萄糖盐水，24 h可输入2 000～3 000 mL，根据血钾、尿量合理补钾。

(六)观察要点

(1)甲状腺功能亢进患者症状加重,出现严重乏力、烦躁、发热(体温＞39℃)、多汗、心悸、心率＞120次/min,伴食欲减退、恶心、腹泻等,应警惕发生甲状腺功能亢进危象。

(2)密切观察生命体征和意识状态并记录,如发现谵妄、昏迷、躁动,及时通知医师,及时抢救。

(3)准确记录出入量。

二、护理

1. 护理

(1)一般护理:保证病室环境安静,患者绝对卧床休息,病室应备深色窗帘,避免一切不良刺激。

(2)抢救护理:严格按规定的时间和剂量给予抢救药物,并观察疗效。

(3)生活护理:①给予足够的热量供给,选择高热量、高蛋白、富含维生素的饮食,液体入量每日在3 000 mL以上;②保持床铺、患者衣服干燥清洁,及时更换潮湿衣服及床单。

(4)对症护理:①加强皮肤、口腔护理,定时翻身、预防压力性损伤及肺炎的发生;②高热者积极降温,可采取冰敷或乙醇擦浴,如采用人工冬眠者,应观察并记录降温效果;③烦躁者做好安全护理;④高流量吸氧,以保证血氧供应。

2. 健康教育

(1)病情允许时,告知患者及家属感染、严重精神刺激、创伤等是诱发甲状腺功能亢进危象的重要因素,应避免。

(2)指导患者进行自我心理调节,增强应对能力。家属要理解患者现状,多关心、爱护患者。

(3)向患者讲解成功病例,树立战胜疾病的信心,消除其紧张自卑的心理。

(曾文娇)

第三节 甲状腺功能减退症

一、概述

(一)定义

甲状腺功能减退症简称甲减,是指组织的甲状腺激素作用不足或缺如的一种病理状态,即是指甲状腺激素的合成、分泌或生物效应不足所致的一组内分泌疾病。女性甲减较男性多见,且随年龄增加,其患病率上升。新生儿甲减发生率为1/4 000,青春期甲减发病率降低,随着年龄增长,其患病率上升,在年龄 > 65 岁的人群中,显性甲减的患病率为 2% ~ 5%。甲减为较常见的内分泌疾病,且常首先求治于非专科医师。

(二)病因及发病机制

病因多种,其中原发性甲状腺疾病最多见,其次为垂体性,其他均少见。

1. 甲状腺性甲减(原发性甲减)

由甲状腺本身疾病引起的甲状腺激素的缺乏,占 90% 以上。其原因如下。

(1)炎症:可由免疫反应或病毒感染所致。许多病例病因不明,故又称"特发性甲减",可能与甲状腺自身免疫疾病有关,如桥本甲状腺炎隐袭发病者较多。

(2)放疗:如放射性碘治疗。

(3)甲状腺的手术切除。

(4)缺碘或高碘:地方性甲状腺肿可发生甲减,但在少数高碘地区也可发生甲状腺肿和甲减。

(5)药物:如抗甲状腺药过量、碘化物摄入过量等。

(6)食物:如含有 SCN^-、ClO_4^-、NO_3^- 的盐类和含有硫氢基前体的食物可致甲状腺肿和甲减。

(7)甲状腺内广泛癌转移。

(8)遗传因素。

2. 下丘脑性甲减、垂体性甲减(继发性甲减)

由于垂体或下丘脑的病变引起促甲状腺激素(TSH)不足所致的继发性甲减。垂体性甲减常因肿瘤、手术、放疗或产后缺血性坏死等所致,常有复合性垂体激素的分泌减少,个别可表现为单一性 TSH 的分泌不足。

3. 甲状腺激素抵抗综合征

甲状腺激素抵抗综合征很少见，是指周围组织靶细胞对甲状腺激素的生物效应减低而引起的临床病理和生理的变化。患者垂体与甲状腺的分泌功能基本正常，血 T_4、T_3 正常或偏高，但临床表现却呈甲减综合征。其可能是由于 TH 受体基因突变，TH 受体减少或受体后缺陷所致。

（三）临床表现

1. 呆小症

呆小症又称克汀病，包括地方性克汀病和散发性克汀病，本节主要述及后者。

散发性呆小病临床症状的严重程度与出现甲状腺激素不足的时间密切相关，所以在各种病因的呆小病中均不相同。

（1）婴儿期可有声嘶、吮吸和进食困难、嗜睡、皮肤干燥、胎毛持续存在。

（2）新生儿可有黄疸延长，上眼睑水肿、唇厚、舌粗大、心动过缓、体温低、身材矮小、鼻梁低平、眼距增宽、囟门关闭延迟。地方性克汀病甲状腺可肿大。

（3）智力发育延缓的表现有胎儿期胎动少，出生后呆滞、嗜睡、异常安静，吮吸差，食欲下降，坐、站、走均落后于同龄儿，语言晚，有时可伴有聋哑。

2. 幼年型甲状腺功能减退症

幼年型甲状腺功能减退症简称幼年甲减，是指在儿童期发生的甲减，可能是成人甲减的发病因素使其在儿童期即发病。

幼年甲减的临床表现随发病年龄早晚而各类似于呆小症和成人甲减，伴有不同程度的生长延缓和青春期延后，严重者也可发生黏液性水肿昏迷。发病早者有明显的神经系统发育障碍，发病晚者则仅为智力偏低，预后较呆小症佳。

3. 成年型甲状腺功能减退症

（1）能量代谢：基础代谢率降低、食欲减退、便秘、不耐寒、体温下降、体重增加，蛋白质合成与分解均减少，骨骼及软组织生长缓慢。

（2）面容及皮肤：表情呆板淡漠、脸面水肿、上睑下垂、睑裂变小、鼻唇增厚、毛发稀少、睫毛、眉毛脱落、面色苍黄、舌大，部分有突眼。全身皮肤粗冷干厚，并有非凹陷性水肿，以眼周、手背、足背和锁骨上窝最为多见。头发及体毛干而脆，缺乏光泽，生长缓慢。指甲生长亦缓慢，外观增厚，表面常有裂纹。继发性甲减则往往表现为皮肤变薄，有细小皱纹。声音低哑，语言缓慢不清。

（3）心血管系统：患者可有胸闷、心悸、气促症状，体格检查示心动过缓、收缩压下降、舒张压上升、脉压缩小。严重患者常见心影扩大，听诊心音低钝。心室壁增厚。心室腔扩大（以左心室为主）。病程较长的患者有心包积液，严重者可有心力衰竭。动脉粥样硬化（特别是冠状动脉硬化）的发生率高于正常人群，但心绞痛不多见。

（4）神经系统：精神萎靡，言语迟缓，反应低下，记忆障碍，嗜睡，头痛，共济失调。腱反射松弛期延缓为其特征，尤以跟腱反射为主。精神障碍亦不少见。正中神经黏液性水肿可致腕管综合征。

（5）呼吸系统：患者对低氧和高 CO_2 血症的通气反应削弱，加以肥胖和呼吸肌黏液性水肿使得肺泡通气量减少，CO_2 潴留。胸膜腔积液亦不少见，但常无症状。临床上可出现呼吸－睡眠暂停综合征。

（6）消化系统：肠蠕动减少，导致便秘、腹胀、鼓胀；严重时发生麻痹性肠梗阻和巨十二指肠、巨结肠症，可有腹腔积液。

（7）肌肉及骨骼系统：肌肉松弛、无力，主要累及上肢带肌和下肢带肌；部分患者可有一过性肌垂直、痉挛和疼痛，受寒后更为明显，握拳后放松困难。肌肉略显肿胀，质地变硬，紧捏或叩击后可引起局部鼓起，称为"肌肿"现象。

（8）骨骼系统及钙磷代谢：常有关节疼痛，血钙、磷浓度则正常，偶可见血钙升高，甲状旁腺素（PTH）水平常升高。

（9）泌尿系统及水、电解质平衡：尿量很少，尿酸可升高。

（10）血液系统：有轻到中度的正常色素或低色素小细胞性贫血；12% 的患者有恶性贫血。血小板黏附能力可下降；加之Ⅶ因子、Ⅸ因子浓度的下降和毛细血管脆性的增加，故而患者易出现出血倾向。红细胞沉降率（血沉）可增快。

（11）内分泌系统：CT 及 MRI 检查可见垂体窝变大，但视野缺损少见。严重患者同时有催乳素（PRL）水平的升高，并出现溢乳。甲状腺激素低下导致血皮质醇代谢减慢，24 h 尿皮质醇对胰岛素诱发低血糖的反应削弱。继发性甲减可有肾上腺皮质功能不足。胰岛素降解减少，机体对胰岛素敏感性升高，糖耐量曲线减低。

（12）生殖系统：女性患者可有月经过多或淋漓不尽，继发性甲减可有卵巢萎缩和闭经；男性患者则可表现为性欲减退、阳痿和精液减少。

（13）浆膜腔积液：可有胸腔积液、腹腔积液、心包积液。

（14）黏液性水肿昏迷：又称甲状腺功能减退危象，是甲减的最严重表现。几乎所有使机体对甲状腺激素需要量增加的内、外界刺激均可成为此危象的诱因，常见的有：寒冷、急性感染、药物（如麻醉药、镇静药、镇痛药和抗抑郁药）、创伤、手术、脑血管意外、低血糖，前驱症状有疲乏、记忆力下降，有不同程度的意识障碍，表现为嗜睡、意识模糊、昏睡，继而发生昏迷，四肢瘫痪，腱反射消失、癫痫样发作，锥体束征阳性。呼吸浅慢，有时可出现呼吸性酸中毒及脑缺氧表现。

心率减慢，心音低钝；约半数患者有低血压。

约25%的患者可有癫痫小发作和大发作。体内水潴留，严重时引起水中毒，血钠降低，可有低血糖，若合并有肾上腺功能不全则更易发生，且更严重。合并感染时可无发热、心率增快、出汗、白细胞升高等表现，有时需采集呼吸道分泌物及尿液等样本进行培养以助诊治。

4. 亚急性甲状腺功能减退症

亚临床型甲减是指TSH水平升高，血清游离甲状腺素（FT_4）和游离甲状腺原氨酸（FT_3）水平正常的甲减。患者几乎无甲状腺功能减退症的相应症状和体征。由于患者没有明显的临床表现，诊断依赖实验室检查结果。临床型甲减的患病率为2.5%～10.4%，这种差异是由诊断标准不同，以及被调查人群的年龄、性别和碘摄入的分布不同所致。在美国的一项有25 000人参加的健康调查中发现，亚临床型甲减的患病率为8.5%。一般认为，女性患病率高于男性，老年女性的患病率更高。和甲减一样，亚临床型甲减的主要病因是慢性自身免疫性甲状腺炎。

在自身免疫性甲减中有两点值得一提：①暂时出现的TSH受体阻滞性抗体；②妊娠中或分娩后出现的甲状腺炎。二者都可以引起暂时性亚临床型甲减。其次是甲状腺部分切除术后、接受放射性碘治疗的弥漫性甲状腺肿伴甲状腺功能亢进症、Graves病患者、头颈部外照射和药物，如胺碘酮、碘、锂、干扰素、他莫昔芬、血清素再摄取抑制药、抗抑郁药、甲氧氯普胺和吩噻嗪类。

（四）实验室检查

1. T_3、T_4及TSH

原发性甲减中T_3、T_4下降，TSH升高，而继发性甲减中T_3、T_4及TSH均下降。T_3对甲减的诊断意义不及T_4；TSH不仅能区分原发性和继发性甲减，而且能发现亚临床型甲减，所以是三者中最有用的指标。由于TT_3和TT_4可受甲状腺激素结合球蛋白（TBG）的影响，故FT_3和FT_4较之更为可靠。

新生儿期：低于60μg/L即为降低；TT_3浓度的正常范围为20～800μg/L，轻症者可为正常。TSH：正常为<10 mU/L，患儿出生后可升高，24 h后急剧下降，常>20 mU/L。10～20 mU/L为甲状腺储备功能降低。

2. 甲状腺摄^{131}I率

一般明显低于正常，曲线低平，24 h<10%或更低，而尿^{131}I排泄增多。

新生儿：24 h摄碘率低于10%提示甲状腺发育不良，低于2%为先天性无甲状腺。确诊甲减后可先治疗，必要时数年后可再行此检查。

3. TSH兴奋试验

原发性甲减患者在TSH注射后其甲状腺素^{131}I率无升高，而继发性甲减则升高。

4. TRH兴奋试验

如TSH原为低值，促甲状腺激素释放激素（TRH）刺激后升高，并呈延迟反应，提示病变在下丘脑；如TRH刺激后TSH无反应，提示为垂体病变；如TSH原已升高，TRH刺激后引起更高且持续的反应，提示为甲状腺病变。

5. 甲状腺抗体测定

血液中甲状腺抗体（TGAb、TFOAb、TMAb）升高，提示病因与自身免疫有关。

6. 甲状腺细针穿刺

有助于病因诊断。

7. 血胆固醇

测定增高，往往超过7.8 mmol/L。

8. 器械检查

（1）X线检查骨龄落后，化骨核少而且小，并呈点状骨骺（钙化不全），新生儿膝部摄片示股骨远端、胫骨近端化骨核缺如。颅骨片示颅缝宽，蝶鞍增大。

（2）ECG示窦性心动过缓、低电压等表现。

（3）甲状腺扫描及B超示甲状腺发育不良、异位或缺如。

（4）心脏超声可示心脏增大。

（5）跟腱反射电测定显示时限延长。

9. 早期诊断的有关检查

（1）产前诊断：抽取羊水测TSH、γ-T_3，同时采母血测TSH，如羊水TSH升高，γ-T_3降低，而母体TSH正常即可确诊。

（2）新生儿筛选：测定出生后30 min脐血TSH或2~5 d足跟血T_4及TSH，可用滤纸干血滴标本。若为阳性，再采静脉血测定T_4及TSH。

（五）治疗

1. 呆小症

治疗开始的早晚与疗效密切相关，若在出生后1个月内治疗，几乎100%的患儿智力都可正常；出生后3个月治疗，可使90%的患儿智力正常。治疗过程中应持之以恒。饮食需富含热量、蛋白质、维生素及钙、磷等应充分给予。

（1）甲状腺激素制剂：目前国内最常见的仍为干甲状腺片。用法应从小剂量开始,初始剂量为决定用量的1/3,每隔2～3周增加1次。起始正常、在2个月以下的婴儿中为5～10 mg/d,2个月以上婴儿、6个月以上婴儿、3岁以上幼儿、7岁以上、14岁以上儿童各依次加倍,以后逐渐增量,至TSH正常、正常或略高,患儿食欲改善、腹胀减轻、便秘好转、智力接近正常后予维持剂量,长期服用,一般为初始剂量的2倍左右。谨防出现过量,否则消耗过多也会影响发育。

（2）LT_4：较之于甲状腺片更适用于呆小症的治疗。初始剂量为10～15μg/（kg·d），至3～4周后达100μg/d，以后再行调整。如患者出现呕吐、腹泻、发热、多汗、脉速、烦躁不安,应适当减量。

2．幼年型甲状腺功能减退症

其亦应强调早期治疗,原则同呆小症和成人甲减。若采取及时、充分持续的治疗,可使智力、体格和性腺均得到较好发育,一般预后较好。

3．成年型甲状腺功能减退症

（1）甲状腺激素替代：为甲减必需且唯一有效的疗法,多需终身采用。目前临床上使用的主要有干甲状腺片、左甲状腺素（左旋T_4，又称LT_4）和三碘甲状原氨酸（T_3）。

（2）其他对症治疗：伴有贫血的患者,应给予铁剂、维生素B_{12}和叶酸；继发性甲减患者,为防止发生肾上腺皮质危象,应给予一定量的激素；伴心力衰竭的患者,可用洋地黄,但剂量亦应减少；需谨慎使用麻醉剂、镇痛剂、胰岛素。

（3）黏液性水肿昏迷：一旦疑似诊断,即应采取强有力的综合性治疗,可无须等待甲状腺功能检查报告；但在无确切依据时不应盲目治疗。最初48 h是治疗关键,治疗包括甲状腺激素替代治疗及一般对症处理。治疗同时应严密观察病情变化及中毒症状的有无。危象解除后应告知患者终身服用甲状腺激素替代治疗。

（4）亚临床甲减：对于亚临床型甲减应在出现下列情况时才进行替代治疗。

1）有轻微甲减症状,如怕冷、乏力并无其他原因解释,替代治疗能消除症状者。

2）有高脂血症,替代治疗能纠正高脂血症者。

3）具有发展成明显甲减的危险因素者,即老龄、存在甲状腺自身抗体。如果TSH介于5～10 mU/L,可暂不予治疗,每年检测TSH。

（六）观察要点

（1）观察患者治疗后胸闷、乏力、畏寒、黏液性水肿等症状是否缓解,监测甲状腺功能、血常规、肝功能等,以了解病情控制与否,评估治疗疗效。

（2）根据患者的临床症状、体征,结合相关的辅助检查诊断本病。随后,根据患者年龄、有无心包黏液、心功能情况等，决定甲状腺替代治疗的初始剂量，治疗者应每隔 2 ~ 3 周随访 1 次，以评估治疗疗效，并可依据治疗后的病情变化，适时调整治疗用药。

二、护理

1. 病情观察和症状护理

（1）监测生命体征变化：甲减患者由于甲状腺素分泌不足，往往存在低代谢综合征，患者表现为怕冷、低体温、行动迟缓、记忆力减退、注意力不集中、易疲乏等。要注意观察患者有无颤抖、发冷、皮肤苍白等低体温现象，以及心律不齐、心动过缓。同时要注意调节室温，适当保暖，以免患者着凉。若患者体温 < 35 ℃，应考虑黏液性水肿昏迷，及时报告医师。

（2）观察神志和精神状态：甲减患者常存在表情淡漠、反应迟钝、言语缓慢、音调嘶哑等黏液性水肿症状，所以要注意监测患者身体与精神、智力的变化，及时发现有无精神异常，如痴呆、幻想、木僵、昏睡等，如有及时报告医师，及时干预，确保患者安全。

（3）注意皮肤护理：甲减患者存在面颊及眼睑水肿，皮肤萎黄、粗糙、少光泽、毛发干燥、稀疏、脆、易脱落等症状。每日用温水擦洗皮肤并涂以润肤油，防止皮肤干裂。观察患者皮肤有无发红、起水疱或破损等，避免造成压力性损伤。避免使用肥皂，洗完后用刺激性小的润肤油涂擦。

（4）观察活动能力：甲减患者常感到疲乏无力，体检时可见肌肉萎缩、反射弛缓期延长，有的甚至出现关节腔和胸膜腔、腹膜腔、心包腔积液及心脏扩大、血压升高、动脉粥样硬化及冠心病等，影响患者的活动能力。要指导和鼓励患者适当活动，对于活动能力和反应能力低下者，应注意保护，保证其活动范围内无障碍物，地面清洁、干燥，以防发生意外。

（5）观察进食和营养状况：甲减患者由于肠蠕动减慢，患者常存在腹胀、便秘、畏食等，因此要注意指导患者进食高蛋白、高糖、富含维生素、低脂饮食，食品烹饪时要注意清淡易消化，少食多餐以免加重肠道负担，准备饮食时还要考虑患者的喜好。多食蔬菜、水果以增加膳食纤维摄入，每日摄入 2 000 ~ 3 000 mL 水分，教会患者腹部按摩方法，必要时给予缓泻剂、清洁灌肠以保持其排便通畅。同时教育患者每日定时排便，养成规律排便的习惯。注意观察患者排便次数、性质、量的改变，观察有无腹胀、腹痛等麻痹性肠梗阻表现。

2. 药物护理

（1）用药前后分别测脉搏，观察有无心悸、腹痛、心律失常、出汗、烦躁不安等药物过量的症状。

（2）观察患者的体重和水肿情况。

（3）甲状腺制剂需长期或终身服用，不能随意间断。

3. 心理护理

多与患者交谈，让患者倾诉自己的想法，鼓励患者家属及亲友探视患者，与患者多沟通，理解其行为，提供心理支持。鼓励患者多参与社交活动，结交朋友。

4. 健康教育

（1）地方性甲减多与摄入碘不足有关，要指导患者食用碘化盐；药物引起者应注意及时调整剂量。

（2）适当体育锻炼，提高机体抵抗力。

（3）注意个人卫生，避免皮肤破损、感染和创伤。

（4）冬季注意保暖。

（5）解释终身服药的必要性，向患者说明按时服药，不可随意停药或变更剂量，解释其严重后果。指导患者定时到医院复查。

（6）指导及安排患者出院后的活动计划。鼓励家属多关心，给予支持。

（曾文娇）

第四节　单纯性甲状腺肿

一、概述

（一）定义

单纯性甲状腺肿是由于甲状腺非炎性原因阻碍甲状腺激素的合成而引起的非肿瘤性代偿性甲状腺增生肿大，一般无明显功能异常。本病分为地方性和散发性两种，前者多由缺碘所致，多见于内陆、高原和山区，我国西南、西北、华北等地区均有分布；后者多由甲状腺激素合成障碍或致甲状腺肿物质所致，散发于全国各地。由于开展了全国范围地方性甲状腺肿的普查和防治，本病发病率有显著下降。

（二）病因和发病机制

单纯性甲状腺肿有时有明确的甲状腺激素合成减少的原因可查，如碘摄入不足、摄入致甲状腺肿物质或激素生物合成过程中有缺陷，但多数单纯性甲状腺肿的原因不清。尽管发病的原因不同，但致甲状腺肿的发病机制是共同的：当一种或数种因素影响或损害甲状腺合成分泌能力时，导致垂体促甲状腺激素（TSH）分泌增多，致使甲状腺组织增生，腺体肿大。然而，单纯性甲状腺肿患者的血清TSH多正常，估计有其他发病机制参与。

（三）临床表现

甲状腺肿可分为三度：外观无肿大，但是能触及者为Ⅰ度；既能看到又能触及，但是肿大未超过胸锁乳突肌者为Ⅱ度；肿大超过胸锁乳突肌外缘者为Ⅲ度。

1. 地方性甲状腺肿

地方性甲状腺肿多发生在离海较远、地势较高的缺碘山区，任何年龄均可发病。早期甲状腺呈弥漫性肿大，表面光滑，质地柔软，无压痛，与周围组织无粘连。随病程进展可形成结节，为多发性，大小不等，软硬不一，称结节性甲状腺肿。如腺体增大显著可出现压迫症状，出现咳嗽、气促、吞咽困难或声音嘶哑等；胸骨后甲状腺肿可使头部、颈部和上腔静脉回流受阻。

2. 散发性甲状腺肿

散发性甲状腺肿发生在非缺碘地区，也可发生在高碘的沿海地区，女性多见，常在青春期、妊娠期、哺乳期及绝经期发病或使病情加重。其临床表现与地方性甲状腺肿相类似，但巨大甲状腺肿少见。

（四）实验室检查

1. 地方性甲状腺肿

（1）地方性甲状腺肿患者在补碘前，其尿碘一般低于100μg/L。尿碘偏低，甲状腺吸碘率增高，呈"碘饥饿"曲线。

（2）血TSH多正常，严重者可有不同程度的增高，血T_3、T_4浓度多属正常范围。严重患者T_4低于正常，T_3稍高，患者无临床甲减症状。

（3）含碘丰富的地区，T_3、T_4比值约为15∶1，而缺碘地区T_3、T_4比值为（29~34）∶1。经治疗后，比值下降。

（4）甲状腺结合球蛋白的能力增加。

2. 散发性甲状腺肿

（1）血清T_4和T_3水平正常，部分患者T_4值轻度下降，但T_3、T_4比值常增高。弥漫性甲状腺肿患者血清TSH和促甲状腺激素释放激素（TRH）兴奋试验正常，甲状腺素抑制试验阳性。病程较长的单纯性多结节性甲状腺肿患者，其功能自主性的倾向可再现为基础 TSH 水平降低或 TRH 兴奋试验时 TSH 反应减弱或缺乏。部分患者甲状腺素抑制试验可不受抑制。

（2）大多数患者的血清甲状腺球蛋白浓度增加。抗甲状腺球蛋白抗体和抗微粒体抗体阴性。

（3）放射性碘摄取率一般正常，但部分患者由于轻度碘缺乏或甲状腺激素生物合成缺陷，甲状腺摄碘增加。

（4）甲状腺放射性核素显像可见甲状腺弥漫性肿大，分布均匀；如为结节性甲状腺肿，放射性分布不均。结节性囊性变者多示冷结节，功能自主性结节示热结节。

（五）治疗

1. 一般治疗

青春期甲状腺肿可自行消退，成人每日需碘量为 1～3μg，故应多食海产品或含碘丰富的食物。

2. 替代治疗

甲状腺片可以补充内源性甲状腺激素的不足，抑制 TSH 的分泌，缓解甲状腺的增生与肥大，60～180 mg/d，疗程为 3～6 个月，以维持基础代谢率在正常范围，甲状腺摄 ^{131}I 率 24 h 约 10%，而以甲状腺缩小为准，调整剂量。

3. 补充碘剂

①地方性患者，碘化钾 10～15 mg，或复方碘溶液（卢戈碘）2～3 滴/d，服 1 个月后间隔 10 d 再服；碘糖丸，2～6 丸/d。②结节性患者，补碘量宜少，以防止诱发甲状腺功能亢进；多发结节者及中老年患者不主张补碘。

4. 其他

因药物或食物引起的应立即停用。

5. 手术治疗

①腺体过大；②有压迫症状，内科治疗无效；③腺体内有结节，疑有癌肿、甲状腺功能亢进者均应手术治疗，术后宜长期服用甲状腺片，以防止甲状腺肿大和术后甲减。

（六）观察要点

（1）观察治疗前后患者症状的变化，甲状腺肿是否缩小，原有压迫症状是否改善；注意上述的辅助检查，以了解患者甲状腺功能的变化。

（2）确诊本病的，如为生理性肿大，则可不予药物，鼓励患者进食含碘丰富的食物即可，缺碘性甲状腺肿流行地区可给予碘化食盐，注意患者症状的变化。如需用药物治疗，可从小剂量开始，逐渐增加剂量，同时根据患者症状，尤其是甲状腺的大小评估治疗疗效，决定继续治疗或停药观察；对有手术指征的可行手术治疗。治疗后甲状腺肿明显缩小或消失、局部症状明显缓解、甲状腺功能正常，可认为治愈。

二、护理

1. 心理护理

（1）尊重和关心患者，鼓励患者表达心理感受，接受患者交谈中所呈现的焦虑和失落，使患者在表达感受的同时获得情感上的支持。

（2）确定患者对自身改变的了解程度及这些改变对其生活方式的影响，进行相关知识宣教，鼓励患者正确对待。

（3）动员患者的社会支持系统，说服患者的亲戚朋友体谅和关心患者，不要过多关注患者甲状腺肿大部位，鼓励患者与周边人交往沟通，鼓励患者参加正常的社会交往活动。

（4）指导患者改善身体外观，如衣着合体和恰当的修饰等。

2. 相关治疗的配合和护理

单纯性甲状腺肿治疗的目的：①减轻局部压迫症状；②防止甲状腺肿加重；③美容，其治疗方案主要取决于病因。甲状腺轻度肿大且无局部压迫症状者，可定期门诊随访。

（1）补碘治疗的护理：①指导患者摄入碘盐和含碘丰富的食物，如海带、紫菜等；②服用碘剂时用吸管，用凉开水冲服，避免水温过高；③碘剂要避光保存。

（2）口服甲状腺素制剂：常用药有左甲状腺素钠和甲状腺片。①坚持服用可使甲状腺肿明显缩小或消失，但停药后可复发，故应长期使用；②老年人强调从小剂量开始，逐渐增加到最佳剂量，以免心脏负荷加重；③注意服用时间和剂量准确。

（3）甲状腺手术治疗的护理：单纯性甲状腺肿手术不作为首选治疗手段。

1）术前护理：①协助完善术前检查；②指导患者体位训练；③心理护理减轻焦虑。

2）术后护理：①体位，半卧位或头高卧位；②饮食，清淡易消化饮食；③观察并发症，局部出血、神经损伤等；④复查甲状腺功能，术后甲低的发生主要与甲状腺切除程度有关。术后可给予甲状腺激素治疗，防止甲状腺肿复发。

3. 健康教育

（1）疾病相关知识宣教：向患者讲解碘与本病的关系，强调使用加碘盐的重要性，特别是妊娠、哺乳、青春期发育者，应多进食含碘丰富的食品以满足机体的需要，并告知患者生理性甲状腺肿大属于暂时的生理现象，一般不需特殊治疗，常在成人或妊娠、哺乳期后自行缩小。

（2）用药指导：嘱患者按医嘱服药，使用甲状腺制剂时应坚持长期服药，以免停药后复发。使患者学会观察药物疗效及不良反应，如出现心动过速、呼吸急促、食欲亢进、怕热多汗、腹泻等甲状腺功能亢进症表现时，应及时就诊。提醒患者避免服用硫氰酸盐、保泰松、碳酸锂等阻碍甲状腺激素合成的药物。

（3）饮食指导：指导患者适量进食含碘丰富的食物，如海带、紫菜等海产类食品，并食用碘盐，以预防缺碘所致地方性甲状腺肿；避免摄入大量甘蓝、花生、菠菜、萝卜等。

（曾文娇）

第五节　甲状腺炎

一、概述

（一）定义

甲状腺炎为临床常见的内分泌疾病，种类较多，比较复杂。Pearce EN 将其分为两种类型。一类与患者自身免疫相关，包括：①慢性淋巴细胞性甲状腺炎；②产后甲状腺炎；③散发性甲状腺炎。另一类与感染因素有关，包括：①亚急性甲状腺炎；②化脓性甲状腺炎；③药物性甲状腺炎；④Riedel 甲状腺炎（纤维性甲状腺炎）等。本节重点介绍临床上最常见的亚急性甲状腺炎和慢性淋巴细胞性甲状腺炎。

（1）亚急性甲状腺炎：又称 Quervain 甲状腺炎、肉芽肿性甲状腺炎、巨细胞性甲状腺炎，临床上较常见，多见于 20~50 岁的女性，男女之比为 1∶（3~4）。

（2）慢性淋巴细胞性甲状腺炎：是自身免疫性甲状腺炎最常见的一种病变。目前分为两种临床类型：甲状腺肿大的桥本甲状腺炎和甲状腺萎缩的萎缩性甲状腺炎，二者有相同的甲状腺自身抗体和变化的甲状腺功能，而部分萎缩性甲状腺炎伴有阻滞性的促甲状腺激素（TSH）受体，后者可能为前者的终末期。其中桥

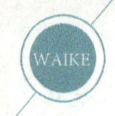

本甲状腺炎临床上较为常见,人群中的发病率为3%～4%,患者中女性多于男性,30～50岁的女性,发病率增加了3倍。发病有家族聚集性,与HLA-B8有关。甲状腺过氧化物酶抗体(TPOAb)与甲状腺球蛋白抗体(TGAb)阳性说明该病的自身免疫特点。TSH受体抗体亦可阳性,这种情况可导致甲状腺功能亢进与Hashimoto同时存在,称为桥本甲状腺功能亢进。

(二)临床表现

1. 亚急性甲状腺炎

(1)症状:起病急剧,多在病毒感染后1～3周发病。起病形式及严重性不一。发病前数天或数周有上呼吸道感染症状和体征,如畏寒、发热、乏力和食欲减退、肌肉疼痛、咽痛等。特征性表现为甲状腺部位疼痛或压痛,常放射到耳、咽喉、下颌角、颏、枕、胸背部,伸颈、吞咽都会引起疼痛,极少数可以无疼痛;可出现一过性心悸、神经过敏等甲状腺毒症症状。炎症可先累及一侧后扩大或转移到另一侧,疼痛可较剧烈,少数仅有触痛。

(2)体征:体格检查可发现甲状腺肿大:轻至中度,质地较硬,常出现结节,有明显压痛,可位于一侧,经过一段时间可消失,以后又在另一侧出现。大多数持续数周,可自行缓解,但可复发。甲状腺功能:早期约50%患者出现一过性甲状腺功能亢进表现,历时2～6周;约25%患者后期有一过性甲状腺功能减退,症状较轻,发生永久性甲状腺功能减退者很少见。

2. 慢性淋巴细胞性甲状腺炎

(1)病程缓慢,甲状腺肿大最为常见,75%的患者可表现为甲状腺肿大,25%的患者表现为甲状腺纤维化,5%的患者可发生甲减,可为自限性,也可长期存在,很少一部分表现为桥本甲状腺功能亢进。

(2)桥本甲状腺炎可与其他自身免疫疾病伴行,如同时存在恶性贫血、系统性红斑狼疮、类风湿性关节炎、Sjogren-Larsson综合征等。有些患者可同时患有其他内分泌疾病,如Addsion病、甲状旁腺功能减退症、糖尿病等。

(3)体格检查可触及对称、无痛性肿大的甲状腺,质地坚硬似橡皮样,有韧性,表面不规则,在甲状腺肿大到一定程度后,可能出现压迫症状,影响吞咽。有时也仅触及一个坚硬的结节,或一个叶比较坚硬。

(三)辅助检查

1. 亚急性甲状腺炎

早期红细胞沉降率明显增高,甲状腺摄碘(^{131}I)率明显降低,C-反应蛋白浓度明显增高，白细胞计数正常或升高。血清甲状腺激素 T_3、T_4 增高，T_4 与 T_3 比值小于 20，反映了甲状腺内存激素比例。

TSH 降低，而甲状腺摄碘率下降至 5%～10%，所谓"分离现象"。这是由于甲状腺滤泡细胞破坏，原储存的 T_3、T_4 漏入血液循环，使得血中 T_3、T_4 水平增高，反馈抑制垂体分泌 TSH，故甲状腺摄 ^{131}I 功能降低。以后，甲状腺腺泡内激素量减少，血清 T_3、T_4 降低，TSH 增高，随着疾病的好转，甲状腺摄 ^{131}I 率与血清 T_3、T_4 等均可恢复正常。这一特征对诊断本病具有重要意义。抗甲状腺过氧化物酶抗体、抗甲状腺球蛋白抗体通常阴性或轻度升高。超声波在其早期时，常能显现出与压痛部位一致的低回声病灶。细针穿刺的细胞涂片可见巨核细胞和其他炎性细胞。

2．慢性淋巴细胞性甲状腺炎

（1）甲状腺摄碘率：正常、降低或增高，取决于残存甲状腺功能。

（2）甲状腺激素水平：可正常或降低。

（3）甲状腺自身抗体：TGAb、TPOAb 呈高滴度升高，但久病则无明显升高。

（4）甲状腺扫描：甲状腺内放射性物质分布不均匀。

（5）甲状腺针吸细胞学检查：可发现大量淋巴细胞。

（四）治疗

1．亚急性甲状腺炎

本病为自限性，治疗以缓解症状为主。轻症使用阿司匹林等非甾体类药物足以控制症状。阿司匹林 0.5～1 g，2～3 次 /d 口服，疗程一般 2 周左右。较重症可使用糖皮质激素，如泼尼松 20～40 mg/d，分次口服，以缓解症状，但激素并不能缩短其病程，因此症状一好转，即可减量维持（10～20 mg/d，4～6 周），直至 24 h 摄碘率恢复正常。过早停药症状可能复发，但重复用药仍可有效。受体阻滞剂可控制甲状腺功能亢进症状，甲状腺激素替代治疗用于甲状腺功能减退者可消除甲状腺肿大和减轻甲状腺包膜的张力，剂量可根据血 T_3、T_4、TSH 调整。

2．慢性淋巴细胞性甲状腺炎

（1）明确甲减者，当 TSH 增加、T_4 降低时应用甲状腺激素替代治疗。从小剂量起始，逐渐加大剂量至甲状腺片剂量为 80～160 mg/d，可应用左甲状腺素（L-T_4）100～200 μg/d 分次口服。

（2）某些患者仅有 TSH 轻度升高、轻度降低，而无临床症状，这些患者仍可用甲状腺激素替代治疗，可防止甲状腺进一步肿大，以及临床甲减的出现。

（3）对某些患者，如甲状腺激素治疗不能减少甲状腺的肿大，不能控制压迫症状，需手术治疗。

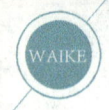

（4）对桥本甲状腺毒症患者，一般给予抗甲状腺药物治疗，不采取手术和放射碘治疗，以避免加速甲减的发生。

（5）如有压迫症状，经甲状腺制剂等药物治疗后甲状腺未缩小，或疑有甲状腺癌者，可考虑手术治疗，术后仍应继续补充甲状腺制剂。

（五）观察要点

观察患者生命体征，主要是体温变化和心率变化。体温过高时采取物理降温，并按照高热护理措施进行护理，并注意监测降温后的体温变化，嘱患者多饮用水或其喜爱的饮料。

二、护理

1. 生活护理

嘱患者尽量卧床休息，减少活动，评估患者疼痛的程度、性质，可为患者提供舒适的环境，使其放松，教会患者自我缓解疼痛的方法如分散注意力等，必要时可遵医嘱给予镇痛药缓解疼痛，注意观察用药后有无不良反应发生。

2. 饮食护理

嘱患者进食高热量、高蛋白质、富含维生素并易于消化的食物，指导患者多摄入含钙丰富的食物，防止治疗期间药物不良反应引起的骨质疏松，同时对于消瘦的患者应每天监测体重。

3. 心理护理

多与患者接触、沟通，了解患者心理状况，鼓励患者表达不良情绪，给予开导，缓解患者焦虑情绪。

4. 用药护理

（1）亚急性甲状腺炎：轻症病例用阿司匹林、吲哚美辛等非甾体抗感染药以控制症状。阿司匹林 0.5～1.0 g，每日 2～3 次，口服，疗程一般在 2 周左右。症状较重者，可给予泼尼松 20～40 mg/d，分次口服，症状可迅速缓解，体温下降，疼痛消失，甲状腺结节也很快缩小或消失。用药 1～2 周可逐渐减量，疗程一般为 1～2 个月，但停药后可复发，再次治疗仍有效。有甲状腺毒症者可给予普萘洛尔以控制症状。如甲状腺摄碘率已恢复正常，停药后一般不再复发。少数患者可出现一过性甲状腺功能减退，如症状明显，可适当补充甲状腺制剂。有明显感染者，应做有关治疗。

（2）慢性淋巴细胞性甲状腺炎：早期甲状腺肿大不显著或症状不明显者，不一定予以治疗，可随访观察。但若已有甲状腺功能减退，即使仅有血清 TSH 增高（提示甲状腺功能已有一定不足）而症状不明显者，均应予以甲状腺制剂治疗。一般采用干甲状腺片或 L–T$_4$，剂量视病情反应而定。宜从小剂量开始，干甲状腺片每天 20 mg，或 L–T$_4$ 每天 25～50μg，以后逐渐增加。维持剂量为干甲状腺片每天 60～180 mg，或 L–T$_4$ 每天 100～150μg，分次口服。部分患者用药后甲状腺可明显缩小。疗程视病情而定，有时需终身服用。

（3）伴有甲状腺功能亢进的患者，应予以抗甲状腺药物治疗，但剂量宜小，否则易出现甲状腺功能减退。一般不采用放射性碘或手术治疗，否则可出现严重黏液性水肿。

（4）糖皮质激素虽可使甲状腺缩小与抗甲状腺抗体效价降低，但具有一定不良反应，且停药后可复发，故一般不用。但如甲状腺迅速肿大或伴有疼痛、压迫症状者，可短期应用以较快缓解症状。每日泼尼松 30 mg，分次口服。以后逐渐递减，可用 1～2 个月。病情稳定后停药。

（5）如有明显压迫症状，经甲状腺制剂等药物治疗后甲状腺不缩小，或疑有甲状腺癌者，可考虑手术治疗，术后仍应继续补充甲状腺制剂。

（6）用药期间注意观察患者使用激素治疗后有无不良反应发生，注意患者的安全护理。

5．健康教育

（1）一般指导：合理休息，注意保暖，注意通风，防止上呼吸道感染。

（2）饮食指导：患者应进食高热量、高蛋白、富含糖类、B 族维生素饮食，禁食含碘高的食物。

（3）出院指导：肾上腺糖皮质激素治疗本病疗效明显，但减量过快、过急易出现症状反复，因此治疗中需注意规则减药或根据复查红细胞沉降率变化来指导用药，以避免复发和合并甲减，提高治愈率。帮助患者了解亚急性甲状腺炎反复和恢复的有关因素，保证休息，保持心情愉快，坚持用药，及时复查，同时注意药物的不良反应。

（曾文娇）

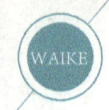

第六节 甲状旁腺功能减退症

一、概述

(一) 定义

甲状旁腺功能减退症简称甲旁减,是指甲状旁腺素 PTH 分泌过少低于 50% 和(或)效应不足而引起的一组临床综合征。其临床常见类型有特发性甲旁减、继发性甲旁减、低血镁性甲旁减,少见类型包括假性甲旁减等,临床特点是手足抽搐、癫痫发作、低钙血症和高磷血症。

(二) 临床表现

1. 症状

(1) 神经肌肉兴奋性增高:90% 以上患者存在手足抽搐(血清钙一般 2 mmol/L),典型表现为双侧拇指强烈内收,掌指关节屈曲,指骨间关节伸展,腕肘关节屈曲形成鹰爪样。10%~20% 患者呈现支气管哮喘、喉痉挛、胆绞痛、窒息等危象,儿童多见。

(2) 精神症状:有兴奋、焦虑、恐惧、欣快、忧郁、记忆力减退、妄想、幻觉和谵妄等,以及各种类型的癫痫发作,精神症状可能与脑基底的功能障碍有关。

(3) 外胚层组织营养变性及异常钙化综合征:皮肤干燥、脱屑、指甲与头发粗而脆,约 50% 患者眼内晶状体可发生白内障。发生在儿童期者,可见牙齿发育不良、釉质增生不良或恒齿不长出等。

此外,在特发性甲旁减中,可见贫血、白念珠菌感染等表现,尚可同时出现 Schmidt 综合征,以及甲状旁腺功能减退症伴肾上腺功能减退症和(或)糖尿病。

2. 体征

(1) Chvostek 征:以手指或叩诊锤叩击面神经,位置在耳前 2~3 cm 处,或颧弓的下方,可引起口轮匝肌、眼轮匝肌及鼻翼抽动为阳性,可有 1/3 假阳性。

(2) Trousseau 征:将血压计束带加压,压力维持在收缩压与舒张压之间 3 min,引起手臂抽搐为阳性,可有 4% 假阳性。

(三) 实验室检查

(1) 血钙:血清离子钙低于正常,血总钙受白蛋白影响,无条件测定离子钙时可用修正公式进行校正。

总钙（mg/dL）－白蛋白（g/dL）+4＝校正后血钙，有症状者血总钙一般为 1.88 mmol/L（7.5 mg/dL），血游离钙< 0.95 mmol/L（3.8 mg/dL）。

（2）血磷：多数患者增高，血清无机磷成人> 1.61 mmol/L 及儿童> 1.94 mmol/L，部分患者正常。

（3）血碱性磷酸酶：正常。

（4）血 PTH：多数低于正常，但也可正常。因低钙血症对甲状旁腺是一种强烈刺激，所以低钙血症时，如血 PTH 在正常范围，则仍属甲状旁腺功能减退。

（5）尿钙和磷：尿钙减少。因 PTH 不足，肾小管回吸收磷增加，磷廓清试验减低，故尿磷减少，尿 cAMP 减少。

（四）治疗

在甲状腺及甲状旁腺手术时，避免甲状旁腺损伤或切除过多，以预防继发性甲旁减的发生。针对本病目前主要采用维生素 D 与补充钙剂。其治疗目的：①控制症状；②减少甲旁减并发症的发生；③避免维生素 D 中毒，尽可能用较小剂量的维生素 D，使血清钙基本接近正常，血清磷下降，防止手足搐搦发作与异位钙化。

1. 急性低钙血症的治疗

搐搦发作时即刻静脉注射 10% 葡萄糖酸钙 10 mL，注射速度宜缓慢，每天酌情 1 ~ 3 次。必要时辅以镇静剂如苯巴比妥钠或苯妥英钠肌内注射。如属术后暂时性甲状旁腺功能减退症，则在数日至 1 ~ 2 周，腺体功能可望恢复，故仅需补充钙盐，不宜过早使用维生素 D（作用可达数月至 1 年），以免干扰血钙浓度，影响诊断。如 1 个月后血钙仍低，不断发生搐搦，应考虑为永久性甲状旁腺功能减退症，则需补充维生素 D，提高血钙，防止搐搦发作。

2. 间歇期处理

（1）钙剂：甲旁减患者每日需补充葡萄糖酸钙 6 ~ 12 g，或乳酸钙 4 ~ 8 g，分次口服。氯化钙容易吸收，但对胃有刺激作用。碳酸钙含钙量虽较多（约占 40%），但长期服用后可引起碱中毒，从而加重低钙血症，不宜多用。如以元素钙为标准，则每天需 1.0 ~ 1.5 g（葡萄糖酸钙按重量含钙9%，乳酸钙含钙13%）。孕妇、乳母酌加，小儿也需多些。血钙升高后，磷肾阈相应降低，尿磷排出增加，血磷随之下降，常不需降低血磷的药物。饮食中应适当限制含磷高的食物，如乳制品与肉类。

（2）维生素 D 及其衍生物：轻症甲旁减患者经补充钙与限制磷的治疗后，血清钙可基本保持正常，症状得到控制。较重患者则需加用维生素 D 制剂，较为常用的维生素 D 制剂为维生素 D_2，可从小剂量开始，每天口服 2 万单位（0.5 mg），以后逐渐增加，一般每天需 4 万 ~ 12 万单位（1 ~ 3 mg）。但在甲旁减患者中，由于 PTH 缺乏，肾使 25-（OH）-D_3 转变为 1，25-（OH）$_2$-D_3 的羟化酶活性低，如维生素 D_2 效果不佳，可给骨化三醇 1，25-（OH）$_2$-D_3，即活性维生素 D，初量口服为 0.5 μg/d，以后按需要逐渐调整，每次增加 0.25 μg/d，直至手足抽搐减轻、消失，每日剂量不超过 2.0 μg。阿法骨化醇［1α-（OH）$_2$-D_3］，在体内经肝 25 羟化变为活性维生素 D，初次口服 1 μg，以后按需要调整，每次增加 0.25 ~ 0.5 μg/d，不超过 4 μg/d；此外还有双氢速固醇（AT-10），初次口服 0.2 mg/d，以后按需要调整，最大剂量 1 mg/d。甲旁减时肾 1α 羟化作用减弱，外源性维生素 D 转变为活性维生素 D 的过程受到阻滞，故需要较大剂量，起效慢，在体内的清除亦慢，停药后作用消失需 2 周至 4 个月。羟化的活性维生素 D 疗效迅速且较稳定，口服较方便，停药后 3 ~ 6 d 作用即消失，但价格较贵。

维生素 D 与钙剂的剂量可相互调节。增加维生素 D 剂量可加速肠道钙吸收，钙剂可相应减少；增加钙剂也可增加肠道钙吸收，可相应减少维生素 D 的补充。甲旁减时，肾小管重吸收钙减少，肾小球滤出钙的排泄量增加，在血钙正常条件下（如 2.35 mmol/L，即 9.5 mg/dL）即出现明显的高尿钙，因而甲旁减用钙剂和维生素 D 治疗的目标为减轻、控制临床症状，而不是将血钙提到正常范围，宜将血清钙保持在 2.0 ~ 2.25 mmol/L。如此可防止手足搐搦发作，同时使尿钙不至过高，以避免尿路结石、肾钙质沉积、肾功能减退，并防止维生素 D 中毒。

（3）镁剂：少数患者经上述处理后，血钙虽已提高至正常，但仍有搐搦则应疑及可能伴有血镁过低症，应使用镁剂，如将 25% 硫酸镁 10 ~ 20 mL 加入 5% 葡萄糖盐水 500 mL 中静脉滴注，或用 10% 溶液肌内注射，剂量视血镁过低程度而定。低镁血症纠正后，低钙血症也可能随之好转。

（4）移植甲状旁腺组织：用胎儿的甲状旁腺或甲状旁腺腺瘤组织移植，适用于难治性病例。

（五）观察要点

（1）急性抽搐发作期治疗时，应观察患者补钙后症状是否缓解，如抽搐是否停止、呼吸是否通畅、生命体征是否稳定，以评估治疗效果；间歇期应定期监测血钙、血磷及 PTH 水平，以及时调整治疗用药，避免矫枉过正。

（2）根据患者的临床症状、体征，尤其是血钙、磷和 PTH 的测定结果可确诊本病。如为低钙抽搐的发作期，应立即抽血测血钙、血磷及 PTH 水平，以利明确诊断，并应给予紧急处理；治疗中注意观察治疗是否有效，以便调整治疗用药。如为发作间歇期，则予以药物替代治疗，定期监测血钙、血磷及 PTH 水平，避免不足或矫枉过正等。临床症状、体征基本消失，实验检查基本正常，能参加一般工作，可认为好转；病因明确者，病因去除或甲状旁腺移植术后，临床症状消失，实验室检查正常，工作能力恢复，可认为痊愈。

二、护理

1. 一般护理

告知患者所用药物名称、作用、剂量和服用方法；告知患者药物治疗的不良反应、激素过量或不足的表现，以及时就医调整剂量。指导患者了解所患疾病有关的实验室检查方法、过程和注意事项，指导患者按实验要求配合检查以确保实验结果的可靠性。

2. 饮食护理

给予患者清淡易消化饮食，注意各种营养的搭配。限制磷的摄入，给予无磷或低磷饮食。避免高磷食物，如粗粮、豆类、乳类、蛋黄、莴苣、乳酪等。注意食物的色、香、味。少量多餐，减少胃肠道反应。

3. 心理护理

（1）情感支持：应在患者亲属的理解和协助下，以尊重和关心的态度与患者多交谈，鼓励患者以各种方式表达形体改变所致的心理感受，确定患者对自身改变的了解程度及这些改变对其生活方式的影响，接受患者交谈中所呈现的焦虑和失落，使患者在表达感受的同时获得情感上的支持。

（2）提高适应能力：与患者一起讨论激素水平异常是导致形体改变的原因，经治疗后随激素水平恢复至正常或接近正常，形体改变可得到改善或复原，消除患者因形体改变而引起的失望与挫折感，以及焦虑与害怕的情绪，正确认识疾病所致的形体外观改变，提高对形体改变的认识和适应能力。

（3）指导患者改善身体外观的方法，如衣着合体和恰当的修饰等；鼓励患者参加正常的社会交往活动。

（4）对举止怪异、有人格改变的患者要加强观察，防止意外。

4. 骨病护理

患者有骨损害，尚无病理性骨折。护理时应注意防止骨折，告诫患者不能做剧烈运动，不能提重物、踢东西等；外出检查时坐轮椅，必要时应有陪护协助。四肢疼痛时可以给予镇痛药。要加强基础护理，满足患者的需求。

5. 血钙监测

完成各项常规检查，注意有无明显手术禁忌证。血钙平衡的监测：定期为患者采静脉血监测血钙的变化，对可能发生甲状旁腺危象和血钙＞14 mmol/L 的患者，可以静脉输入生理盐水或给予皮下注射降钙素或奥曲肽，以降低血钙。甲状旁腺切除术后血钙渐降，＜2 mmol/L 时会出现低钙表现，多为暂时性。常规表现为手足麻木，唇周麻木，严重者可出现四肢抽搐。有抽搐症状或血钙下降过快者，可以给予 10% 的葡萄糖酸钙溶液 10 mL 缓慢静脉推注。静脉推注后患者自觉全身麻木明显好转。患者出院后应定期门诊随诊，一般术后 2 周左右甲状旁腺功能开始恢复正常，补钙量逐渐减少。

6. 急性期护理

（1）患者发生手足搐搦时，医护人员不要惊慌，沉着冷静会带给患者安全感。

（2）加床栏，并在床旁保护；保持呼吸道通畅，防止抽搐时因分泌物引起窒息，必要时使用牙垫，防止舌咬伤。

（3）房间保持安静，避免刺激引起患者再次抽搐。各种操作应集中进行，避免不必要的刺激。

（4）遵医嘱给予钙制剂和镇静药，并观察用药反应。防止发生药物不良反应。

（5）密切观察病情变化，防止并发症的发生。

7. 间歇期的护理

（1）病室保持清洁，注意皮肤、口腔的护理，保持头发的清洁，减少脱发。

（2）告知患者所用药物名称、作用、剂量和服用方法，指导患者知道药物治疗的不良反应。

（3）轻症的甲旁减患者经补钙、限磷后，血清钙可以基本正常，症状得到控制；较重者要加用维生素 D 制剂，从小剂量开始，逐渐增加，以后逐渐调停，直至手足搐搦症状减轻，要告诉患者不要轻易地增减量，要按照医嘱服药。

（4）伴有低镁患者，应立即补充镁剂，纠正低镁血症后低钙血症随即纠正，在使用过程中应密切观察患者的生命体征。

8. 术后饮食护理

要进高钙低磷食品，如蔬菜、水果、牛奶、豆制品等，并补充适量维生素 D，适当晒太阳，以帮助钙吸收。

9. 健康教育

（1）让患者正确认识疾病，坚持遵医嘱服药，不要随意地增减量。如有不适，应尽快就诊。服药期间监测电解质，防止发生电解质紊乱。

（2）告知患者应适当地调节自己的不良情绪，积极向上的心态有助于疾病的康复。

（3）告知患者的家属要给予患者心理上的支持，并学会观察用药过程中出现的不良反应，及时就诊。

（戴晓萍）

第三章 胃及十二指肠疾病的护理

第一节 胃食管反流病

一、概述

胃食管反流病（GERD）是一种因胃和（或）十二指肠内容物反流入食管引起胃灼热、反流、胸痛等症状和（或）组织损害的综合征，包括食管综合征和食管外综合征。食管综合征有典型反流综合征、反流胸痛综合征及伴食管黏膜损伤的综合征，如反流性食管炎（RE）、反流性狭窄、Barrett食管及食管腺癌。食管外综合征有反流性咳嗽综合征、反流性喉炎综合征、反流性哮喘综合征及反流性蛀牙综合征，还可能有咽炎、鼻窦炎、特发性肺纤维化及复发性中耳炎。

根据内镜下表现的不同，GERD可分为非糜烂性反流病（NERD）、糜烂性食管炎（EE）及Barrett食管（BE），我国60%~70%的GERD表现为NERD。

（一）病因和发病机制

与GERD发生有关的机制，包括抗反流防御机制的削弱、食管黏膜屏障的完整性破坏及胃十二指肠内容物反流对食管黏膜的刺激等。

1. 抗反流防御机制的削弱

抗反流防御机制的削弱是GERD的发病基础，包括下食管括约肌（LES）功能失调、食管廓清功能下降、食管组织抵抗力损伤、胃排空延迟等。

（1）LES功能失调：在GERD发病中起重要作用，其中LES压力降低、一过性下食管括约肌松弛（TLESR）及裂孔疝是引起GERD的三个重要因素。

LES正常长3~4 cm，维持10~30 mmHg的静息压，是重要的抗反流屏障。

当LES压力＜6 mmHg时，即易出现胃食管反流。即使LES压力正常，也不一定就没有胃食管反流。近来的研究表明，TLESR在GERD的发病中有重要作用。TLESR系指非吞咽情况下LES发生自发性松弛，可持续8～10 s，长于吞咽时LES松弛，并常伴胃食管反流。TLESR是正常人生理性胃食管反流的主要原因，目前认为TLESR是小儿胃食管反流的最主要因素，胃扩张（餐后、胃排空异常、空气吞入）是引发TLESR的主要刺激因素。裂孔疝破坏了正常抗反流机制的解剖和生理，使LES压力降低并缩短了LES长度，削弱了膈肌的作用，并使食管蠕动减弱，故食管裂孔疝是胃食管反流重要的病理、生理因素。

（2）食管、胃功能下降

1）食管：健康人食管借助正常蠕动可有效清除反流入食管的胃内容物。GERD患者由于食管原发和继发蠕动减弱，无效食管运动发生率高，有如硬皮病样食管，致食管廓清功能障碍，不能有效廓清反流入食管的胃内容物。

2）胃：胃轻瘫或胃排空功能减弱、胃内容物大量潴留、胃内压增加，导致胃食管反流。

2. 食管黏膜屏障的完整性破坏

食管黏膜屏障是食管黏膜上皮抵抗反流物对其损伤的重要结构，包括食管上皮前（黏液层、静水层和黏膜表面HCO_3^-所构成的物理化学屏障）、上皮（紧密排列的多层鳞状上皮及上皮内所含负离子蛋白和HCO_3^-可阻挡和中和H^+）及上皮后（黏膜下毛细血管提供HCO_3^-中和H^+）屏障。当屏障功能受损时，即使是正常反流，亦可致食管炎。

3. 胃十二指肠内容物反流对食管黏膜的刺激

胃食管反流时，含胃酸、胃蛋白酶的胃内容物，甚至十二指肠内容物反流入食管，引起胃灼热、反流、胸痛等症状，甚至导致食管黏膜损伤。难治性GERD常伴有严重的胃食管反流。Vaezi等发现，混合反流可导致较单纯反流更为严重的黏膜损伤，两者可能存在协同作用。

（二）流行病学

GERD是一种常见病，在世界各地的发病率不同，欧美发病率为10%～20%，在南美约为10%，亚洲发病率约为6%。无论在西方还是在亚洲，GERD的发病率均呈上升趋势。

（三）病理

RE的病理改变主要有食管鳞状上皮增生，黏膜固有层乳头向表面延伸，浅层毛细血管扩张、充血和（或）出血，上皮层内中性粒细胞和淋巴细胞浸润，严重者可有黏膜糜烂或溃疡形成。慢性病变可有肉芽组织形成、纤维化以及 Barrett 食管改变。

（四）临床表现

1. 食管表现

（1）胃灼热：是指胸骨后的烧灼样感觉，胃灼热是 GERD 最常见的症状。胃灼热的严重程度不一定与病变的轻重程度一致。

（2）反流：是指胃内容物反流入口中或下咽部的感觉，此症状多在胃灼热、胸痛之前发生。

（3）胸痛：作为 GERD 的常见症状，日渐受到临床的重视；可酷似心绞痛，对此有时单从临床很难作出鉴别。胸痛的程度与食管炎的轻重程度无平行关系。

（4）吞咽困难：是指患者能感觉到食物从口腔到胃的过程发生障碍，吞咽困难可能与咽喉部的发胀感同时存在。引起吞咽困难的原因很多，包括与反流有关的食管痉挛、食管运动功能障碍、食管瘢痕狭窄及食管癌等。

（5）上腹痛：也可以是 GERD 的主要症状。

2. 食管外表现

（1）咽喉部表现：如慢性喉炎、慢性声嘶、发音困难、声带肉芽肿、咽喉痛、流涎过多、癔球症、颈部疼痛、牙周炎等。

（2）肺部表现：如支气管炎、慢性咳嗽、慢性哮喘、吸入性肺炎、支气管扩张、肺脓肿、肺不张、咯血及肺纤维化等。

（五）诊断

1. 上消化道内镜

对 GERD 患者，内镜检查可确定是否有 RE 及病变的形态、范围与程度；同时可取活体组织进行病理学检查，明确有无 BE、食管腺癌；还可进行有关的治疗。但内镜检查不能观察反流本身，内镜下的食管炎也不一定都由反流引起。

2. 其他检查

（1）24 h 食管 pH 监测：是最好的定量监测胃食管反流的方法，已作为 GERD 诊断的金标准。最常使用的指标是 pH < 4 的总时间百分率 < 4%。该方法有助于判断反流的有无及其和症状的关系，以及疗效不佳的原因。其敏感性与特异性分别为 79% ~ 90% 和 86% ~ 100%。该检查前 3 ~ 5 d，停用改变食管压力的药物（胃肠动力剂、抗胆碱能药物、钙通道阻断剂、硝酸盐类药物、肌肉松弛剂等）、抑制

胃酸的药物。

近年来，无绳食管 pH 胶囊（bravo 胶囊）的应用，使食管 pH 监测更为方便，易于接受，且可行食管多部位（远端、近端及下咽部等）及更长时间（48～72 h）的监测。

（2）食管测压：可记录 LES 压力、显示频繁的 TLESR 和评价食管体部的功能。单纯用食管压力来诊断胃食管反流并不十分准确，其敏感性约 58%，特异性约 84%。因此，并非所有的 GERD 患者均需做食管压力测定，仅用于不典型的胸痛患者或内科治疗失败，考虑用外科手术抗反流者。

（3）食管阻抗监测：通过监测食管腔内阻抗值的变化来确定是液体或气体反流。目前食管腔内阻抗导管均带有 pH 监测通道，可根据 pH 和阻抗变化进一步区分酸反流（pH＜4）、弱酸反流（pH 在 4～7）以及弱碱反流（pH＞7），用于 GERD 的诊断，尤其有助于对非酸反流为主的 NERD 患者的诊断、抗反流手术前和术后的评估、难治性 GERD 病因的寻找、不典型反流症状的 GERD 患者的诊断以及确诊功能性胃灼热患者。

（4）食管胆汁反流测定：用胆汁监测仪（bilitec 2000）测定食管内胆红素含量，从而了解有无十二指肠胃食管反流。现有的 24 h 胆汁监测仪可得到胆汁反流次数、长时间反流次数、最长反流时间和吸收值≥0.14 的总时间及其百分比，从而对胃食管反流作出正确的评价。因采用比色法检测，必须限制饮食中的有色物质。

（5）上胃肠道 X 线钡餐：对观察有无反流及食管炎均有一定的帮助，还有助于排除其他疾病和发现有无解剖异常，如膈疝。有时，上胃肠道钡餐检查还可发现内镜检查没有发现的、轻的食管狭窄，但钡餐检查的阳性率不高。

（6）胃－食管放射性核素闪烁显像：此为服用含放射性核素流食后，以 γ 照相机检测放射活性反流的技术。本技术有 90% 的高敏感性，但特异性低，仅为 36%。

（7）GERD 诊断问卷：让疑似 GERD 患者回顾过去 4 周的症状以及症状发作的频率，并将症状由轻到重分为 0～5 级，评估症状程度，总分超过 12 分即可诊断为 GERD。

（8）质子泵抑制剂（PPI）试验：对疑似 GERD 的患者，可服用标准剂量 PPI，每天 2 次，用药时间为 1～2 周。患者服药后 3～7 d，若症状消失或显著好转，本病诊断可成立。其敏感性和特异性均可达 60% 以上。但本试验不能鉴别恶性疾病，且可因用 PPI 而掩盖内镜所见。

（9）超声诊断：直观性好，诊断敏感性强，并且对患者的损伤性小。B 超诊断 GER 标准为至少在两次不同时间内观察到反流物充满食管下段和胃与食管间液体来回移动，可诊断为 GER。

（六）治疗

胃食管反流病的治疗目标为充分缓解症状、治愈食管炎、维持症状和胃镜检查的缓解、治疗或预防并发症。

1. GERD 的非药物治疗

非药物治疗指生活方式的指导，避免一切引起胃食管反流的因素等。如要求患者饮食不宜过饱，忌烟、酒、咖啡、巧克力、酸食和过多脂肪，避免餐后立即平卧。对于仰卧位反流，抬高床头 10 cm 就可减轻症状；对于立位反流，有时只要患者穿宽松衣服，避免牵拉、上举或弯腰就可减轻。超重者在减肥后，症状会有所改善。某些药物能降低 LES 的压力，导致反流或使其加重，如抗胆碱能药物、钙通道阻断剂、硝酸盐类药物、肌肉松弛剂等，对 GERD 患者尽量避免使用这些药物。

2. GERD 的药物治疗

（1）抑酸药：是治疗 GERD 的主要药物，主要包括 PPI 和 H_2 受体阻滞剂（H_2RA），PPI 症状缓解最快，对食管炎的治愈率最高。虽然 H_2RA 疗效低于 PPI，但在一些病情不是很严重的 GERD 患者中，采用 H_2RA 仍是有效的。

（2）促动力药：可用于经过选择的患者，特别是作为酸抑制治疗的一种辅助药物。对大多数 GERD 患者，目前应用的促动力药不是理想的单一治疗药物。

1）多巴胺受体阻滞剂：此类药物能促进食管、胃的排空，增加 LES 的张力。此类药物包括甲氧氯普胺和多潘立酮，常用剂量为 10 mg，每天 3～4 次，睡前和餐前服用。前者如剂量过大或长期服用，可导致锥体外系神经症状，故老年患者慎用；后者长期服用亦可致高催乳素血症，产生乳腺增生、泌乳和闭经等不良反应。

2）非选择性 $5-HT_4$ 受体激动剂：此类药能促进肠肌丛节后神经释放乙酰胆碱，而促进食管、胃的蠕动和排空，从而减轻胃食管反流。目前常用的为莫沙必利，常用剂量为 5 mg，每天 3～4 次，饭前 15～30 min 服用。

3）伊托必利：此类药可通过阻断多巴胺 D_2 受体和抑制胆碱酯酶的双重功能，起到加速胃排空、改善胃张力和敏感性、促进胃肠道动力的作用。该药消化道特异性高，对心脏、中枢神经系统、催乳素分泌的影响小，在 GERD 治疗方面具有长远的优势；常用剂量为 50 mg，每天 3～4 次，饭前 15～30 min 服用。

（3）黏膜保护剂：对控制症状和治疗反流性食管炎有一定疗效。其常用的药物有硫糖铝 1 g，每天 3～4 次，饭前 1 h 及睡前服用；铝碳酸镁 1 g，每天 3～4

次，饭前 1 h 及睡前服用，具有独特的网状结构，既可中和胃酸，又可在酸性环境下结合胆汁酸，对于十二指肠胃食管反流有较好的治疗效果；枸橼酸铋钾盐（TDB），480 mg/d，分 2～4 次于饭前及睡前服用。

（4）γ-氨基丁酸（GABA）受体抑制剂：由于 TLESR 是发生胃食管反流的主要机制，因此 TLESR 成为治疗的有效靶点。对动物及人类研究显示，GABA 受体抑制剂巴氯芬可抑制 TLESR，可能是通过抑制脑干反射而起作用的。巴氯芬对 GERD 患者既有短期作用，又有长期作用，可显著减少反流次数和缩短食管酸暴露时间，还可明显改善十二指肠胃食管反流及其相关的反流症状，是目前控制 TLESR 发生率最有前景的药物。

（5）维持治疗：因为 GERD 是一种慢性疾病，持续治疗对控制症状及防止并发症是适当的。

3. GERD 的内镜抗反流治疗

为了避免 GERD 患者长期需要药物治疗及手术治疗风险大的缺点，内镜医师在过去的几年中，在内镜治疗 GERD 方面作出了不懈的努力，通过这种方法改善 LES 的屏障功能，发挥其治疗作用。

（1）胃镜下隙内折叠术：该方法是将一种缝合器安装在胃镜前端，于直视下，在齿状线下缝合胃壁组织，形成褶皱，增加贲门口附近紧张度，延长腹内食管长度及形成皱褶，以阻挡胃肠内容物的反流。它包括黏膜折叠方法和全层折叠方法。

（2）食管下端注射法：是指内镜直视下环贲门口或食管下括约肌肌层注射无活性低黏度膨胀物质，增加 LES 的功能。

（3）内镜下射频治疗：该方法是将射频治疗针经活检孔道送达齿状线附近，刺入食管下端的肌层进行热烧灼，使肌层"纤维化"，增加食管下端张力。

内镜治疗 GERD 的安全性及可能性已经由多中心研究所证明，且显示大部分患者可终止药物治疗，但目前仍缺乏严格的大样本多中心对照研究。

4. GERD 的外科手术治疗

对 GERD 患者行外科手术治疗时，必须掌握严格的适应证，主要包括：①需长期用药维持，且用药后症状仍然严重者；②出现严重并发症，如出血、穿孔、狭窄等，经药物或内镜治疗无效者；③伴有严重的食管外并发症，如反复并发肺炎、反复发作的、难以控制的哮喘、咽喉炎，经药物或内镜治疗无效者；④疑有恶变倾向的 BE；⑤严重的胃食管反流而不愿终生服药者；⑥仅对大剂量质子泵抑制剂起效的年轻患者，如有严重并发症（出血、狭窄、BE）。

临床应用过的抗反流手术方法较多。目前治疗 GERD 的手术常用 Nissen 胃底折叠术、Belsey 胃底部分折叠术。各种抗反流手术治疗的效果均应通过食管 24 h 的 pH 测定、内镜及临床表现进行综合评价。

近十几年来，腹腔镜抗反流手术得到了长足的发展。腹腔镜胃底折叠术是治疗 GERD 疗效的确切方法，是治疗 GERD 的主要选择之一，尤其对于年轻、药物治疗效果不佳、伴有裂孔疝的患者。与常规开放手术相比较，腹腔镜手术具有创伤小、术后疼痛轻和患者恢复快的优点，特别适用于年老体弱、心肺不佳的患者。但最近的研究显示，术后并发症高达 30%，包括吞咽困难、不能打嗝、腹泻及肛门排气等。约 62% 的患者，在接受抗反流手术 10 年后，仍需服用 PPI 治疗。因此，内科医师在建议 GERD 患者行腹腔镜胃底折叠术前，应注意这些并发症，严格选择患者。

5. 并发症的治疗

（1）食管狭窄的治疗：早期给予有效的药物治疗是预防 GERD 患者食管狭窄的重要手段。内镜扩张疗法是治疗食管狭窄所致吞咽困难的有效方法。扩张疗法所需食管扩张器有各型探条、气囊、水囊及汞橡胶扩张器等。常将食管直径扩张至 14 mm 或 44 F。患者行有效的扩张食管治疗后，应用 PPI 或 H_2RA 维持治疗，避免食管再次狭窄。手术是治疗食管狭窄的有效手段，常在抗反流术前或术中同时使用食管扩张疗法。

（2）BE 的治疗。

1）药物治疗：长期 PPI 治疗不能缩短 BE 的病变长度，但可促进部分患者鳞状上皮再生，降低食管腺癌发生率。选择性 COX-2 抑制剂，有助于减少患食管癌，尤其是腺癌的风险。

2）内镜治疗：目前常采用的内镜治疗方法有各种方式的内镜消融治疗和内镜下黏膜切除术等。适应证为伴有异型增生和黏膜内癌的 BE 患者，超声内镜检查有助于了解病变的深度，有助于治疗方式的选择。

3）手术治疗：对已证实有癌变的 BE 患者，原则上应手术治疗。手术方法同食管癌切除术，胃肠道重建多用残胃或结肠，少数用空肠。

4）抗反流手术：包括外科手术和内镜下抗反流手术。虽然能在一定程度上改善 BE 患者的反流症状，但不能影响其自然病程，远期疗效有待证实。

二、护理

（一）指导患者改变不良生活方式和饮食习惯

（1）卧位时将床头抬高 10～20 cm，避免餐后平卧和睡前 2 h 进食。

（2）少量多餐，避免过饱；食物以高蛋白、高纤维、低脂肪、易消化为主，应细嚼慢咽；避免进食可使下食管括约肌压降低的食物，如高脂肪、巧克力、咖啡、浓茶等；戒烟酒。

（3）避免剧烈运动，以及使腹压升高的因素，如肥胖、穿紧身衣、束腰带等。

（4）避免使用使下食管括约肌压降低的药物，如 β 肾上腺素受体激动剂、α 肾上腺素受体阻断剂、抗胆碱能制剂、钙离子通道阻滞剂、茶碱等。

（二）用药指导

抑制胃酸是胃食管反流病治疗的主要手段，根据医嘱给患者进行药物治疗，注意观察疗效及不良反应。常用药物有以下几种。

1. 抑制胃酸药物

质子泵抑制剂（如奥美拉唑 20 mg bid，兰索拉唑 30 mg qd，泮托拉唑 40 mg bid，雷贝拉唑 10 mg bid 或埃索美拉唑 40 mg bid）可有效抑制胃酸分泌，最快速地缓解症状。一天一次服用 PPI 的患者应该在早餐前服用，而睡前服用 PPI，可更好控制夜间酸分泌，通常疗程在 8 周以上，部分患者需要长期服药。也可选用 H_2 受体阻断剂，如西咪替丁、雷尼替丁、法莫替丁等，疗程 8～12 周，适用于轻、中症患者。

2. 促动力药物

促动力药物可增加下食管括约肌压力，改善食管蠕动功能，促进胃排空，减少胃食管反流，改善患者症状，可作为抑酸剂的辅助用药。常用药物有甲氧氯普胺或多潘立酮，餐前半小时服用，服药期间，注意观察有无腹泻、便秘、腹痛、恶心等不良反应。

3. 黏膜保护剂

黏膜保护剂可以在食管黏膜表面形成保护性屏障，吸附胆盐和胆汁酸，阻止胃酸、胃蛋白酶的侵蚀，防止其对食管黏膜的进一步损伤。常用药物包括硫糖铝、铋剂、铝碳酸镁等。硫糖铝片需嚼碎后成糊状，餐前半小时用少量温开水冲服，但长期使用可抑制磷的吸收，而致骨质疏松。

（三）手术治疗患者的护理

手术治疗的目的是使食管下段形成一个高压带，提高下食管括约肌的压力，阻止胃内容物的反流。适应证包括：①由于不良反应，患者不能耐受长期 PPI 治疗；② PPI 疗效不佳；③患者因不愿长期服药要求手术；④并发出血、狭窄、Barrett 食管等；⑤反流引起严重呼吸道疾病等。通常采用胃底折叠术，近年来，开展了腹腔镜下胃底折叠术和内镜下贲门黏膜缝扎术，均取得较好的近期疗效。

1. 术前护理

术前评估患者的生命体征和临床症状、营养状态、心理状态，以及患者对手术有关的知识和术后配合的知识的了解程度；讲解手术操作方法、各项检查目的、配合方法，使患者树立战胜疾病的信心，更好地配合治疗。

2. 术后护理

指导患者深呼吸、有效咳嗽，避免呼吸道并发症。密切观察病情，若观察到胸骨后及腹上区剧烈疼痛、发热等情况，考虑手术并发症的可能，应及时与医师联系。

（四）心理护理

关心、体贴患者，告知疾病与治疗有关知识，消除患者紧张情绪，避免一些加重本病的刺激因素，使患者主动配合治疗，保持情绪稳定。

（史　娟）

第二节　胃十二指肠溃疡

一、胃溃疡和十二指肠溃疡

（一）概述

胃溃疡和十二指肠溃疡是指发生于胃十二指肠黏膜的局限性圆形或椭圆形的全层黏膜缺损。因溃疡的形成与胃酸-蛋白酶的消化作用有关，故又称为消化性溃疡。纤维内镜技术的不断完善、新型制酸剂和抗幽门螺杆菌药物的合理应用使得大部分患者经内科药物治疗可以痊愈，需要外科手术的溃疡患者显著减少。外科治疗主要用于溃疡穿孔、溃疡出血、瘢痕性幽门梗阻、药物治疗无效及恶变的患者。

胃溃疡和十二指肠溃疡病因复杂，是多种因素综合作用的结果。其中最为重要的是幽门螺杆菌感染、胃酸分泌异常和黏膜防御机制的破坏，某些药物的作用以及其他因素也与溃疡病的发病有关。

1. 幽门螺杆菌（Hp）感染

该感染与消化性溃疡的发病密切相关。90%以上的十二指肠溃疡患者与近70%的胃溃疡患者中检出 Hp 感染，Hp 感染者发展为消化性溃疡的累计危险率为15%～20%；Hp 可分泌多种酶，部分 Hp 还可产生毒素，使细胞发生变性反应，损伤组织细胞。Hp感染破坏胃黏膜细胞与胃黏膜屏障功能，损害胃酸分泌调节机制，引起胃酸分泌增加，最终导致胃十二指肠溃疡。幽门螺杆菌被清除后，胃十二指肠溃疡易被治愈且复发率低。

2. 胃酸分泌过多

溃疡只发生在经常与胃酸相接触的黏膜。胃酸过多的情况下，激活胃蛋白酶，可使胃、十二指肠黏膜发生自身消化。十二指肠溃疡可能与迷走神经张力及兴奋性过度增高有关，也可能与壁细胞数量的增加以及壁细胞对促胃液素、组胺、迷走神经刺激敏感性增高有关。

3. 黏膜屏障损害

非甾体消炎药（NSAID）、肾上腺皮质激素、胆汁酸盐、乙醇等均可破坏胃黏膜屏障，造成H^+逆流入黏膜上皮细胞，引起胃黏膜水肿、出血、糜烂，甚至溃疡。长期使用NSAID者胃溃疡的发生率显著增加。

4. 其他因素

其他因素包括遗传、吸烟、心理压力和咖啡因等。遗传因素在十二指肠溃疡的发病中起一定作用。O型血者患十二指肠溃疡的概率比其他血型者显著增高。

正常情况下，酸性胃液对胃黏膜的侵蚀作用和胃黏膜的防御机制处于相对平衡状态。如平衡受到破坏，侵害因子的作用增强、胃黏膜屏障等防御因子的作用削弱，胃酸、胃蛋白酶分泌增加，最终导致消化性溃疡的形成。

（二）临床表现

典型消化道溃疡的表现为节律性和周期性发作的腹痛，与进食有关，且呈现慢性病程。

1. 症状

（1）十二指肠溃疡：主要表现为腹上区或剑突下的疼痛，有明显的节律性，与进食密切相关，常表现为餐后延迟痛（餐后3~4h发作），进食后腹痛能暂时缓解，服抗酸药物能止痛。饥饿痛和夜间痛是十二指肠溃疡的特征性症状，与胃酸分泌过多有关，疼痛多为烧灼痛或钝痛，程度不一。腹痛具有周期性发作的特点，好发于秋冬季。十二指肠溃疡每次发作时，症状持续数周后缓解，间歇1~2个月再发。若间歇期缩短，发作期延长，腹痛程度加重，则提示溃疡病变加重。

（2）胃溃疡：腹痛是胃溃疡的主要症状，多于餐后0.5~1h开始疼痛，持续1~2h，进餐后疼痛不能缓解，有时反而加重，服用抗酸药物疗效不明显。疼痛部位在中上腹偏左，但腹痛的节律性不如十二指肠溃疡明显。胃溃疡经抗酸治疗后常容易复发，除易引起大出血、急性穿孔等严重并发症外，约有5%胃溃疡可发生恶变；其他症状：反酸、嗳气、恶心、呕吐、食欲减退，病程迁延可致消瘦、贫血、失眠、心悸及头晕等症状。

2. 体征

溃疡活动期剑突下或偏右有一固定的局限性压痛，十二指肠溃疡压痛点在脐部偏右上方，胃溃疡压痛点位于剑突与脐的正中线或略偏左。缓解期无明显体征。

（三）诊断

1. 内镜检查

胃镜检查是诊断胃十二指肠溃疡的首选检查方法，可明确溃疡部位，并可经活检做病理学检查及幽门螺杆菌检测。

2. X线钡餐检查

该检查可在胃十二指肠部位显示一周围光滑、整齐的龛影或见十二指肠壶腹部变形。上消化道大出血时不宜行钡餐检查。

（四）治疗

无严重并发症的胃十二指肠溃疡一般均采取内科治疗，外科手术治疗主要针对胃十二指肠溃疡的严重并发症进行治疗。

1. 非手术治疗

（1）一般治疗：包括养成生活规律、定时进餐的良好习惯，避免过度劳累及精神紧张等。

（2）药物治疗：包括根除幽门螺杆菌、抑制胃酸分泌和保护胃黏膜的药物。

2. 手术治疗

（1）适应证

1）十二指肠溃疡外科手术治疗的主要适应证：十二指肠溃疡急性穿孔、内科无法控制的急性大出血、瘢痕性幽门梗阻以及经内科正规治疗无效的十二指肠溃疡，即顽固性溃疡。

2）胃溃疡外科手术治疗的适应证：①包括抗幽门螺杆菌措施在内的严格内科治疗8~12周，溃疡不愈合或短期内复发者；②发生胃溃疡急性大出血、溃疡穿孔及溃疡穿透至胃壁外者；③溃疡巨大（直径＞2.5 cm）或高位溃疡者；④胃十二指肠复合性溃疡者；⑤溃疡不能除外恶变或已经恶变者。

（2）手术方式

1）胃大部切除术：这是治疗胃十二指肠溃疡的首选术式。胃大部切除术治疗溃疡的原理是：①切除胃窦部，减少G细胞分泌的促胃液素所引起的体液性胃酸分泌；②切除大部分胃体，减少了分泌胃酸、胃蛋白酶的壁细胞和主细胞数量；③切除了溃疡本身及溃疡的好发部位，胃大部切除的范围是胃远侧 2/3 ~ 3/4，包括部分胃体、胃窦部、幽门和十二指肠壶腹部的近胃部分。胃大部切除术后胃肠道重建的基本术式包括胃十二指肠吻合或胃空肠吻合。

毕（Billroh）Ⅰ式胃大部切除术：即在胃大部切除后将残胃与十二指肠吻合，多适用于胃溃疡。其优点是重建后的胃肠道接近正常解剖生理状态，胆汁、胰液反流入残胃较少，术后因胃肠功能紊乱而引起的并发症亦较少；缺点是有时为避免残胃与十二指肠吻合口的张力过大致切除胃的范围不够，增加了术后溃疡的复发机会。

毕（Billroh）Ⅱ式胃大部切除术：即切除远端胃后，缝合关闭十二指肠残端，将残胃与空肠行端-侧吻合；适用于各种胃及十二指肠溃疡，特别是十二指肠溃疡。十二指肠溃疡切除困难时，可行溃疡旷置。其优点是即使胃切除较多，胃空肠吻合口张力也不致过大，术后溃疡复发率低；缺点是吻合方式改变了正常的解剖生理关系，术后发生胃肠道功能紊乱的可能性较毕Ⅰ式大。

胃大部切除后胃空肠 Roux-en-Y 吻合术：即胃大部切除后关闭十二指肠残端，在距十二指肠悬韧带 10 ~ 15 cm 处切断空肠，将残胃和远端空肠吻合，据此吻合口以下 45 ~ 60 cm 处将空肠与空肠近侧断端吻合。此法临床应用较少，但有防止术后胆汁、胰液进入残胃的优点。

2）胃迷走神经切断术：此手术方式临床已较少使用。迷走神经切断术治疗溃疡的原理是：①阻断迷走神经对壁细胞的刺激，消除神经性胃酸分泌；②阻断迷走神经引起的促胃液素的分泌，减少体液性胃酸分泌。它可分为三种类型：①迷走神经干切断术；②选择性迷走神经切断术；③高选择性迷走神经切断术。

（五）护理

1. 术前护理

（1）心理护理：关心、了解患者的心理，告知有关疾病治疗和手术的知识、手术前和手术后的配合，耐心解答患者的各种疑问，消除患者的不良心理，使其能积极配合疾病的治疗和护理。

（2）饮食护理：一般择期手术患者饮食宜少量多餐，给予高蛋白、高热量、高维生素等易消化的食物，忌酸辣、生冷、油炸、浓茶、烟酒等刺激性食品。患者营养状况较差或不能进食者常伴有贫血、低蛋白血症，术前应给予静脉输液，补充足够的热量，必要时补充血浆或全血，以改善患者的营养状况，提高其对手术的耐受力。术前 1 d 进流质饮食，术前 12 h 禁食水。

（3）协助患者做好各种检查及手术前常规准备，做好健康教育，如教会患者深呼吸、有效咳嗽、床上翻身及肢体活动方法等。

（4）术日晨留置胃管，必要时遵医嘱留置胃肠营养管，并铺好麻醉床，备好吸氧装置，综合心电监护仪等。

2. 术后护理

（1）病情观察：术后严密观察患者生命体征的变化，每 30 min 测量 1 次，直至血压平稳，如病情较重仍需每 1~2 h 测量 1 次，或根据医嘱给予心电监护。同时观察患者神志、体温、尿量及伤口渗血、渗液情况。并且注意有无内出血、腹膜刺激征、腹腔脓肿等迹象，发现异常及时通知医师给予处理。

（2）体位：全身麻醉患者去枕平卧头后仰偏向一侧，麻醉清醒、血压平稳后改半卧位，以保持腹部松弛，减少切口缝合处张力，减轻疼痛和不适，以利腹腔引流，也有利于呼吸和循环。

（3）引流管护理：胃十二指肠溃疡术后患者常留有胃管、尿管及腹腔引流管等。护理时应注意：①妥善固定各种引流管，防止松动和脱出，并做好标识，一旦脱出后不可自行插回；②保持引流通畅、持续有效，防止引流管受压、扭曲及折叠等，可经常挤捏引流管以防堵塞，如若堵塞，可在医师指导下用生理盐水冲洗引流管；③密切观察并记录引流液的性质、颜色和量，发现异常及时通知医师协助处理。

留置胃管可减轻胃肠道张力，促进吻合口愈合。护理时还应注意：胃大部切除术后 24 h 内可由胃管内引流出少量血液或咖啡样液体，若引流液有较多鲜血，应警惕吻合口出血，须及时与医师联系并处理；术后胃肠减压量减少，腹胀减轻或消失，肠蠕动功能恢复，肛门排气后可拔除胃管。

（4）疼痛护理：对术后切口疼痛的患者，可遵医嘱给予镇痛药物或应用自控止痛泵；应用自控止痛泵的患者应注意预防并处理可能发生的并发症，如尿潴留、恶心、呕吐等。

（5）禁食及静脉补液：禁食期间应静脉补充液体。因胃肠减压期间，引流出大量含有各种电解质的胃肠液，加之患者禁食水，易造成水、电解质及酸碱失调和营养缺乏。因此，术后需及时补充患者所需的各种营养物质，包括糖、脂肪、氨基酸、维生素及电解质等，必要时输血、血浆或白蛋白，以改善患者的营养状况，促进切口的愈合。同时详细记录 24 h 液体出入量，为合理补液提供依据。

（6）早期肠内营养支持的护理：对术前或术中放置空肠喂养管的患者，术后早期（术后 24 h）可经喂养管输注肠内营养制剂，对改善患者的全身营养状况、维持胃肠道屏障结构和功能、促进肠功能恢复等均有益处。护理时应注意：①妥善固定喂养管，避免过度牵拉，防止滑脱、移动、扭曲和受压；保持喂养管的通畅，每次输注前后及输注中间每隔 4～6 h 用温开水或温生理盐水冲洗管道，防止营养液残留堵塞管腔。②肠内营养支持早期，应遵循从少到多、由慢至快和由稀到浓的原则，使肠道能更好地适应。③营养液的温度以 37 ℃左右为宜，温度偏低会刺激肠道引起肠痉挛，导致腹痛、腹泻；温度过高则可灼伤肠道黏膜，甚至可引起溃疡或出血。同时，观察患者有无恶心、呕吐、腹痛、腹胀、腹泻和水电解质紊乱等并发症的发生。

（7）饮食护理：肠功能恢复、肛门排气后可拔除胃管，拔除胃管后当日可给少量饮水或米汤；如无不适，第 2 天进半量流食，每次 50～80 mL；第 3 天进全量流食，每次 100～150 mL；进食后若无不适，第 4 天可进半流食，以温、软、易于消化的食物为好；术后第 10～14 天可进软食，忌生、冷、硬和刺激性食物。要少量多餐，开始每天 5～6 餐，以后逐渐减少进餐次数并增加每餐进食量，逐步过渡到正常饮食。术后早期禁食牛奶及甜品，以免引起腹胀及胃酸。

（8）鼓励患者早期活动：卧床期间，鼓励并协助患者翻身，病情允许时，鼓励并协助患者下床活动。如无禁忌，术日可活动四肢，术后第 1 天床上翻身或坐起做轻微活动，第 2～3 天视情况协助患者床边活动，第 4 天可在室内活动。患者活动量应根据个体差异而定，以不感到劳累为宜。

3. 胃大部切除术后并发症的观察及护理

（1）术后出血：包括胃和腹腔内出血。胃大部切除术后 24 h 内可由胃管内引流出少量血液或咖啡样液体，一般 24 h 内不超过 300 mL，且逐渐减少、颜色逐渐变浅变清，出血自行停止；若术后短期内从胃管不断引流出新鲜血液，24 h 后仍未停止，则为术后出血。发生在术后 24 h 以内的出血，多属术中止血不确切；术后 4～6 d 发生的出血，常为吻合口黏膜坏死脱落所致；术后 10～20 d 发生的出血，与吻合口缝线处感染或黏膜下脓肿腐蚀血管有关。术后要严密观察患者的生命体征变化，包括血压、脉搏、心率、呼吸、神志和体温的变化；加强对胃肠减压及腹腔引流的护理，观察和记录胃液及腹腔引流液的量、颜色和性质，若短期内从胃管引流出大量新鲜血液，持续不止，应警惕有术后胃出血；若术后持续从腹腔引流管引出大量新鲜血性液体，应怀疑腹腔内出血，须立即通知医师协助处理。遵医嘱采用静脉给予止血药物、输血等措施，或用冰生理盐水洗胃，一般可控制。若非手术疗法不能有效止血或出血量大于每小时 500 mL 时，需再次手术止血，应积极完善术前准备，并做好相应的术后护理。

（2）十二指肠残端破裂：一般多发生在术后 24～48 h，是毕Ⅱ式胃大部切除术后早期的严重并发症，原因与十二指肠残端处理不当及胃空肠吻合口输入襻梗阻引起的十二指肠腔内压力升高有关。其临床表现为突发性腹上区剧痛、发热和出现腹膜刺激征以及白细胞计数增加，腹腔穿刺可有胆汁样液体。一旦确诊，应立即进行手术治疗。

（3）胃肠吻合口破裂或吻合口瘘：是胃大部切除术后早期并发症，常发生在术后 1 周左右。原因与术中缝合技术不当、吻合口张力过大、组织供血不足有关，表现为高热、脉速等全身中毒症状，腹上区疼痛及腹膜炎的表现。如发生较晚，多形成局部脓肿或外瘘。临床工作中应注意观察患者生命体征和腹腔引流情况，一般情况下，患者术后体温逐渐趋于正常，腹腔引流液逐日减少和变清。若术后腹腔引流量仍不减，伴有黄绿色胆汁或呈脓性，带臭味，伴腹痛，体温再次升高，应警惕吻合口瘘的可能，须及时通知医师协助处理。处理包括：①出现吻合口破裂伴有弥漫性腹膜炎的患者须立即手术治疗，做好急症手术准备；②症状较轻无弥漫性腹膜炎的患者，可先行禁食、胃肠减压、充分引流，合理应用抗生素并给予肠外营养支持，纠正水、电解质紊乱和酸碱平衡失调；③保护瘘口周围皮肤，应及时清洁瘘口周围皮肤并保持干燥，局部可涂以氧化锌软膏或使用皮肤保护膜加以保护，以免皮肤破溃继发感染。经上述处理后多数患者吻合口瘘可在 4～6 周自愈，若经久不愈，须再次手术。

（4）胃排空障碍：也称胃瘫，常发生在术后 4～10 d，发病机制尚不完全明了。其临床表现为拔除胃管后，患者出现上腹饱胀、钝痛和呕吐，呕吐物含食物和胆汁，消化道 X 线造影检查可见残胃扩张、无张力、蠕动波少而弱，且通过胃肠吻合口不畅。处理措施包括：①禁食、胃肠减压，减少胃肠道积气、积液，降低胃肠道张力，使胃肠道得到充分休息，并记录 24 h 出入量；②输液及肠外营养支持，纠正低蛋白血症，维持水、电解质和酸碱平衡；③应用胃动力促进剂如甲氧氯普胺、多潘立酮，促进胃肠功能恢复，也可用 3% 温盐水洗胃。一般经上述治疗均可痊愈。

（5）术后梗阻：根据梗阻部位可分为输入襻梗阻、输出襻梗阻和吻合口梗阻。

1）输入襻梗阻：可分为急、慢性两类。①急性完全性输入襻梗阻，多发生于毕Ⅱ式结肠前输入段对胃小弯的吻合术式，临床表现为腹上区剧烈疼痛，频繁呕吐，呕吐量少、多不含胆汁，呕吐后症状不缓解，且腹上区有压痛性肿块。系输出襻系膜悬吊过紧压迫输入襻，或是输入襻过长穿入输出襻与横结肠的间隙孔形成内疝所致，属闭袢性肠梗阻，易发生肠绞窄，应紧急手术治疗。②慢性不完全性输入襻梗阻患者，表现为进食后出现右上腹胀痛或绞痛，呈喷射状呕吐大量不含食物的胆汁，呕吐后症状缓解。多由于输入襻过长扭曲或输入襻过短在吻合口处形成锐角，使输入襻内胆汁、胰液和十二指肠液排空不畅而滞留。由于消化液潴留在输入襻内，进食后消化液分泌明显增加，输入襻内压力增高，刺激肠管发生强烈的收缩，引起喷射样呕吐，也称输入襻综合征。

2）输出襻梗阻：多因粘连、大网膜水肿或坏死、炎性肿块压迫所致，临床表现为上腹饱胀，呕吐食物和胆汁。若非手术治疗无效，应手术解除梗阻。

3）吻合口梗阻：因吻合口过小或是吻合时胃肠壁组织内翻过多而引起，也可因术后吻合口炎性水肿出现暂时性梗阻。患者表现为进食后出现腹上区饱胀感和溢出性呕吐等，呕吐物含或不含胆汁。应即刻禁食，给予胃肠减压和静脉补液等保守治疗。若保守治疗无效，可手术解除梗阻。

（6）倾倒综合征：由于胃大部切除术后，胃失去幽门窦、幽门括约肌、十二指肠壶腹部等结构对胃排空的控制，导致胃排空过速所产生的一系列综合征，可分为早期倾倒综合征和晚期倾倒综合征。

1）早期倾倒综合征：多发生在进食后半小时内，患者以循环系统症状和胃肠道症状为主要表现。患者可出现心悸、乏力、出汗、面色苍白等一过性血容量不足表现，并有恶心、呕吐、腹部绞痛、腹泻等消化道症状。处理：主要采用饮食调整，嘱患者少食多餐，饭后平卧20~30 min，避免过甜食物，减少液体摄入量并降低食物渗透浓度，多数可在术后半年或一年内逐渐自愈。极少数症状严重且持久的患者需手术治疗。

2）晚期倾倒综合征：主要因进食后，胃排空过快，高渗性食物迅速进入小肠被过快吸收而使血糖急剧升高，刺激胰岛素大量释放，而当血糖下降后，胰岛素并未相应减少，继而发生低血糖，故又称低血糖综合征。表现为餐后2~4 h，患者出现心慌、无力、眩晕、出汗、手颤、嗜睡以至虚脱。消化道症状不明显，可有饥饿感，出现症状时稍进饮食即可缓解。饮食中减少糖类含量，增加蛋白质比例，少量多餐可防止其发生。

4. 健康指导

（1）向患者及家属讲解有关胃十二指肠溃疡的知识，使之能更好地配合治疗和护理。

（2）指导患者学会自我情绪调整，保持积极乐观的心态，注意劳逸结合，减少引发溃疡病的客观因素。

（3）指导患者饮食应定时定量，少食多餐，营养丰富，以后可逐步过渡至正常饮食。少食腌、熏食品，避免进食过冷、过烫、过辣及油煎炸食物，切勿酗酒、吸烟。

（4）告知患者及家属有关手术后期可能出现的并发症的表现和预防措施。

（5）定期随访，如有不适及时就诊。

二、胃十二指肠溃疡急性穿孔

（一）概述

胃十二指肠溃疡急性穿孔是胃十二指肠溃疡的严重并发症，为常见的外科急腹症；起病急，变化快，病情严重，需要紧急处理，若诊治不当可危及生命。其发生率呈逐年上升趋势，发病年龄逐渐趋于老龄化。十二指肠溃疡穿孔男性患者较多，胃溃疡穿孔则多见于老年妇女。

溃疡穿孔是活动期胃十二指肠溃疡向深部侵蚀、穿破浆膜的结果。胃溃疡穿孔60%发生在近幽门的胃小弯，而90%的十二指肠溃疡穿孔发生在壶腹部前壁偏小弯侧。急性穿孔后，具有强烈刺激性的胃酸、胆汁、胰液等消化液和食物进入腹腔，引起化学性腹膜炎和腹腔内大量液体渗出，6～8h后细菌开始繁殖并逐渐转变为化脓性腹膜炎。病原菌以大肠埃希菌、链球菌多见。因剧烈的腹痛、强烈的化学刺激、细胞外液的丢失及细菌毒素吸收等因素，患者可出现休克。

（二）临床表现

1. 症状

穿孔多突然发生于夜间空腹或饱食后，主要表现为突发性腹上区刀割样剧痛，很快波及全腹，但仍以上腹为重。患者疼痛难忍，常伴恶心、呕吐、面色苍白、出冷汗、脉搏细速、血压下降、四肢厥冷等表现。其后由于大量腹腔渗出液的稀释，腹痛略有减轻，继发细菌感染后，腹痛可再次加重；当胃内容物沿右结肠旁沟向下流注时，可出现右下腹痛。溃疡穿孔后病情的严重程度与患者的年龄、全身情况、穿孔部位、穿孔大小和时间，以及是否空腹穿孔密切相关。

2. 体征

体检时患者呈急性病容，表情痛苦，卷曲位、不愿移动；腹式呼吸减弱或消失；全腹有明显的压痛、反跳痛，腹肌紧张呈"木板样"强直，以右腹上区最为明显，肝浊音界缩小或消失、可有移动性浊音，肠鸣音减弱或消失。

(三)诊断

1. X线检查

大约80%的患者行站立位腹部X线检查时,可见膈下新月形游离气体影。

2. 实验室检查

实验室检查提示血白细胞计数及中性粒细胞比例增高。

3. 诊断性腹腔穿刺

临床表现不典型的患者可行诊断性腹腔穿刺,穿刺抽出液可含胆汁或食物残渣。

(四)治疗

根据病情选用非手术或手术治疗。

1. 非手术治疗

(1)适应证:一般情况良好,症状及体征较轻的空腹状态下穿孔者;穿孔超过24 h,腹膜炎症已局限者;胃十二指肠造影证实穿孔已封闭者;无出血、幽门梗阻及恶变等并发症者。

(2)治疗措施:①禁食、持续胃肠减压,减少胃肠内容物继续外漏,以利于穿孔的闭合和腹膜炎症的消退;②输液和营养支持治疗,以维持机体水、电解质平衡及营养需求;③全身应用抗生素,以控制感染;④应用抑酸药物,如给予H_2受体阻断剂或质子泵拮抗剂等制酸药物。

2. 手术治疗

(1)适应证:①经上述非手术治疗措施6~8 h,症状无减轻,而且逐渐加重者要改手术治疗;②饱食后穿孔,顽固性溃疡穿孔和伴有幽门梗阻、大出血、恶变等并发症者,应及早进行手术治疗。

(2)手术方式

1)穿孔单纯缝合修补术:即缝合穿孔处并加大网膜覆盖。此方法操作简单,手术时间短,安全性高。它适用于穿孔时间超过8 h,腹腔内感染及炎症水肿严重者;以往无溃疡病史或有溃疡病史但未经内科正规治疗,无出血、梗阻并发症者;有其他系统器质性疾病不能耐受急诊彻底性溃疡切除手术者。

2)彻底的溃疡切除手术(连同溃疡一起切除的胃大部切除术手术):方式包括胃大部切除术,对十二指肠溃疡穿孔行迷走神经切断加胃窦切除术,或缝合穿孔后行迷走神经切断加胃空肠吻合术,或行高选择性迷走神经切断术。

(五)护理

1. 术前护理/非手术治疗的护理

(1) 禁食、胃肠减压：溃疡穿孔患者要禁食禁水，有效地胃肠减压，以减少胃肠内容物继续流入腹腔。做好引流期间的护理，保持引流通畅和有效负压，注意观察和记录胃液的颜色、性质和量。

(2) 体位：伴有休克者取休克体位（头和躯干抬高20°～30°、下肢抬高15°～20°），以增加回心血量；无休克者或休克改善后取半卧位，以利于漏出的消化液积聚于盆腔最低位和便于引流，减少毒素的吸收，同时也可降低腹壁张力和减轻疼痛。

(3) 静脉输液，维持体液平衡：观察和记录24 h出入量，为合理补液提供依据。给予静脉输液，根据出入量和医嘱，合理安排输液的种类和速度，以维持水、电解质及酸碱平衡；同时给予营养支持和相应护理。

(4) 预防和控制感染：遵医嘱合理应用抗菌药。

(5) 做好病情观察：密切观察患者生命体征、腹痛、腹膜刺激征及肠鸣音变化等。若经非手术治疗6～8 h病情不见好转，症状、体征反而加重者，应积极做好急诊手术准备。

2. 术后护理

加强术后护理，促进患者早日康复（同胃溃疡和十二指肠溃疡术后护理）。

三、胃十二指肠溃疡出血

(一)概述

胃十二指肠溃疡出血是上消化道大出血中最常见的原因，占50%以上，其中5%～10%需要手术治疗。

因溃疡基底的血管壁被侵蚀而导致破裂出血，患者过去多有典型溃疡病史，近期可有服用非甾体消炎药物、疲劳、饮食不规律等诱因。胃溃疡大出血多发生在胃小弯，出血源自胃左、右动脉及其分支或肝胃韧带内较大的血管。十二指肠溃疡大出血通常位于壶腹部后壁，出血多来自胃十二指肠动脉或胰十二指肠上动脉及其分支；溃疡基底部的血管侧壁破裂出血不易自行停止，可引发致命的动脉性出血。大出血后，因血容量减少、血压下降、血流变慢，可在血管破裂处形成血凝块而暂时止血。由于胃酸、胃肠蠕动和胃十二指肠内容物与溃疡病灶的接触，部分病例可发生再次出血。

（二）临床表现

1. 症状

患者的主要表现是呕血和黑粪，多数患者只有黑粪而无呕血，迅猛的出血则表现为大量呕血和排紫黑色血便。呕血前患者常有恶心，便血前多突然有便意，呕血或便血前后患者常有心悸、目眩、无力甚至昏厥。若出血速度缓慢，则血压、脉搏改变不明显。当短期内失血量超过 400 mL 时，患者可出现面色苍白、口渴、脉搏快速有力，血压正常或略偏高的循环系统代偿表现；当失血量超过 800 mL 时，可出现休克症状：患者烦躁不安、出冷汗、脉搏细速、血压下降、呼吸急促、四肢厥冷等。

2. 体征

腹稍胀，腹上区可有轻度压痛，肠鸣音亢进。

（三）诊断

1. 内镜检查

胃十二指肠纤维镜检查可明确出血原因和部位，出血 24 h 内阳性率可达 70%~80%，超过 24 h 则阳性率下降。

2. 血管造影

选择性腹腔动脉或肠系膜上动脉造影可明确病因与出血部位，并可采取栓塞治疗或动脉注射垂体升压素等介入性止血措施。

3. 实验室检查

大量出血早期，由于血液浓缩，血常规变化不大；以后红细胞计数、血红蛋白、血细胞比容均呈进行性下降。

（四）治疗

胃十二指肠溃疡出血的治疗原则：补充血容量防止失血性休克，尽快明确出血部位并采取有效止血措施。

1. 非手术治疗

（1）补充血容量：迅速建立静脉通路，快速静脉输液、输血。失血量达全身总血量的 20% 时，应输注右旋糖酐、羟乙基淀粉或其他血浆代用品；出血量较大时可输注浓缩红细胞，必要时可输全血，保持血细胞比容不低于 30%。

（2）禁食、留置胃管：用生理盐水冲洗胃腔，清除血凝块，直至胃液变清；还可经胃管注入 200 mL 含 8 mg 去甲肾上腺素的生理盐水溶液，每 4~6 h 1 次。

（3）应用止血、制酸等药物：经静脉或肌内注射巴曲酶等止血药物，静脉给予

H_2受体阻滞剂（西咪替丁等）、质子泵抑制剂（奥美拉唑）或生长抑制素等。

（4）胃镜下止血：急诊胃镜检查明确出血部位后同时实施电凝、激光熔凝、注射或喷洒药物、钛夹夹闭血管等局部止血措施。

2．手术治疗

（1）适应证：①严重大出血，短期内出现休克，或短时间内（6～8 h）需输入大量血液（＞800 mL）方能维持血压和血细胞比容者；②正在进行药物治疗的胃十二指肠溃疡患者发生大出血，说明溃疡侵蚀性大，非手术治疗难以止血，或暂时血止后又复发；③60岁以上伴血管硬化症者自行止血机会较小，应及早手术；④近期发生过类似的大出血或合并溃疡穿孔或幽门梗阻；⑤胃镜检查发现动脉搏动性出血或溃疡底部血管显露、再出血危险性大者。

（2）手术方式：①胃大部切除术，适用于大多数溃疡出血的患者；②贯穿缝扎术，在病情危急、不能耐受胃大部切除手术时，可采用单纯贯穿缝扎止血法；③在贯穿缝扎处理溃疡出血后，可行迷走神经干切断加胃窦切除或幽门成形术。

（五）护理

1．术前护理/非手术治疗的护理

（1）缓解焦虑和恐惧：关心和安慰患者，给予心理支持，减轻患者的焦虑和恐惧。及时为患者清理呕吐物。情绪紧张者，可遵医嘱适当给予镇静剂。

（2）体位：取平卧位，卧床休息。有呕血者，头偏向一侧。

（3）补充血容量：迅速建立多条畅通的静脉通路，快速输液、输血，必要时可行深静脉穿刺输液。开始输液时速度宜快，待休克纠正后减慢滴速。

（4）采用止血措施：遵医嘱应用止血药物或冰盐水洗胃，以控制出血。

（5）做好病情观察：严密观察患者生命体征的变化，判断、观察和记录呕血、便血情况，观察患者有无口渴、肢端湿冷、尿量减少等循环血量不足的表现。必要时，测量中心静脉压并做好记录。观察有无鲜红色血性胃液从胃管流出，以判断有无活动性出血和止血效果。若出血仍在继续，短时间内（6～8 h）需大量输血（＞800 mL）才能维持血压和血细胞比容，或停止输液、输血后，病情又恶化者，应及时报告医师，并配合做好急症手术的准备。

（6）饮食：出血时暂禁食，出血停止后，可进流质或无渣半流质饮食。

2．术后护理

加强术后护理，促进患者早日康复（同胃溃疡和十二指肠溃疡术后护理）。

四、胃十二指肠溃疡瘢痕性幽门梗阻

（一）概述

胃十二指肠溃疡患者因幽门管、幽门溃疡或十二指肠壶腹部溃疡反复发作形成瘢痕狭窄、幽门痉挛水肿而造成幽门梗阻。

瘢痕性幽门梗阻常见于十二指肠壶腹部溃疡和位于幽门的胃溃疡。溃疡引起幽门梗阻的机制有幽门痉挛、炎性水肿和瘢痕三种，前两种情况是暂时的和可逆的，在炎症消退、痉挛缓解后梗阻解除，无须外科手术；而瘢痕性幽门梗阻属于永久性，需要手术方能解除梗阻。梗阻初期，为克服幽门狭窄，胃蠕动增强，胃壁肌肉代偿性增厚；后期，胃代偿功能减退，失去张力，胃高度扩大，蠕动减弱甚至消失。由于胃内容物潴留引起呕吐而致水、电解质的丢失，导致脱水、低钾低氯性碱中毒；长期慢性不全性幽门梗阻者由于摄入减少，消化吸收不良，患者可出现贫血与营养障碍。

（二）临床表现

1. 症状

患者表现为进食后上腹饱胀不适并出现阵发性胃痉挛性疼痛，伴恶心、嗳气与呕吐。呕吐多发生在下午或晚间，呕吐量大，一次达 1 000 ~ 2 000 mL，呕吐物内含大量宿食，有腐败酸臭味，但不含胆汁。呕吐后自觉胃部舒适，故患者常自行诱发呕吐以缓解症状。常有少尿、便秘、贫血等慢性消耗表现。体检时可见患者常有消瘦、皮肤干燥、皮肤弹性消失等营养不良的表现。

2. 体征

腹上区可见胃型和胃蠕动波，用手轻拍腹上区可闻及振水声。

（三）诊断

1. 内镜检查

内镜检查可见胃内有大量潴留的胃液和食物残渣。

2. X 线钡餐检查

X 线钡餐检查可见胃高度扩张，24 h 后仍有钡剂存留（正常 24 h 排空）。已明确幽门梗阻者，避免做此检查。

（四）治疗

瘢痕性幽门梗阻以手术治疗为主，最常用的术式是胃大部切除术，但年龄较大、身体状况极差或合并其他严重内科疾病者，可行胃空肠吻合加迷走神经切

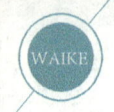

断术。

(五) 护理

1. 术前护理

(1) 静脉输液：根据医嘱和电解质检测结果合理安排输液种类和速度，以纠正脱水及低钾、低氯性碱中毒。密切观察及准确记录24 h出入量，为静脉补液提供依据。

(2) 饮食与营养支持：非完全梗阻者可给予无渣半流质饮食，完全梗阻者术前应禁食水，以减少胃内容物潴留。根据医嘱于手术前给予肠外营养，必要时输血或其他血液制品，以纠正营养不良、贫血和低蛋白血症，提高患者对手术的耐受力。

(3) 采取有效措施，减轻疼痛，增进舒适。

1) 禁食，胃肠减压：完全幽门梗阻患者，给予禁食，保持有效胃肠减压，减少胃内积气、积液，减轻胃内张力。必要时遵医嘱给予解痉药物，以减轻疼痛，增加患者的舒适度。

2) 体位：取半卧位，卧床休息。呕吐时，头偏向一侧；呕吐后，及时为患者清理呕吐物。情绪紧张者，可遵医嘱给予镇静剂。

(4) 洗胃：完全幽门梗阻者，除持续胃肠减压排空胃内潴留物外，须做术前胃的准备，即术前3 d每晚用300～500 mL温盐水洗胃，以减轻胃黏膜水肿和炎症，有利于术后吻合口愈合。

2. 术后护理

加强术后护理，促进患者早日康复（同胃溃疡和十二指肠溃疡术后护理）。

（史　娟）

第三节　胃癌

一、概述

胃癌是我国最常见的消化道恶性肿瘤之一，发病率在男性恶性肿瘤中仅次于肺癌，占第二位，在女性恶性肿瘤中居第4位。胃癌死亡率占我国恶性肿瘤死亡率的第3位，发病年龄在50岁以上，多见于男性，男女比例约为2∶1。

(一) 病因及发病机制

胃癌的病因尚未完全清楚，目前认为与下列因素有关。

1. 地域环境及饮食生活因素

胃癌发病有明显的地域差别，日本、俄罗斯、南非、智利和北欧等国家和地区的发病率较高，而北美、西欧、印度、澳大利亚及新西兰等国家和地区发病率较低。在我国的西北与东部沿海地区胃癌发病率比南方地区明显为高。长期食用腌制、熏、烤食品者胃癌的发病率高，这与食品中亚硝酸盐、真菌毒素、多环芳烃化合物等致癌物或前致癌物的含量高有关。食物中缺乏新鲜蔬菜、水果也与发病有一定关系。吸烟增加胃癌发病率。

2. 幽门螺杆菌感染

幽门螺杆菌感染是引发胃癌的主要因素之一，我国胃癌高发区成人幽门螺杆菌感染率在60%以上。幽门螺杆菌能促使硝酸盐转化成亚硝酸盐及亚硝胺而致癌，幽门螺杆菌的毒性产物CagA、VacA可能具有促癌作用。

3. 癌前病变

癌前病变是指易发生癌变的疾病或状态，胃的癌前疾病是指一些使胃癌发病危险性增高的良性胃疾病，如慢性萎缩性胃炎、胃息肉、胃溃疡及残胃炎等，这些病变都可能伴有不同程度的慢性炎症过程、胃黏膜肠上皮化生或非典型增生，时间长久有可能转变为癌。胃的癌前病变是指容易发生癌变的病理组织学变化，胃黏膜的异型增生属于癌前病变，根据异型程度可分为轻、中、重三度，重度异型增生中有75%~80%的患者有可能发展成胃癌。

4. 遗传因素

胃癌有明显的家属倾向，遗传与分子生物学研究发现与患者有血缘关系的亲属其胃癌发病率较对照组高4倍。目前一些研究资料表明，胃癌是一个多因素、多步骤、多阶段的发生发展过程，涉及癌基因、抑癌基因、凋亡相关基因与转移基因等的改变。遗传素质使易感者对致癌物质更敏感。

（二）病理与分型

1. 大体分型

按胃癌发展所处的阶段和大体类型可分为早期胃癌和进展期胃癌。

（1）早期胃癌：胃癌仅限于黏膜或黏膜下层，不论病灶大小或有无淋巴结转移，均为早期胃癌。癌灶直径在10 mm以下，称小胃癌；癌灶直径在5 mm以下，称微小胃癌；癌灶更小仅在胃镜黏膜活检时诊断为癌，但切除后的胃标本虽经全黏膜取材未见癌组织，称"一点癌"。早期胃癌根据病灶形态可分为三型：1型（隆起型），癌灶突向胃腔；2型（浅表型），癌灶比较平坦，无明显的隆起与凹陷；3型（凹陷型），为较深的溃疡。

（2）进展期胃癌：包括中、晚期胃癌。癌组织超出黏膜下层侵入胃壁肌层为中期胃癌，病变达浆膜层或超出浆膜向外浸润至邻近脏器或有转移者为晚期胃癌。按国际上采用Borrmann分型法分为四型：1型（结节型），为边界清楚突入胃腔的块状癌灶；2型（溃疡局限型），为边界清楚并略隆起的溃疡状癌灶；3型（溃疡浸润型），为边界模糊不清的浸润性溃疡状癌灶；4型（弥漫浸润型），癌肿沿胃壁各层全周性浸润生长导致边界不清。若全胃受累胃腔缩窄、胃壁僵硬如革囊状，称皮革胃，几乎都是低分化腺癌或印戒细胞癌引起，恶性度高。

2. 组织学分型

世界卫生组织1990年提出的国际分类法，将胃癌归类为上皮型肿瘤和类癌两种。其中上皮型肿瘤包括：①腺癌（包括乳头状腺癌、管状腺癌、低分化腺癌、黏液腺癌、印戒细胞癌）；②腺鳞癌；③鳞状细胞癌；④未分化癌；⑤不能分类的癌。

（三）胃癌的扩散与转移

1. 直接浸润

直接浸润是胃癌的主要扩散方式之一。胃癌可由原发部位向纵深浸润发展，穿破浆膜后，可直接侵犯横结肠系膜、大网膜、肝脏、胰腺、脾脏等组织。癌细胞也可沿黏膜下层淋巴网蔓延，向上侵犯食管下段，向下侵及十二指肠。

2. 淋巴转移

淋巴转移是胃癌的主要转移途径，早期胃癌亦可发生淋巴转移，进展期胃癌的淋巴转移率可达70%左右。一般情况下，胃癌的转移是按淋巴流向转移，但也可发生跳跃式淋巴转移。

3. 血行转移

血行转移多发生在胃癌晚期，最常见转移至肝，其他为肺、胰、肾、骨骼等处。

4. 腹腔种植

当胃癌组织浸润穿透浆膜后，癌细胞可脱落种植于腹膜、大网膜和其他脏器表面形成转移结节。在女性患者可发生卵巢转移性肿瘤，称Krukenberg瘤。癌细胞广泛播散时，可形成大量癌性腹腔积液。其是晚期胃癌的一种转移形式。

（四）临床表现

1. 症状

早期胃癌多数患者无明显症状，部分患者可有腹上区隐痛、嗳气、反酸、食欲减退等类似胃十二指肠溃疡或慢性胃炎症状，无特异性。疼痛与体重减轻是进展期胃癌最常见的临床表现，患者常有较为明显的消化道症状，如上腹疼痛不适、进食后饱胀，随病情进展上腹疼痛加重，食欲减退、乏力、消瘦，部分患者有恶心、呕吐。另外，根据肿瘤的部位不同，有其特殊表现：贲门胃底癌可有胸骨后疼痛和进行性吞咽困难；胃窦部癌出现幽门部分或完全梗阻时，可表现餐后饱胀、恶心、呕吐，呕吐物多为宿食和胃液；贲门癌和高位小弯癌出现进食梗阻感；癌肿破溃或侵及血管后可有消化道出血症状，一般仅为粪便隐血试验阳性，出血量多时可有黑粪，少数患者出现呕血。如出血时间较长或出血量较大，患者可出现缺铁性贫血。

2. 体征

胃癌早期可仅有腹上区深压痛或不适。晚期可能出现：①腹上区肿块；②左锁骨上淋巴结肿大；③直肠指诊，在直肠前凹可摸到肿块；④若出现肝脏等远处转移，出现肝大、腹腔积液。

（五）诊断

1. 内镜检查

胃镜检查是诊断早期胃癌的有效方法，可直接观察病变部位，并可直接取病变组织作病理学检查，以确定诊断。

2. 影像学检查

（1）X线钡餐检查：X线气钡双重造影，通过黏膜相和充盈相的观察作出诊断。结节型胃癌表现为突向腔内的充盈缺损；溃疡型胃癌主要显示胃壁内龛影，黏膜集中、中断、紊乱和局部蠕动波不能通过；浸润型胃癌可见胃壁僵硬、蠕动波消失，呈狭窄的"革袋状胃"。

（2）腹部超声：主要用于观察胃的邻近脏器受浸润及淋巴转移的情况。

（3）螺旋CT：有助于胃癌的诊断和术前临床分期。

3. 实验室检查

粪便隐血试验阳性。

（六）治疗

早期发现，早期诊断和早期治疗是提高胃癌疗效的关键。手术在胃癌的治疗中占主导地位，仍是治疗胃癌的首选方法。而根治性手术是能够达到治愈目的的重要方法，再积极辅以化疗、放疗、免疫治疗及生物治疗等综合治疗以提高疗效。

1. 手术治疗

（1）根治性手术：按癌肿所在部位整块切除胃的全部或大部，以及大、小网膜和局域淋巴结,并重建消化道。切除端应距癌肿边缘 5 cm 以上,若癌肿范围较大或已穿透浆膜并侵及周围脏器时,可采取胃癌扩大根治术或联合脏器(包括胰体、尾及脾在内)切除。

(2)微创手术:近年来胃癌的微创手术已日趋成熟,包括胃镜下胃黏膜癌灶切除和腹腔镜下作胃楔形切除、胃部分切除,甚至是全胃切除术。

(3)姑息性手术:用于肿瘤广泛浸润并转移、不能完全切除者。通过切除肿瘤可以缓解症状,延长生存期。手术包括:姑息性胃切除术、胃肠吻合术、空肠造口术等。

2. 化学治疗

化学治疗是最主要的辅助治疗方法,用于根治性手术的术前、术中、术后,延长生存期。晚期胃癌患者采用适量化疗,能减缓肿瘤的发展速度,改善症状,有一定的近期效果。其目的在于杀灭残留的微小癌灶或术中脱落的癌细胞,提高综合治疗效果。化疗途径可采用口服、静脉、腹膜腔、动脉插管区域灌注给药等。

3. 胃癌的其他治疗

胃癌的其他治疗包括放疗、免疫治疗、生物治疗、中医中药等。

二、护理

(一)护理问题

1. 焦虑、恐惧

与对疾病缺乏了解、担心治疗效果及预后有关。

2. 营养失调:低于机体需要量

与摄入不足、体液丢失及癌肿导致的消耗增加有关。

3. 知识缺乏

缺乏术后康复及综合治疗相关的知识。

4. 潜在并发症

出血、十二指肠残端破裂、吻合口瘘、消化道梗阻、倾倒综合征等。

(二)护理措施

1. 术前护理

(1)缓解焦虑和恐惧:患者对癌肿及预后存有很大顾虑,常有悲观焦虑情绪,应视情况与家属协商寻找合适时机,帮助患者尽快面对疾病,向患者介绍相关疾病知识、手术治疗的必要性以及综合治疗的效果,鼓励患者表达自身感受和学会自我

第三章　胃及十二指肠疾病的护理

放松的方法；并根据个体情况进行有针对性的心理护理，以增强患者对手术治疗的信心。此外，还应鼓励患者家属和朋友给予患者关心和支持，使其能很好地配合治疗和护理。

（2）改善营养状况：胃癌患者，尤其是伴有梗阻和出血者，手术前常由于食欲减退、摄入不足、消耗增加和恶心、呕吐而导致营养状况欠佳。护士应根据患者的饮食和生活习惯，合理制定食谱。给予高蛋白、高热量、高维生素、低脂肪、易消化和少渣的食物；对不能进食者，应遵医嘱给予静脉补液，补充足够的热量，必要时补充血浆或全血，以改善患者的营养状况，提高其对手术的耐受力。

（3）协助患者做好各种检查及手术前常规准备，做好健康教育，如教会患者深呼吸、有效咳嗽、床上翻身及肢体活动方法等。

2．术后护理

（1）病情观察：术后严密观察患者生命体征、神志及尿量的变化，或根据医嘱给予心电监护。注意有无内出血、腹膜刺激征、腹腔脓肿等迹象，发现异常及时通知医师给予处理；同时观察腹部及伤口情况，注意有无腹痛、腹胀，伤口敷料有无渗血、渗液等。

（2）体位及活动：全身麻醉患者去枕平卧头后仰偏向一侧，麻醉清醒、血压平稳后改半卧位，有利于呼吸和循环，减少切口缝合处张力，减轻疼痛和不适，以利腹腔引流。卧床期间，协助患者翻身，病情允许，鼓励患者早期下床活动。如无禁忌，术日可活动四肢，术后第1天床上翻身或坐起做轻微活动，第2~3天视情况协助患者在床边活动，第4天可在室内活动。患者活动量应根据个体差异而定。

（3）禁食、胃肠减压：术后早期给予禁食、胃肠减压，可减轻胃肠道张力，促进吻合口愈合。

（4）镇痛：对术后切口疼痛的患者，可遵医嘱给予镇痛药物，促进舒适。应用自控止痛泵的患者，应注意预防并处理可能发生的并发症，如尿潴留、恶心、呕吐等。

（5）饮食与营养：术后早期应禁食，遵医嘱给予肠外营养或肠内营养，并做好营养支持的相应护理。待肠蠕动功能恢复、肛门排气后方可拔出胃管，拔管当日可少量饮水或米汤，以后逐步过渡到半量流食、全量流食，继而半流食、软食直至正常饮食。

3．健康指导

（1）胃癌的预防：积极治疗Hp感染和胃癌的癌前病变，如慢性萎缩性胃炎、胃溃疡等；养成良好的饮食习惯，少食腌制、熏、烤食品，戒烟酒；保持心情舒

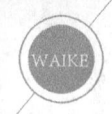

畅，中医强调"七情"是致病的重要因素。人在受到各种精神刺激、情绪波动时，可促进肿瘤的发生和发展。所以，应保持良好的心态，避免不必要的情绪刺激；高危人群定期检查，如粪隐血试验、X线钡餐检查、内镜检查等。

（2）适当运动：参加一些适量的有氧运动，注意劳逸结合，避免过度劳累。

（3）定期复查：向胃癌患者及家属讲解化疗的必要性和不良反应，以及每一个疗程的间隔时间。化疗期间患者应注意饮食，定期门诊随访，检查血常规、肝功能等，并注意预防感染。术后3年内每3~6个月复查1次，3~5年每半年复查1次，5年后每年1次。内镜检查每年1次。如有腹部胀满不适、肝区胀痛、锁骨上淋巴结肿大等表现时，应随时复查。

（史　娟）

第四章 肠道及胆道疾病的护理

第一节 小肠破裂

一、概述

小肠是消化管中最长的一段肌性管道，也是消化与吸收营养物质的重要场所。人类小肠全长 3～9 m，平均 5～7 m，个体差异很大。小肠分为十二指肠、空肠和回肠三部分，十二指肠属上消化道，空肠及其以下肠段属下消化道。

各种外力的作用所致的小肠穿孔称为小肠破裂。小肠破裂在战时和平时均较常见，多见于交通事故、工矿事故、生活事故，如坠落、挤压、刀伤和火器伤。小肠可因穿透性与闭合性损伤造成肠管破裂或肠系膜撕裂。小肠占满整个腹部，又无骨骼保护，因此易于受到损伤。由于小肠壁厚，血运丰富，故无论是穿孔修补或肠段切除吻合术，其成功率均较高，发生肠瘘的机会少。

（一）临床表现

小肠破裂后在早期即产生明显的腹膜炎体征，这是因为肠管破裂肠内容物溢出所致。症状以腹痛为主，程度轻重不同，可伴有恶心及呕吐，腹部检查肠鸣音消失，腹膜刺激征明显。

小肠损伤初期一般均有轻重不等的休克症状，休克的深度除与损伤程度有关外，主要取决于内出血的多少，表现为面色苍白、烦躁不安、脉搏细速、血压下降、皮肤发冷等。若为多发性小肠损伤或肠系膜撕裂大出血，可迅速发生休克并进行性恶化。

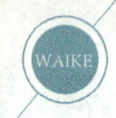

（二）诊断

1. 实验室检查

白细胞计数升高说明腹腔炎症；血红蛋白含量取决于内出血的程度，内出血少时变化不大。

2. X 线检查

X 线透视或摄片检查有无气腹与肠麻痹的征象，因为一般情况下小肠内气体很少，且损伤后伤口很快被封闭，不但膈下游离气体少见，且使一部分患者早期症状隐匿。因此，阳性气腹有诊断价值，但阴性结果也不能排除小肠破裂。

3. 腹部 B 超检查

此检查对小肠及肠系膜血肿、腹腔积液均有重要的诊断价值。

4. CT 或磁共振检查

此检查对小肠损伤有一定诊断价值，而且可对其他脏器进行检查，有时可能发现一些未曾预料的损伤，有助于减少漏诊。

5. 腹腔穿刺

有混浊的液体或胆汁色的液体，说明肠破裂，穿刺液中白细胞、淀粉酶含量均升高。

（三）治疗

1. 治疗原则

（1）防治休克。

（2）抗感染。

（3）纠正水、电解质紊乱。

（4）手术治疗。

2. 用药原则

（1）对单纯性肠穿孔且一般状况较好者，术后以补液、抗感染、纠正水电解质紊乱为主。

（2）伴有休克者，积极抗休克。

（3）对于老年患者，破损严重且伴营养状况不良者，术后应注意加强支持疗法，必要时给予输血或人体白蛋白，以增强伤口的愈合能力。

3. 手术治疗

（1）小肠破裂的诊断一旦确定，应立即进行手术治疗。手术方式以简单修补为主，一般采用间断横向缝合以防修补后肠腔发生狭窄。

（2）有以下情况时，则应采用部分小肠切除吻合术：①裂口较大或裂口边缘部肠壁组织挫伤严重者；②小段肠管有多处破裂者；③肠管大部分或完全断裂者；④肠系膜损伤影响肠管血液循环者。

二、护理

（一）护理评估

小肠损伤大多在意外情况下突然发生，加之伤口、出血及内脏脱出的视觉刺激和对预后的担忧，患者多表现为紧张、焦虑、恐惧。应了解其患病后的心理反应、对本病的认知程度和心理承受能力、家属及亲友对其支持情况、经济承受能力等。

（二）护理问题

1. 有体液不足的危险

与创伤致腹腔内出血、体液过量丢失、渗出及呕吐有关。

2. 焦虑、恐惧

与意外创伤的刺激、疼痛、出血、内脏脱出的视觉刺激及担心疾病的预后等有关。

3. 体温过高

与腹腔内感染毒素吸收和伤口感染等因素有关。

4. 疼痛

与小肠破裂或手术有关。

5. 潜在并发症

腹腔感染、肠瘘、失血性休克。

6. 营养失调：低于机体需要量

与消化道的吸收面积减少有关。

（三）护理目标

（1）患者体液平衡得到维持，生命体征稳定。

（2）患者情绪稳定，焦虑或恐惧减轻，主动配合医护工作。

（3）患者体温维持正常。

（4）患者主诉疼痛有所缓解。

（5）护士密切观察病情变化，如发现异常，及时报告医师，并配合处理。

（6）患者体重不下降。

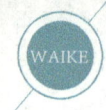

（四）护理措施

1. 一般护理

（1）伤口处理：对开放性腹部损伤者，妥善处理伤口，及时止血和包扎固定。若有肠管脱出，可用消毒或清洁器皿覆盖保护后再包扎，以免肠管受压、缺血而坏死。

（2）病情观察：密切观察生命体征的变化，每 15 min 测定脉搏、呼吸、血压 1 次。重视患者的主诉，若主诉心慌、脉快、出冷汗等，及时报告医师。不注射止痛药（诊断明确者除外），以免掩盖伤情。不随意搬动伤者，以免加重病情。

（3）腹部检查：每 30 min 检查 1 次腹部体征，注意腹膜刺激征的程度和范围变化。

（4）禁食和灌肠：禁食和灌肠可避免肠内容物进一步溢出，造成腹腔感染或加重病情。

（5）补充液体和营养：注意纠正水、电解质及酸碱平衡失调，保证输液通畅，对伴有休克或重症腹膜炎的患者可进行中心静脉补液，这不仅可以保证及时大量的液体输入，而且有利于中心静脉压的监测。根据患者具体情况，适量补给全血、血浆或人血白蛋白，尽可能补给足够的热量和蛋白质、氨基酸及维生素等。

2. 心理护理

关心患者，加强交流，讲解相关病情、治疗方式及预后，使患者了解自己的病情，消除患者的焦虑和恐惧，保持良好的心理状态，并与其一起制定合适的应对机制，鼓励患者，增强治疗的信心。

3. 术后护理

（1）妥善安置患者：麻醉清醒后取半卧位，有利于腹腔炎症的局限，改善呼吸状态。了解手术的过程，查看手术的部位，对引流管、输液管、胃管及氧气管等进行妥善固定，做好护理记录。

（2）监测病情：观察患者血压、脉搏、呼吸、体温的变化。注意腹部体征的变化。适当服用止痛药，减轻患者的不适。若切口疼痛明显，应检查切口，排除感染。

（3）引流管的护理：腹腔引流管保持通畅，准确记录引流液的性状及量。腹腔引流液应为少量血性液，若为绿色或褐色渣样物，应警惕腹腔内感染或肠瘘的发生。

（4）饮食：继续禁食、胃肠减压，待肠功能逐渐恢复、肛门排气后，方可拔除胃肠减压管。拔除胃管当天可进清流食，第2天进流质饮食，第3天进半流食，逐渐过渡到普食。

（5）营养支持：维持水、电解质和酸碱平衡，增加营养。维生素主要是在小肠被吸收，小肠部分切除后，要及时补充维生素C、维生素D、维生素K和复合维生素B等维生素和微量元素钙、镁等，可经静脉、肌内注射或口服进行补充，预防贫血，促进伤口愈合。

4. 健康教育

（1）注意饮食卫生，避免暴饮暴食，进易消化食物，少食刺激性食物，避免腹部受凉和饭后剧烈活动，保持排便通畅。

（2）注意适当休息，加强锻炼，增加营养，特别是回肠切除的患者要长期定时补充维生素B_{12}等营养素。

（3）定期门诊随访。若有腹痛、腹胀、停止排便及伤口红、肿、热、痛等不适，应及时就诊。

（4）加强社会宣传，增进劳动保护、安全生产、安全行车、遵守交通规则等知识，避免损伤等意外的发生。

（5）普及各种急救知识，在发生意外损伤时，能进行简单的自救或急救。

（6）无论腹部损伤的轻重，都应经专业医务人员检查，以免贻误诊治。

（戴晓萍）

第二节　肠结核

一、概述

肠结核是指结核分枝杆菌在肠道所引起的慢性特异性感染，多见于青壮年，女性患者略多于男性。肠结核所致的肠管狭窄、炎性肿块及肠穿孔需外科治疗。

肠结核多数继发于肺结核，继发性肠结核最常见的感染方式为肺结核患者吞咽自己的痰液，未被消化而进入肠道，65%~95%的肺结核患者同时伴有肠结核。原发性肠结核少见，原发性肠结核的主要感染原因是饮用被结核分枝杆菌污染的牛奶。比较少见的感染途径还有结核菌经血液循环进入肝脏后随胆汁进入肠道、急性粟粒型肺结核经血行播散、由邻近结核病灶直接蔓延、淋巴途径等。

（一）临床表现

1. 腹痛

在溃疡型肠结核患者中，腹痛可呈隐痛、钝痛及痉挛性绞痛，多以右下腹及脐周为主，但严重时也可累及腹上区甚至全腹部。而在增生型肠结核患者中，由于肿块持续增大，肠腔狭窄明显，可出现较明显的肠梗阻样腹痛，呈阵发而逐渐加剧的绞痛。腹痛可伴有纳差、恶心、呕吐等非特异性胃肠道症状，也可伴腹胀、停止排气排便等肠梗阻症状。

2. 腹泻

在活动性肺结核患者中出现腹泻症状时应疑有伴发肠结核的可能。腹泻可能是单纯溃疡、部分肠梗阻或肠壁的交感神经丛被累及所导致。腹泻的次数一般每日3~6次，多为稀便，若伴有结肠受累时可有黏液及脓血便。

3. 腹部肿块

在增生型肠结核患者中多见，右下腹可见梗阻而导致的肠型或直接可触及肿块，肿块多不能推动，质硬，多无压痛。

4. 全身症状

全身症状主要表现为结核菌所致的中毒症状，如身体虚弱、食欲减退、体重减轻、低热、盗汗。

（二）诊断

1. 实验室检查

实验室检查可见血红蛋白下降、红细胞沉降率增快。合并肺结核的患者痰找结核分枝杆菌可以呈阳性。粪便浓缩找结核分枝杆菌及结核分枝杆菌培养，尽管阳性率不高，但对痰找结核分枝杆菌阴性的患者具有诊断意义。

2. 消化道钡剂造影

此检查有助于肠结核的诊断，溃疡型肠结核的典型表现为肠管运动加快、痉挛收缩，甚至持续性痉挛产生激惹现象，造成肠管无法被钡剂充盈，而病变的上下肠段均充盈良好，出现所谓的跳跃征。增生型肠结核的典型表现为盲肠和升结肠近段肠腔狭窄、僵硬、黏膜紊乱、结肠袋正常形态消失，可见息肉样充盈缺损，升结肠缩短致回盲部上移，伴有末端回肠扩张时提示回盲瓣受累。

3. 胸部X线片检查

此检查有助于发现肺内可能存在的活动性或陈旧性结核病灶。

4. 结肠镜检查

此检查可明确回盲部或结肠结核的诊断。

(三) 治疗

1. 非手术治疗

抗结核药物治疗，采取早期治疗、联合用药、服药规律、全程督导的原则。

（1）异烟肼：日剂量 0.3～0.4 g；利福平，日剂量 0.45～0.6 g。

（2）乙胺丁醇：日剂量 0.75～1.0 g。

（3）对氨基水杨酸（PAS）：日剂量 8～12 g。

（4）链霉素：日剂量 0.75～1.0 g，采用二联或三联用药；除 PAS 宜分次口服外，其余口服药均可顿服。疗程 6 个月至 1 年，同时应注意支持疗法及护肝治疗。

2. 手术治疗

（1）适应证：适用于回盲部增生型结核包块、肠梗阻、急性穿孔、保守治疗无效的大出血及肠外瘘时。

（2）手术原则：应视病变部位及局部病理改变做相应的肠段切除、右半结肠切除或引流术等，并应继续抗结核治疗。

（3）手术方式：肠切除吻合术或肠造口术。回盲部结核做右半结肠切除，回肠结肠对端吻合术；回肠结核做局部切除，健康肠管对端吻合，多发性病变应分段切除吻合，避免做广泛性肠切除术：结核并发梗阻、穿孔。出血、肠外瘘均应切除病变肠段后行肠吻合术，但肠外瘘与周围肠管粘连紧密，甚至包裹成团者，可做病变远近端短路手术或近端造口术，术后加强抗感染及抗结核治疗，待全身情况好转或局部炎症吸收后再行二期手术。

二、护理

(一) 非手术治疗护理 / 术前护理

1. 心理护理

结核病为慢性疾病，病程长，抗结核药应用时间长，用药过程中易出现不良反应，加上患者体质弱、自理能力下降，使患者很容易产生悲观厌世的情绪。护理人员应深入病房，耐心解释病情及预后，解除患者顾虑，取得患者及家属的支持与配合。调动患者积极性，使其主动配合治疗，并对治疗树立信心。

2. 饮食护理

告知患者及其家属，充足的营养是促进结核病早日治愈的重要措施之一，鼓励患者进食高蛋白、高热量、富含维生素的食物，如牛奶、鸡蛋、豆类、鱼和水果等。保证总热量在 8 368 ~ 12 552 kJ/d，其中蛋白质 15 ~ 20 g/（kg·d）。

3. 皮肤护理

肠结核患者由于营养低下，活动无耐力，长期卧床，极易出现皮肤破损。应经常为患者擦浴，按摩受压部位及骨隆突处。保持床单位的清洁干燥，鼓励患者多活动。

4. 用药护理

大多数抗结核药物对肝脏都有一定的毒性作用，应定时进行肝功能检测。若出现指（趾）末端麻木、疼痛，系异烟肼引起的周围神经炎，可遵医嘱予以维生素 B_6 治疗；若出现耳聋、耳鸣、眩晕等症状，系链霉素、卡那霉素对听觉神经的损害，应及时停药；若出现视力改变，系乙胺丁醇对视神经的损害，应及时停药。

5. 病情观察

（1）腹痛及排便情况：观察患者是否腹痛减轻或加重；观察排便情况，腹泻次数是否减少，是否有排便不畅的情况，或肛门停止排便排气的情况。

（2）体温和脉搏：应每日 3 次准确测量，以观察其变化，从而判断抗结核药物的疗效。

（二）术后护理

1. 饮食护理

禁食，胃肠减压期间由静脉补充水、电解质，待 2 ~ 3 d 肛门排气后可拔除胃管，进流质饮食，如各种营养汤类；无不良反应，可改为半流质饮食，如牛奶、粥类、面条、米粉、蒸蛋；术后 1 周可进少渣饮食，应给予高蛋白、高热量、丰富维生素、低渣的食物。

2. 体位与活动

病情平稳者，术后可改为半卧位，以利于腹腔引流并经常在床上翻身变换体位，可用松软的枕头将腰背部垫起。病情许可时，尽量协助患者早期下床活动，促进肠蠕动恢复，防止肠粘连。其方法为第 1 天可扶患者坐在床沿，待适应后，第 2 天可协助在床旁活动，并逐步扩大活动范围，第 3 天可室外小范围活动。

3. 管道的护理

了解管道的作用,严格无菌操作,妥善固定,防止移位、脱出。保持引流管的通畅,避免受压、扭曲、堵塞;观察记录引流液的色、量、性状,待引流管量减少、色清后方可拔除。

4. 用药护理

手术后仍必须继续服用抗结核药物,并观察用药的反应。

5. 严密观察病情

观察患者的生命体征、腹部症状和体征的变化,观察腹痛腹胀的改善程度及肛门排气排便的情况。

(曾文娇)

第三节 肠伤寒穿孔

一、概述

肠穿孔是伤寒病的严重并发症,肠伤寒病变最显著部位为末段回肠,肠壁的淋巴结发生坏死,黏膜脱落形成与肠纵轴相平行的溃疡。穿孔与溃疡形成的时间一致,多在伤寒病程的 2~3 周。

80% 的穿孔发生在距回盲瓣 50 cm 以内,多为单发,多发穿孔占 10%~20%。

(一)临床表现

1. 伤寒病临床表现

(1)持续性高热。

(2)表情淡漠。

(3)相对缓脉。

(4)脾大。

(5)皮肤玫瑰疹。

2. 肠穿孔症状及体征

(1)病程 2~3 周后,突发右下腹痛,迅速弥漫全腹。

(2)右下腹及全腹明显压痛。

(3)肠鸣音消失。

(4)有病例穿孔前有腹泻或便血史。

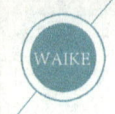

（二）诊断

1. 实验室检查

白细胞计数迅速升高，血清肥达反应阳性，大便病原菌培养阳性。

2. X线检查

腹部平片或透视约2/3病例可发现气腹。

（三）治疗

肠伤寒穿孔确诊后应及时剖腹手术。手术原则为穿孔修补缝合术，并应对术中发现的其他肠壁菲薄接近穿孔病变处——做浆肌层缝合，以防术后新的穿孔。对病变严重或多发穿孔，可考虑缝合穿孔后加做病变近侧回肠插管造口术。肠切除应严格限制于穿孔过多、并发肠道大出血、患者全身情况允许等少数病例。术后均应放置引流并继续对伤寒病的治疗。

二、护理

（一）非手术治疗护理/术前护理

1. 心理护理

患者起病急，腹痛较剧烈，且病情发展快，患者缺乏思想准备，担心不能得到及时治疗和预后不良，往往急躁和焦虑。护士应主动关心患者，向患者解释腹痛的原因，以稳定患者情绪，取得患者的积极配合。

2. 体位护理

采取半坐卧位，可使腹腔内炎症局限，减轻全身中毒症状，并有利于积液或脓液引流；其次可使腹肌放松，膈肌下降，有助于改善呼吸功能。

3. 禁食和胃肠减压

可减少胃肠积聚，减少消化液自穿孔处漏出，减轻腹痛和腹胀。

4. 维持水、电解质、酸碱平衡

迅速建立静脉通路，根据医嘱合理安排输液。

5. 加强病情观察

生命体征、腹部体征，如患者腹痛加剧，表示病情加重。

（二）术后护理

1. 严密观察病情

术后每2h测量血压、脉搏、呼吸，连续测量6次正常后可延长间隔时间。

2. 治疗护理

术后继续抗伤寒治疗。

3. 饮食护理

同肠结核。

4. 体位与活动

同肠结核。

5. 管道的护理

同肠结核。

（史 娟）

第四节 肠瘘

一、概述

肠瘘是指肠管之间、肠管与其他器官或者体外出现病理性通道，造成肠内容物流出肠腔，引起感染、体液丢失、营养不良和器官功能障碍等一系列病理生理改变。肠瘘可分为内瘘和外瘘两类，内瘘是指肠管与其他空腔器官相通、肠内容物不流出腹壁外者，如胃结肠瘘、肠膀胱瘘；外瘘是指肠壁上有异常穿孔，致肠内容物由此漏出体表外，主要见于术后并发症，如小肠瘘、结肠瘘等。

（一）病因与分类

1. 非创伤性

（1）急性或慢性炎症和特异性感染，先有弥漫性或局限性腹膜炎，后形成腹腔脓肿，脓肿自行穿破或手术切开后，开始表现为肠外瘘。

（2）各种疾病引起的肠绞窄和急性穿孔。

（3）肿瘤侵蚀腹壁溃破。

2. 创伤性

（1）人造瘘：为达到治疗目的而造成。

（2）手术：因肠壁的缝合不妥，致在缝合处先有肠内容物漏出成为腹腔脓肿，以后再自行穿出腹壁或经手术引流而形成肠外瘘；因误伤肠管或其血运引起肠壁坏死穿孔；继腹腔脓肿的引流以后，因引流管放置位置不当或其他异物的刺激而形成肠壁坏死穿孔；手术方式不妥或错误也可造成肠外瘘。

（3）腹部的穿透性损伤、火器伤、锐器伤。

（4）放射损伤。

（二）病理生理

肠瘘出现后，将引起一系列特有的病理生理改变，主要包括水与电解质紊乱和酸碱平衡失调、营养不良、消化酶的腐蚀作用、感染以及器官功能障碍等方面。依据瘘口的位置、大小、流量以及原有疾病的不同，肠瘘对机体造成的影响也不相同。瘘口小、位置低、流量少的肠瘘引起的全身病理生理改变小；高位、高流量的瘘则引起的病理生理改变比较明显，甚至出现多器官功能衰竭而导致患者死亡。

1. 水、电解质紊乱和酸碱平衡失调

肠瘘按其流出量的多少分为高流量瘘与低流量瘘。消化液丢失量的多少取决于肠瘘的部位，十二指肠、空肠瘘丢失肠液量大，称为高位肠瘘；而结肠及回肠瘘肠液损失少，称为低位肠瘘。大量肠液流失可引起水、电解质紊乱和酸碱平衡失调，甚至危及患者生命。

2. 营养不良

因肠液丢失，肠液中营养物质和消化酶丢失，消化吸收功能障碍，合并感染等因素，加重了营养不良，其后果与短肠综合征相同。

3. 消化酶的腐蚀作用

肠液腐蚀皮肤可使皮肤发生糜烂、溃疡甚至坏死，消化液积聚在腹腔或瘘管内，可能腐蚀其他器官，也可能腐蚀血管造成大量出血，伤口难以愈合。

4. 感染

肠瘘一旦发生，由于引流不畅可造成腹腔内脓肿形成。肠腔内细菌污染周围组织而发生感染，又因消化酶的腐蚀作用使感染难以局限，如肠瘘与胆道、膀胱相通则引起相应器官的感染，甚至发生败血症。

（三）临床表现

1. 症状

肠外瘘的主要临床表现是腹壁有一个或多个瘘口，有肠液、胆汁、气体或食物排出，术后肠外瘘患者可于手术 3～5 d 后出现症状，先有腹痛、腹胀及体温升高，继而出现局限性或弥漫性腹膜炎征象或腹内脓肿。术后 1 周左右，脓肿向切口或引流口穿破，创口内即可见脓液、消化液和气体排出。

2. 体征

较小的肠外瘘可仅表现为经久不愈的感染性窦道,于窦道口间歇性地有肠内容物或气体排出。严重的肠外瘘可直接在创面观察到破裂的肠管和外翻的肠黏膜,即唇状瘘;或虽不能直接见到肠管,但有大量肠内容物流出,称为管状瘘。由于瘘口流出液对组织的消化和腐蚀,再加上感染的存在,可引起瘘口部位皮肤糜烂或出血。肠外瘘发生后,由于大量消化液的丢失,患者可出现明显的水、电解质紊乱及酸碱平衡失调。由于机体处于应激状态,分解代谢加强,可出现负氮平衡和低蛋白血症。严重且病程长者,由于营养物质吸收障碍及大量含氮物质从瘘口丢失,患者体重可明显下降,并可见皮下脂肪消失或骨骼肌萎缩。

(四)诊断

1. 实验室检查

(1)血常规:白细胞计数和中性粒细胞比例增多,血红蛋白值、红细胞计数下降。

(2)血清电解质:可有低血钾、低血钠等血清电解质紊乱的表现。

2. 影像学检查

(1)B 超及 CT 检查:可以检查腹腔内有无脓肿及其分布情况,了解有无胸腹腔积液、有无腹腔实质器官的占位病变等,必要时可在 B 超引导下经皮穿刺引流。

(2)消化道造影:包括口服对比剂行全消化道造影和经腹壁瘘口行消化道造影,是诊断肠瘘的有效手段。消化道造影常可明确是否存在肠瘘、肠瘘的部位与数量、瘘口的大小、瘘口与皮肤的距离、瘘口是否伴有脓腔以及瘘口的引流情况,同时还可明确瘘口远端、近端肠管是否通畅。对肠瘘患者进行消化道造影检查时,应注意对比剂的选择。一般不宜使用钡剂,因为钡剂不能吸收也难以溶解,会造成钡剂存留在腹腔和瘘管内,形成异物,影响肠瘘的自愈;钡剂漏入腹腔或胸腔后引起的炎性反应也较剧烈。一般对早期肠外瘘患者多使用 60% 泛影葡胺,将 60% 的泛影葡胺 60～100 mL 直接口服或经胃管注入。造影时应动态观察胃肠蠕动和对比剂分布的情况,注意对比剂漏出的部位、漏出的量与速度、有无分支岔道和脓腔等。

(3)瘘管造影:如果是唇状瘘,在明确瘘口近端肠管的情况后,还可经瘘口向远端肠管注入对比剂进行检查。

(五)治疗

1. 控制感染

(1) 在瘘的早期,如引流不畅,在进行剖腹探查时,应用大量等渗盐液冲洗腹腔,并做多处引流;或扩大瘘口以利于引流。

(2) 肠瘘或腹腔脓肿部均用双套管 24 h 持续负压引流。

(3) 在治疗过程中,严密观察有无新的腹腔脓肿形成,并及时处理。

2. 瘘口处理

(1) 早期主要应用双套管做持续负压引流,将漏出的肠液尽量引流至体外。经 1～4 周引流后,可形成完整的瘘管,肠液不再溢出至瘘管以外的腹腔内;再经持续负压引流,如无妨碍瘘口自愈的因素,管状瘘一般在 3～6 周内可自愈。全胃肠道外营养可减少肠液的分泌量,如加用生长激素抑制素则更能降低肠液漏出量,提高管状瘘的自愈率,缩短愈合时间。

(2) 感染控制、瘘管形成后,经造影证实无脓腔、远侧肠袢无梗阻时,管状瘘可应用医用黏合剂堵塞瘘管,控制肠液外漏,促进瘘管愈合。

(3) 唇状瘘或瘘口大、瘘管短的管状瘘,可用硅胶片内堵,起机械性关闭瘘口的作用,并保持肠道的连续性,控制肠液外漏,恢复肠道功能,达到简化处理与加强肠道营养支持的目的。若远侧肠袢有梗阻,则不能用"内堵",仍应进行持续负压引流。

(4) 在肠液引流良好的情况下,瘘口较小、瘘口周围皮肤无糜烂者,可用人工肛门袋,既可保护皮肤、防止皮肤糜烂,又可减少换药次数、方便患者活动。若皮肤有糜烂,应每日更换敷料 1～2 次,一般不需应用油膏保护;如有需要,可涂敷复方氧化锌软膏。

3. 营养支持

瘘管发生早期或肠道功能未恢复时,可应用全胃肠外营养。若需较长时间应用全胃肠道外营养,应补给谷氨酰胺。

4. 手术治疗

(1) 手术指征:①未愈的管状瘘,影响管状瘘愈合的因素有结核、肿瘤、远侧肠袢梗阻、异物存留、瘘口附近有残余脓肿、瘘管瘢痕化或上皮化等;②唇状瘘,此种瘘很少能自愈。

(2) 手术方式:肠瘘的手术方式有瘘口局部肠袢楔形切除缝合术、肠段切除吻合术、肠瘘部肠袢旷置术与带血管蒂肠浆肌层片或全层肠片修补术等,其中以肠段切除吻合术最为常用。肠浆肌层片用于修复肠段难以切除的瘘。

二、护理

（一）护理问题

1．营养失调：低于机体需要量

与肠液大量外漏、炎症和创伤等所致的高消耗有关。

2．体液不足

与禁食、肠液大量外漏有关。

3．皮肤的完整性受损

与瘘口周围皮肤被消化液腐蚀致糜烂后有关。

4．潜在的并发症

腹腔感染、胃肠道后瘘口出血、肝（肾）功能障碍。

（二）护理措施

1．心理护理

向患者及其家属解释肠瘘的发生、发展过程和治疗，使其消除顾虑，增强对疾病治疗的信心。

2．维持体液平衡

严密监测患者的生命体征及症状、体征的变化；正确记录出入量；遵医嘱收集血标本，分析血清电解质及血气分析结果等。若患者出现口渴、少尿、皮肤弹性差及生命体征的改变，应及时调整输液种类、速度和电解质。

3．控制感染

取低半坐卧位，以利于漏出液积聚于盆腔和局限化，减少毒素吸收及引流。加强负压引流及灌洗护理，一般情况下负压以 $-20 \sim -7$ kPa 为宜，具体应根据肠液黏稠度及日排出量调整。注意避免负压过小致引流不充分，或负压太大造成肠黏膜吸附于管壁引起损伤和出血。当瘘管形成，漏出液少时，应降低压力。保持引流管通畅，妥善固定引流管，保持各处连接紧密，避免扭曲、脱落。定时挤压引流管，及时清除双腔套管内的血细胞凝集块、坏死组织等，以免堵塞。可通过灌洗和吸引的声音判断引流效果，若吸引过程中听到明显气过水声，表明引流效果好。若出现管腔堵塞，可朝顺时针方向缓慢旋转松动外套管；若无效，应通知医师，另行更换引流管。通过灌洗和吸引量判断进出量是否平衡，若灌洗量大于吸引量，常提示吸引不畅，须及时处理。调节灌洗液的量及速度，通过腹腔灌洗可稀释浓稠的肠液，减少其对周围组织的刺激，同时有利于保持负压吸引的通畅。灌洗液的量及速度取决于引流液的量及性状，一般每日的灌洗量为 2 000 ~ 4 000 mL，速度为 40 ~ 60 滴/min。若引流液量多且黏稠，可适当加大灌洗的量及速度；而在瘘管形成时，肠液溢出减少后，灌洗量可适当减少。灌洗液以等渗盐水为主，若有脓腔形成或腹腔内感染严重，灌洗的等渗盐水内可加入敏感抗生素。灌洗时，注意保持灌洗液的温度在 30 ~ 40 ℃，避免过冷所造成的不良刺激。

4. 堵瘘的护理

肠瘘经过引流、冲洗后，成为被控制的瘘（肠液能按治疗的要求引流至体外）。此时可根据瘘的情况选用不同的堵瘘方法，包括外堵法和内堵法两种。外堵法适用于经过充分引流、冲洗、已经形成完整、管径直的瘘管。用医用黏合胶、盲端橡胶管或塑料管、水压等方法将瘘管堵塞，可达到肠液不外溢、瘘口自行愈合的目的。瘘口外堵后，护理时应注意外堵物是否合适、肠液有无继续外漏、患者有无疼痛不适、瘘口周围组织有无红肿，体温、脉搏、呼吸有无变化。若有肠液外渗，除调整外堵方法外，还须及时更换敷料，瘘口周围皮肤涂复方氧化锌软膏保护。内堵法适用于需手术才能治愈的唇状瘘及瘘管短且口径大的瘘，可用乳胶片或硅橡胶片等放入肠腔内将瘘口堵住，使肠液不再流至肠外。护理时应注意观察有无因堵片损伤周围组织而导致的炎症；堵片位置是否合适；注意观察肠液外溢的量，若肠液溢出量大，应注意堵片位置有无移动或堵片质地变软、弹性不够、不能与肠黏膜紧贴，必要时更换堵片。听取患者的主诉并观察腹部体征，若出现腹痛、腹胀、恶心、呕吐、肠鸣音亢进等，可能为堵片位置不合适引起的机械性肠梗阻，应予以及时处理。

5. 营养支持

因大量营养物质从瘘流失，加之禁食、感染及消耗，若不注重营养补充，机体将迅速发生衰竭。在瘘早期时，多采用经中心静脉置管行全胃肠外营养；随着病情的稳定、漏出液减少、肠功能恢复，逐渐恢复肠内营养。

6. 瘘口周围皮肤的护理

瘘管渗出的肠液具有较强的腐蚀性，常造成周围皮肤糜烂，甚至溃疡、出血。应定期观察负压吸引是否通畅，及时处理引流管堵塞；及时发现并吸净漏出的肠液，保持皮肤清洁、干燥；局部清洁后涂抹复方氧化锌软膏保护。清洗皮肤时应选用中性皂液或 0.5% 氯己定。若局部皮肤发生糜烂，可采取红外线或超短波等理疗处理。

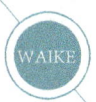

(三)健康教育

1. 疾病预防

(1)了解肠液溢出时及时清除的重要性,以防瘘口周围皮肤损伤。

(2)在瘘口封闭后可进行活动。

2. 自我护理

开始进食以低脂肪、适量蛋白、高糖类饮食为宜,随着肠道代谢功能的建立,可逐渐增加一些蛋白质与脂肪。食物宜低渣、易吸收,应由少量逐步增加,以防消化不良。

(史 娟)

第五节 胆石症

一、概述

(一)定义

胆石症是指胆管系统任何部位发生的结石,包括发生在胆囊和胆管内的结石,是胆管系统最普遍疾病。其发病率随年龄增长而增高。在我国,胆石症已由以胆管的胆色素结石为主转变为胆囊的胆固醇结石为主,胆石症的患病率为0.9%~10.1%,平均5.6%;男女比例为1:2.57。20余年来,随着影像学(B型超声、CT及MRI等)检查的普及,在自然人群中,胆石症的发病率达10%左右,国内尸检结果报告,胆石症的发生率为7%。随着生活水平的提高及饮食习惯的改变,胆石症的发生率有逐年增高的趋势,我国的胆结石以胆管的胆色素结石为主逐渐转变为以胆囊的胆固醇结石为主。

(二)病理生理

多年来的研究已证明,胆石是在多种因素影响下,经过一系列病理生理过程而形成的。这些因素包括胆汁成分的改变、过饱和胆汁或胆固醇呈过饱和状态、胆汁囊泡及胆固醇单水晶体的沉淀、促成核因子与抗成核因子的失调、胆囊功能异常、氧自由基的参与,以及胆管细菌、寄生虫感染等。部分胆管结石并不引起后果。一般胆石引起胆囊炎、结石嵌顿或阻塞胆管是主要和常见的后果。小的胆囊结石可移动到胆囊管、胆总管而使其发生堵塞,还可到达十二指肠内胆总管的末端。

(三)胆石的成因

胆石的成因非常复杂,迄今仍未完全明确,可能是多种因素综合作用的结果。有大量的研究探讨并从不同的侧面阐述了胆石的成因,提出了诸如胆固醇过饱和学说、β-巩膜血管膜部苷酶学说、胆红素钙沉淀-溶解平衡学说等。随着生物医学的不断发展,人们对胆石形成诱因的认识也在不断深入,主要归纳为以下几个方面。

1. 胆管感染

各种原因所致胆汁滞留,细菌或寄生虫侵入胆管而致感染。细菌产生的β-巩膜血管膜部酶和磷脂酶能水解胆汁中的脂质,使可溶性的结合胆红素水解为游离胆红素,后者与钙结合形成胆红素钙,促使胆色素结石形成。

2. 胆管异物

胆汁中的脱落上皮、炎症细胞、寄生虫残体和虫卵可构成胆红素钙结石的核心。胆管手术后的手术线结或Oddi括约肌功能紊乱时,食物残渣随肠内容物反流入胆管成为结石形成的核心。

3. 胆管梗阻

胆管梗阻引起胆汁淤滞,胆汁排出受阻,为胆红素钙的析出、沉淀、成核、聚积成石作了时间上的准备。其中的胆色素在细菌的作用下分解为非结合性胆红素,形成胆色素结石。

4. 代谢因素

胆汁内的主要成分为胆盐、磷脂酰胆碱和胆固醇。正常情况下,保持相对高的浓度而又呈溶解状态,三种成分按一定比例组合。胆固醇一旦代谢失调,如回肠切除术后,胆盐的肝肠循环被破坏,三种成分聚合点落在ABC曲线范围外,即可使胆固醇呈过饱和状态并析出、沉淀、结晶,从而形成胆固醇结石。此外,胆汁中的某些成核因子(如糖蛋白、黏蛋白和Ca^{2+}离子等)有明显的促成核作用,缩短了成核时间,促进结石的生长。

5. 胆囊功能异常

胆囊排空障碍,淤胆是胆囊结石形成的动力学机制,为结石生长提供了充足的时间和空间。

6. 其他

雌激素会影响肝内巩膜血管膜部胆红素的形成,使非结合胆红素增高,而雌激素又影响胆囊排空,引起胆汁淤滞,促发结石形成。绝经后用雌激素者,胆结石发病率明显增高；遗传因素与胆结石的成因有关。

（四）胆石的分类

从胆石含有的化学成分的种类来看，所有的胆石都大致相同：有胆固醇、胆红素、糖蛋白、脂肪酸、胆汁酸、磷脂等有机物，碳酸盐、磷酸盐等无机盐，以及钙、镁、铜、铁等10余种金属元素。但不同的结石中，各种化学成分的含量却差别甚大。

1. 根据结石的主要成分分类

将常见的结石分为三大类：胆固醇结石、胆色素结石和混合型结石，其中以胆固醇结石最为多见。其他少见的结石有以脂肪酸盐为主要成分的脂肪酸盐结石、以蛋白质为主要成分的蛋白结石。

（1）胆固醇结石：主要成分是胆固醇，成石诱因为脂类代谢紊乱，结石质坚，色白或浅黄。80%胆固醇结石位于胆囊内。小结石可通过胆囊管降入胆总管成为继发性胆总管结石；肝内胆管结石中虽然也有胆固醇结石，但极罕见。

（2）胆色素结石：分为棕色胆色素结石和黑色胆色素结石两个亚类，主要成分都是胆红素的化合物，包括胆红素酸与钙等金属离子形成的盐和螯合型高分子聚合物。

（3）混合型结石。

2. 根据胆石在胆管中的位置分类

（1）胆囊结石，指位于胆囊内的结石，其中70%以上是胆固醇结石。

（2）肝外胆管结石。

（3）肝内胆管结石，其中胆囊结石约占结石总数的50%。

（五）胆囊结石

胆囊结石是指发生在胆囊内的结石，常与急性胆囊炎并存，是胆管系统的常见病、多发病。在我国，其患病率为7%~10%，其中70%~80%的胆囊结石为胆固醇结石，约25%为胆色素结石；多见于女性，男女比例为1:（2~3）。40岁以后发病率随着年龄增长呈增高的趋势，随着年龄增长性别差异逐渐缩小，老年男女发病比例基本相等。

对胆囊结石，尤其是胆固醇结石成因的研究一度成为胆管外科的热点。研究表明，胆囊结石的形成不仅有多种生物学因素的影响，遗传因素和环境因素也是不可忽视的条件。胆囊结石是综合性因素作用的结果，主要与胆汁中胆固醇过饱和、胆固醇成核过程异常及胆囊功能异常有关。这些因素引起胆汁的成分和理化性质发生变化，使胆汁中的胆固醇呈过饱和状态，沉淀析出、结晶而形成结石。胆囊结石有明显的"4F征"，即 female（女性）、forty（40岁）、fat（肥胖）、fertile（多产次）。此外，相关疾病也与胆石症的发生有关，如肝硬化患者的胆石症患病率高于非肝硬化患者；糖尿病患者的胆石症患病率也明显增高；多数胆囊结石含有胆固醇部分，而胆固醇饱和指数与血脂有关，故胆囊结石与血清总胆固醇水平呈正相关；胃切除术后，患者容易并发胆石症。

饱餐、进食油腻食物后胆囊收缩，或睡眠时体位改变致结石移位并嵌顿于胆囊颈部，导致胆汁排出受阻，胆囊强烈收缩而发生胆绞痛。结石长时间持续嵌顿和压迫胆囊颈部，或排入并嵌顿于胆总管，临床可出现胆囊炎、胆管炎或梗阻性黄疸，称为 Mirizzi 综合征。较小的结石可经过胆囊管排入胆总管，形成继发性胆管结石。进入胆总管的结石在通过胆总管下端时可损伤 Oddi 括约肌或嵌顿于壶腹部引起胆源性胰腺炎，较大结石可经胆囊十二指肠瘘进入小肠引起个别患者发生胆石性肠梗阻。此外，结石及炎症反复刺激胆囊黏膜可诱发胆囊癌。若胆囊结石长期嵌顿而未合并感染时，积聚于胆囊胆汁中的胆色素被胆囊膜吸收，加上胆囊分泌的黏性物质而形成胆囊积液，积液呈无色透明，称为白色胆汁。

（六）胆管结石

胆管结石为发生在肝内、外胆管的结石，分为原发性和继发性胆管结石。原发于胆囊的结石迁徙到肝外胆管，称继发性胆管结石；不是来自胆囊，而是直接在肝外胆管生成的结石，称原发性胆管结石。因此，凡是不伴有胆囊结石者可确认为原发性胆管结石。但伴有胆囊结石的胆管结石是原发性还是继发性，要具体分析。肝内胆管结石无论是否合并胆囊结石，均为原发性胆管结石。

胆管结石的主要原因包括胆汁淤滞、细菌感染和脂类代谢异常。肝外胆管结石的形成除上述原因外，胆管内异物，如虫卵和蛔虫的尸体亦可成为结石的核心；胆囊内结石或肝内胆管结石在某些因素作用下进入肝外胆管（左右肝管汇合部以下）引起肝外胆管结石。

胆管结石所致的病理生理改变与结石的部位、大小及病史的长短有关。胆管结石可引起胆管不同程度的梗阻，梗阻可使近端胆管呈现不同程度的扩张、管壁增厚、胆汁滞留在胆管内；胆管壁的充血、水肿进一步加重梗阻，使之从不完全梗阻变为完全性梗阻而出现梗阻性黄疸。胆管的完全性梗阻可激发化脓性感染，引起急性梗阻性化脓性胆管炎；脓液在胆管内积聚，使胆管内压力继续升高，当胆管内压力超过 1.96 kPa（20 cmH$_2$O）时，细菌和毒素可随胆汁逆流入血，引起脓毒血症；

当感染致胆管壁坏死、破溃，甚至形成胆管与肝动脉或门静脉瘘时，可并发胆管大出血。胆管的梗阻和化脓性感染可造成肝细胞损害，甚至肝细胞坏死或形成肝源性肝脓肿；长期梗阻和（或）反复发作可引起胆汁性肝硬化和门静脉高压症。当结石嵌顿于胆总管壶腹部时，可造成胰液排出受阻甚至发生逆流而引起胆源性急、慢性胰腺炎。

肝内胆管结石可局限于一叶或一段肝内，也可弥漫分布于所有肝内胆管，临床以左叶及右叶肝内胆管结石多见。其基本病理生理改变为结石导致的肝内胆管狭窄或扩张、胆管炎及肝纤维组织增生、肝硬化、萎缩，甚至癌变。

根据胆管结石发病的病因，胆管结石可分为原发性胆管结石和继发性胆管结石。在胆管内形成的结石称为原发性胆管结石，以胆色素结石和混合性结石多见。胆管内结石来自胆囊结石者，称为继发性胆管结石，以胆固醇结石多见。根据结石所在的部位，胆管结石可分为肝外胆管结石和肝内胆管结石。肝管分叉部以下的胆管结石为肝外胆管结石，肝管分叉部以上的胆管结石为肝内胆管结石。

二、临床表现

（一）胆囊结石

部分单发或多发的胆囊结石，在胆囊内自由存在，不易发生嵌顿，很少产生症状，被称为无症状胆囊结石。约 30% 的胆囊结石患者可终身无临床症状。仅于体检或手术时发现的结石称为静止性结石。单纯性胆囊结石，未合并梗阻或感染时，在早期常无临床症状，大多数是在常规体检、手术或尸体解剖中偶然发现，或仅有轻微的消化系统症状被误认为是胃病而没有及时就诊。当结石嵌顿时，则可出现明显症状和体征。

1. 症状

（1）胆绞痛为典型的首发症状，表现为突发的右上腹、阵发性剧烈绞痛。临床症状也可在几小时后自行缓解。常发生于饱餐、进食油腻食物后或睡眠时，是由于油腻饮食后胆囊素大量分泌，胆囊平滑肌痉挛，收缩功能增强，引起胆囊内压力增高；加之胆汁酸刺激胆囊黏膜，胆囊壁充血、水肿、炎性物质渗出，导致急性胆囊炎发生；或由于睡眠时体位改变，导致结石移位并嵌顿于胆囊颈部，胆汁不能通过胆囊颈和胆囊管排出，导致胆囊内压力增高，胆囊强烈收缩所致。有部分患者可以在几小时后临床症状自行缓解。如果胆囊结石嵌顿持续不缓解，胆囊继续增大、积液，甚至合并感染，从而进展为急性胆囊炎。如果治疗不及时，少部分患者可以进展为急性化脓性胆囊炎或胆囊坏疽，严重时可发生胆囊穿孔，临床后果严重。多数患者有右肩部、肩胛部或背部放射性疼痛，常伴有恶心、呕吐、厌油、腹胀等消化不良症状。

（2）消化道症状主要表现为腹上区或右腹上区闷胀不适、饱胀、嗳气、恶心、呕吐、畏食、呃逆等非特异性的消化道症状。大多数患者仅在进食后，特别是进食油腻食物后，胃肠道症状更明显，服用治"胃病"药物多可缓解，易被误诊。

2. 体征

（1）腹部体征有时可在右腹上区触及肿大的胆囊，可有右上腹胆囊区压痛。若继发感染，右腹上区可有明显压痛、肌紧张或反跳痛。检查者将左手平放于患者右肋部，拇指置于右腹直肌外缘与肋弓交界处，嘱患者缓慢深吸气，使肝脏下移，若患者因拇指触及肿大的胆囊引起疼痛而突然屏气，称为 Murphy 征阳性。

（2）胆囊结石形成 Mirizzi 综合征时黄疸明显，常有尿色变深、粪色变浅。

（二）胆管结石

取决于胆管有无梗阻、感染及其程度。当结石阻塞胆管并继发感染时，典型的表现是反复发作的腹痛、寒战高热和黄疸，称为查科三联征。

1. 肝外胆管结石

（1）腹痛多为剑突下或右腹上区阵发性绞痛，或持续性疼痛、阵发性加剧，呈阵发性刀割样，疼痛常向右肩背部放射。这是由于结石下移嵌顿于胆总管下端或壶腹部，刺激胆管平滑肌，引起 Oddi 括约肌痉挛收缩和胆管高压所致。

（2）寒战、高热是结石阻塞胆管并继发感染后引起的全身性中毒症状。由于胆管梗阻，胆管内压升高，感染随胆管逆行扩散，细菌和毒素通过肝窦入肝静脉进入体循环，引起菌血症或毒血症。其多发生于剧烈腹痛后，体温可高达 39 ~ 40 ℃，呈弛张热热型，伴有寒战。

（3）黄疸是胆管梗阻后胆红素逆流入血所致。胆管结石嵌于 Vater 壶腹部不缓解，1 ~ 2 d 后即可出现黄疸。患者首先表现为尿黄，接着出现巩膜黄染，然后出现皮肤黄染伴瘙痒。黄疸的程度取决于梗阻的程度及是否继发感染，若梗阻不完全或结石有松动，则黄疸程度轻，且呈波动性；若为完全性梗阻，则黄疸呈进行性加深。若梗阻性黄疸长期未得到解决，将会导致严重的肝功能损害。部分患者结石嵌顿不重，阻塞的胆管近端扩张，胆石可漂移上浮，或小结石通过壶腹部排入十二指肠，使上述症状缓解。间歇性黄疸是肝外胆管结石的特点。

（4）多数患者有恶心、腹胀、嗳气、畏食油腻食物等消化道症状。

2. 肝内胆管结石

其常与肝外胆管结石并存，临床表现与肝外胆管结石相似，一般没有肝外胆管结石那样典型和严重。位于周围胆管的小结石平时可无症状。当胆管梗阻和感染仅发生在部分肝叶、段胆管时，患者可无症状或仅有轻微的肝区和患侧背部胀痛。位于Ⅱ、Ⅲ级胆管的结石平时只有肝区不适或轻微疼痛。结石位于Ⅰ、Ⅱ级胆管或整个肝内胆管充满结石，患者会有肝区胀痛，常无胆绞痛，一般无黄疸。若一侧肝内胆管结石合并感染而未能及时治疗，并发展为叶、段胆管积脓或肝脓肿时，则出现寒战、高热、轻度黄疸，甚至休克，称为急性梗阻性化脓性胆管炎（AOSC）。1983年，我国胆管外科学组建议将原"AOSC"改称为"急性重症胆管炎（ACST）"，因为，胆管梗阻引起的急性化脓性胆管炎并非全部表现为AOSC，还有一部分表现为没有休克的轻型急性化脓性胆管炎，而且后者为多数。因此，目前在我国，AOST一词已逐渐被废弃，被更能反映实际病因、病例特点的ACST替代。患者可由于长时间发热、消耗而出现消瘦、体弱等表现，部分患者可有肝大、肝区压痛和叩痛等体征。

三、诊断

（一）胆囊结石

1. 腹部超声

腹部超声是胆囊结石病首选的诊断方法，特异性高，诊断准确率高达96%以上。

2. 口服胆囊造影

胆囊显影率很高，可达80%以上，故可发现胆囊内，甚至肝外胆管内有无结石存在。但由于显影受到较多因素的影响，故诊断胆囊结石的准确率仅为50%～60%。

3. CT或MRI检查

经B型超声检查未能发现病变时，可进一步作CT或MRI检查。CT扫描对含钙的结石敏感性很高，常可显示直径为2 mm的小结石，CT扫描诊断胆石的准确率可达80%～90%。CT平扫即可显示肝内胆管总肝管、胆总管及胆囊内的含钙量高的结石；经口服或静脉注射对比剂后，CT可显示胆色素性结石和混合性结石，亦能显示胆囊内的泥沙样结石。CT扫描对单纯胆固醇性结石有时易发生漏诊。近年来MRI诊断技术已逐渐应用于临床，其对胆石的诊断正确率也很高。因为CT或

MRI 检查的费用较昂贵，所以一般不作为首选的检查方法。

（二）胆管结石

1. 实验室检查

血常规检查可见血白细胞计数和中性粒细胞比例明显升高，血清胆红素、转氨酶和碱性磷酸酶升高。尿液检查示尿胆红素升高，尿胆原降低甚至消失，粪便检查示粪中尿胆原减少。高热时血细菌培养阳性，以大肠埃希菌最多见，厌氧菌感染也属常见。

2. 影像学检查

B 超诊断肝内胆管结石的准确率可达 100%，检查可显示胆管内结石影，提示胆石存在的部位、胆管有无扩张、有无肝萎缩，同时可提供是否合并肝硬化、脾大、门静脉高压及肝外胆管结石等信息。PTC、ERCP 或 MRCP 等检查可显示梗阻部位、程度，结石大小和数量等。

四、治疗

（一）胆囊结石

1. 主要处理原则

胆囊结石治疗的历史较长、方法较多，但仍以外科手术治疗为主。胆石症的治疗目的在于缓解症状、消除结石、减少复发、避免并发症的发生。急性发作期宜先行非手术治疗，待症状控制后，进一步检查，明确诊断；如病情严重，非手术治疗无效，应在初步诊断的基础上及时进行手术治疗。

2. 非手术治疗

（1）适应证：初次发作的青年患者；经非手术治疗症状迅速缓解者；临床症状不典型者；发病已逾 3 d，无紧急手术指征且在非手术治疗下症状有消退者；合并严重心血管疾病不能耐受手术的老年患者。

（2）常用的非手术疗法主要包括卧床休息、禁饮食、低脂饮食或胃肠减压、输液、纠正水电解质和酸碱平衡紊乱、合理使用抗生素、解痉止痛和支持对症处理。有休克应加强抗休克的治疗，如吸氧、维持血容量、及时使用升压药物等。还可采用溶石疗法、排石疗法、体外冲击波碎石治疗等。

3. 手术治疗

（1）适应证：胆囊造影时胆囊不显影；结石直径超过 2 cm；胆囊萎缩或瓷样胆囊；B 超提示胆囊局限性增厚；病程超过 5 年，年龄在 50 岁以上的女性患者；

结石嵌顿于颈部或胆囊管；慢性胆囊炎，结石反复发作引起临床症状；无症状，但结石已充满整个胆囊。

（2）胆囊切除术是胆囊结石治疗的首选方法。但对无症状的胆囊结石，一般无须立即手术切除胆囊，只需观察和随诊。根据病情选择经腹或腹腔镜作胆囊切除术。继发胆管感染的患者，最好是待控制急性感染发作和缓解症状后再择期手术治疗。

（二）胆管结石

胆管结石以手术治疗为主，原则为解除胆管梗阻或狭窄，取净结石，去除感染灶。肝内胆管结石的治疗难度明显高于肝外胆管结石。胆管术后常放置T引流管，主要目的是：①引流胆汁和减压，防止因胆汁排出受阻导致胆总管内压力增高、胆汁外漏而引起胆汁性腹膜炎；②引流残余结石，使胆管内残余结石，尤其是泥沙样结石通过T管排出体外；③支撑胆管，防止胆总管切口瘢痕狭窄、管腔变小、粘连狭窄等；④经T管溶石或造影等。

此外，术后注意调整水、电解质及酸碱失衡，合理应用抗生素，注意保护肝功能。

五、护理

（一）护理问题

1. 疼痛

与胆囊结石突然嵌顿、胆汁排空受阻致胆囊强烈收缩及手术后伤口疼痛有关。

2. 体温过高

与细菌感染致急性胆囊炎或胆管结石梗阻导致急性胆管炎有关。

3. 知识缺乏

与缺乏胆石症和腹腔镜手术相关知识、引流管及饮食保健知识有关。

4. 有体液不足的危险

与恶心、呕吐及感染性休克有关。

5. 营养失调：低于机体需要量

与胆汁流动途径受阻有关。

6. 焦虑

与手术及不适有关。

7. 潜在并发症

（1）术后出血：与术中结扎血管线脱落、肝断面渗血及凝血功能障碍有关。

（2）胆瘘：与胆管损伤、胆总管下端梗阻、T管引流不畅等有关。

（3）胆管感染：与腹部切口及多种置管（引流管、尿管、输液管）有关。

（4）胆管梗阻：与手术及引流不畅有关。

（5）水、电解质平衡紊乱：与患者恶心、呕吐、体液补充不足有关。

（6）皮肤受损：与胆管梗阻、胆盐沉积致皮肤黄疸、瘙痒及术后胆汁渗漏有关。

（二）护理措施

1. 减轻或控制疼痛

根据疼痛的程度，采取非药物或药物方法止痛。

（1）加强观察：观察疼痛的程度、性质；发作的时间、诱因及缓解的相关因素；与饮食、体位、睡眠的关系；腹膜刺激征及Murphy征是否阳性等，为进一步治疗和护理提供依据。

（2）卧床休息：协助患者采取舒适体位，指导其有节律地深呼吸，达到放松和减轻疼痛的效果。

（3）合理饮食：根据病情指导患者进食清淡饮食，忌食油腻食物；病情严重者予以禁食、胃肠减压，以减轻腹胀和腹痛。

（4）药物止痛：对诊断明确的剧烈疼痛者，可遵医嘱通过口服、注射等方式给予消炎利胆、解痉或止痛药，以缓解疼痛。

2. 降低体温

根据患者的体温情况，采取物理降温和（或）药物降温的方法尽快降低患者的体温。遵医嘱应用足量有效的抗菌药，以有效控制感染，恢复患者正常体温。

3. 营养支持

对于梗阻未解除的禁食患者，通过胃肠外途径补充足够的热量、氨基酸、维生素、水、电解质等，以维持良好的营养状态；对于梗阻已解除、进食量不足者，指导和鼓励患者进食高蛋白、高糖类、高维生素和低脂饮食。

4. 皮肤护理

（1）提供相关知识：胆管结石患者常因胆管梗阻致胆汁淤滞、胆盐沉积而引起皮肤瘙痒等，应告知患者相关知识，不可用手抓挠，防止抓破皮肤。

（2）保持皮肤清洁：可用温水擦洗皮肤，减轻瘙痒。瘙痒剧烈者，遵医嘱使用外用药物和（或）其他药物治疗。

（3）注意引流管周围皮肤的护理：若术后放置引流管，应注意其周围皮肤的护理。若引流管周围见胆汁样渗出物，应及时更换被胆汁浸湿的敷料，局部皮肤涂氧化锌软膏，防止胆汁刺激和损伤皮肤。

5．心理护理

关心体贴患者，使患者保持良好情绪，减轻焦虑，安心接受治疗与护理。

6．并发症的预防与护理

（1）出血的预防和护理：术后早期出血的原因多由于术中结扎血管线脱落、肝断面渗血及凝血功能障碍所致，应加强预防和观察。

1）卧床休息：对于肝部分切除术后的患者，术后应卧床 3～5 d，以防过早活动致肝断面出血。

2）改善和纠正凝血功能：遵医嘱予以维生素 K_1 10 mg 肌内注射，每日 2 次，以纠正凝血机制障碍。

3）加强观察：术后早期若患者腹腔引流管内引流出血性液增多，每小时 100 mL，持续 3 h 以上，或患者出现腹胀、腹围增大，伴面色苍白、脉搏细速、血压下降等表现时，提示患者可能有腹腔内出血，应立即报告医师，并配合医师进行相应的急救和护理。治疗上若经积极的保守治疗效果不佳，则应及时采用介入治疗或手术探查止血。

（2）胆瘘的预防和护理：胆管损伤、胆总管下端梗阻、T 管引流不畅等均可引起胆瘘。

1）加强观察：术后患者若出现发热、腹胀、腹痛等腹膜炎的表现，或患者腹腔引流液呈黄绿色胆汁样，常提示患者发生胆瘘，应及时与医师联系，并配合进行相应处理。

2）妥善固定引流管：无论是腹腔引流管还是 T 管，均应用缝线或胶布将其妥善固定于腹壁，避免将管道固定在床上，以防患者在翻身或活动时被牵拉而脱出，T 管引流袋挂于床旁应低于引流口平面。对躁动及不合作的患者，应采取相应的防护措施，防止脱出。

3）保持引流通畅：避免腹腔引流管或 T 管扭曲、折叠及受压，定期从引流管的近端向远端挤捏，以保持引流通畅；术后 5～7 d 内，禁止加压冲洗引流管。

4）观察引流情况：定期观察并记录引流管引出胆汁的量、颜色及性质。正常成人每日分泌胆汁的量为 800 ～ 1 200 mL，呈黄绿色、清亮、无沉渣、有一定黏性。术后 24 h 内引流量为 300 ～ 500 mL，恢复进食后，每日可有 600 ～ 700 mL，以后逐渐减少至每日 200 mL 左右。术后 1 ～ 2 d 胆汁的颜色可呈淡黄色、混浊状，以后逐渐加深、清亮。若胆汁突然减少甚至无胆汁引出，提示引流管阻塞、受压、扭曲、折叠或脱出，应及时查找原因和处理；若引出胆汁量较多，常提示胆管下端梗阻，应进一步检查，并采取相应的处理措施。

（3）感染的预防和护理

1）采取合适体位：病情允许时应采取半坐或斜坡卧位，以利于引流和防止腹腔内渗液积聚于膈下而发生感染；平卧时引流管的远端不可高于腋中线，坐位、站立或行走时不可高于腹部手术切口，以防止引流液和（或）胆汁逆流而引起感染。

2）加强皮肤护理：每日清洁、消毒腹壁引流管口周围皮肤，并覆盖无菌纱布，保持局部干燥，防止胆汁浸润皮肤而引起炎症反应。

3）加强引流管护理：定期更换引流袋，并严格执行无菌技术操作。

4）保持引流通畅：避免腹腔引流管或 T 管扭曲、折叠和滑脱，以免胆汁引流不畅、胆管内压力升高而致胆汁渗漏和腹腔内感染。

7. T 管拔管的护理

若 T 管引流出的胆汁色泽正常，且引流量逐渐减少，可在术后 10 d 左右，试行夹管 1 ～ 2 d，夹管期间应注意观察病情，患者若无发热、腹痛、黄疸等症状，可经 T 管做胆管造影，如造影无异常发现，在持续开放 T 管 24 h 充分引流对比剂后，再次夹管 2 ～ 3 d，患者仍无不适时即可拔管。拔管后残留窦道可用凡士林纱布填塞，1 ～ 2 d 可自行闭合。若胆管造影发现有结石残留，则需保留 T 管 6 周以上，再做取石或其他处理。

（吴景辉）

第五章 泌尿外科疾病的护理

第一节 输尿管损伤

一、概述

输尿管位于腹膜后间隙，位置隐蔽，一般由外伤直接引起的输尿管损伤不常见，多见于医源性损伤，如手术损伤或器械损伤及放射性损伤。凡腹腔、盆腔手术后患者发生无尿、漏尿，腹腔或盆腔有刺激症状时均应想到输尿管损伤的可能。对怀疑输尿管损伤的患者，应进行系统的泌尿系检查。妇科手术特别是宫外孕破裂、剖宫产等急诊手术或妇科肿瘤根治术中，输尿管被钳夹或误扎等医源性损伤最为常见。

采集患者外伤史，盆腔、腹腔、腹膜后手术史，妇科手术史及泌尿系手术史，如出现相应的症状应警惕输尿管损伤的可能。

(一) 临床表现

手术损伤输尿管引起临床表现需根据输尿管损伤程度而定，术中发现输尿管损伤，立即处理可不留后遗症；倘未被发现，多在 3～5 d 起病。尿液起初渗在组织间隙里，临床上表现为高热、寒战、恶心、呕吐、损伤侧腰痛、肾肿大、下腹或盆腔内肿物、压痛及肌紧张等。

1. 腹痛及感染症状

表现为腰部胀痛、寒战，局部触痛、叩击痛。若输尿管被误扎，多数病例数日内患侧腰部出现胀痛，并可出现寒战、发热，局部触痛、叩击痛并可扪及肿大的肾脏。若采用输尿管镜套石或碎石操作，不慎造成输尿管穿孔破损者，由于漏尿或尿液外渗可引起患侧腰痛及腹胀，继发感染后则出现寒战、发热，肾区压痛并可触及尿液积聚而形成的肿块。

2. 尿瘘

尿瘘分急性尿瘘与慢性尿瘘两种。前者在输尿管损伤后当日或数日内出现伤口漏尿，腹腔积尿或阴道漏尿。后者以盆腔手术所致输尿管阴道瘘最常见。尿瘘形成前，多有尿外渗引起感染症状，常见伤后 2～3 周内形成尿瘘。

3. 无尿

双侧输尿管发生断裂或误扎，伤后即可无尿，应注意与创伤性休克所致急性肾衰竭的无尿鉴别。

4. 血尿

输尿管损伤后可以出现肉眼或镜下血尿，但也可以尿液检查正常，一旦出现血尿，应高度怀疑有输尿管损伤。

(二) 辅助检查

1. 静脉肾盂造影

可显示患肾积水，损伤以上输尿管扩张、扭曲、成角、狭窄以及对比剂外溢。

2. 膀胱镜及逆行造影

可观察瘘口部位并与膀胱损伤鉴别，逆行造影对明确损伤部位、损伤程度有价值。

3. B 超

可显示患肾积水和输尿管扩张。

4. CT

对输尿管外伤性损伤部位、尿外渗及合并肾损伤或其他脏器损伤有一定的诊断意义。

5. 阴道检查

有时可直接观察到瘘口的部位。

6. 体格检查

膀胱腹膜外破裂后尿外渗，下腹耻骨上区有明显触痛，有时可触及包块。膀胱腹膜内破裂后，若有大量尿液进入腹腔，检查有腹壁紧张、压痛、反跳痛以及移动性浊音。

二、护理

(一) 护理问题

首先对患者进行心理评估,了解患者的身体和心理状态,患者主要存在以下护理问题。

1. 疼痛

与尿外渗及手术有关。

2. 舒适度的改变

与术后放置支架管、造瘘管有关。

3. 恐惧/焦虑

与尿瘘、担心预后不良有关。

4. 有感染的危险

与尿外渗及各种管路有关。

(二) 护理措施

1. 心理护理

输尿管损伤因为手术的损伤发生率较高,因此,心理护理显得尤为重要。要做到详细评估患者的心理状况及接受治疗的心理准备,与患者建立良好的护患关系,掌握患者的心理变化并给予相应的健康指导,减少医疗纠纷的发生。输尿管损伤后患者情绪紧张、恐惧,尤其是发生漏尿或无尿时,护士在密切观察病情的同时要向患者宣讲损伤后注意的问题,鼓励患者树立信心,保持平和的心态,积极配合治疗,减轻患者的焦虑程度。

2. 生活护理

(1) 主动巡视患者,帮助患者完成生活护理,保持"七洁":皮肤、头发、指甲、会阴、口腔、手足、床单位的干净整洁,使患者感到舒适。

(2) 观察并保持各种管路的清洁通畅,正确记录引流液的颜色及量,尿袋、引流袋定期更换。

(3) 关心患者,讲解健康保健知识。

(4) 观察尿外渗的腹部体征,腹痛的程度;观察体温的变化,每天测量体温4次,并记录在护理病例中,发热时及时通知医师。

(5) 观察24h尿量,注意血尿情况,少尿、无尿要立即通知医师处理。

(6) 饮食要均衡,富有营养,易消化。不吃易引起腹胀的食物,如牛奶、大豆等。保持排便通畅，必要时服润肠药。

3. 治疗及护理配合

输尿管损伤后治疗采取修复输尿管、保持通畅、保护肾功能的原则，及时采用双J管引流，有利于损伤的修复和狭窄的改善。

（1）治疗方法

1）外伤所致输尿管损伤，应首先注意处理其全身情况及有无合并其他脏器的损伤，断裂的输尿管应根据具体情况给予修补或吻合。除不得已时不宜摘除肾脏。

2）器械所致的输尿管损伤往往为裂伤，保守治疗多可痊愈。如尿外渗症状不断加重，应及早施行引流术。

3）手术时误伤输尿管应根据具体情况及时予以修补或吻合，如输尿管被结扎，应尽早松解结扎线，并在输尿管内安置导管保留数天。输尿管切开，可进行缝合修补，然后置管引流。输尿管被切断，则进行端－端吻合，置管引流2周左右。输尿管在低位被切断可行输尿管膀胱吻合术。输尿管被钳夹，损伤轻微时按结扎处理；较重时，为防止组织坏死形成尿瘘，可切除损伤部分，进行端－端吻合。若输尿管缺损太多，根据具体情况可以选择输尿管外置造瘘、肾造瘘、利用膀胱组织或小肠做输尿管成形手术。

（2）保守治疗的护理配合

1）密切监测生命体征的变化，记录及时准确。

2）观察腹痛情况，不能盲目给予止痛剂。

3）保持各种管路的清洁通畅，正确记录引流液的颜色及量，尿袋定期更换。

4）备皮、备血、皮试，做好必要时手术探查的准备。

5）正确记录24 h尿量，注意血尿情况，少尿、无尿要立即通知医师处理。

6）嘱患者卧床休息，做好生活护理，保持排便通畅，必要时服润肠药。

（3）手术治疗的护理

1）输尿管断端吻合术后留置双J管，在此期间嘱患者多饮水，保证引流尿液通畅，防止感染，促进输尿管损伤的愈合。

2）预防感染，术后留置导尿管，注意各引流管的护理，定期更换引流袋，更换引流袋应无菌操作，防止感染，尿道口护理每日1～2次。女患者每日会阴冲洗。

3）严密观察尿量，间接地了解有无肾衰竭的发生。

4）高热的护理，给予物理降温，鼓励患者多饮水，及时更换干净衣服，必要时遵医嘱给予药物降温。

（4）留置双J管的护理

1）留置双J管可引起患侧腰部不适，术后早期多有腰痛，主要与插管引起输尿管黏膜充血、水肿以及放置双J管后输尿管反流有关。

2）患者出现膀胱刺激症状，主要由于双J管放置不当或双J管下移，刺激膀胱三角区和后尿道所致。

3）术后输尿管内放置双J管作内支架以利内引流，勿打折，保持通畅同时防止血块聚集造成输尿管阻塞。

4）要调整体位保持导尿管通畅，防止膀胱内尿液反流。

5）观察尿液及引流状况。由于双J管置管时间长，且上下端盘曲刺激肾盂、膀胱黏膜易引起血尿。因此，术后要注意尿液颜色及尿量的变化。观察血尿颜色的方法是每日清晨留取标本，用无色透明玻璃试管，观察比较尿色。若患者突然出现鲜红尿液或肾区胀痛及腹部不适等症状，应及时报告医师。

6）双J管于手术后1～3个月在膀胱镜下拔除。

(三) 健康教育

（1）输尿管损伤严重易引起输尿管狭窄，因此告知患者双J管需要定期更换直至狭窄改善为止。

（2）定期复查了解损伤愈合的情况及双J管的位置，出现尿路刺激征、发热、腹痛、无尿等症状时，及时就诊。

（3）拔除留置导尿管后，指导患者增加饮水量，增加排尿次数，不宜憋尿，不宜做剧烈运动。有膀胱刺激征患者应遵医嘱给予解痉药物治疗。

（王　芳）

第二节　膀胱损伤

一、概述

膀胱损伤是各种暴力引起的膀胱组织结构的挫伤、裂创及挫裂创。膀胱空虚时不易受伤，充盈时伸展至下腹部，壁薄而紧贴于腹前壁，易受损伤。膀胱损伤可分为闭合性损伤、开放性损伤和医源性损伤。

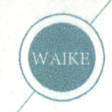

（一）病因及临床表现

1. 闭合性损伤

膀胱空虚时位于骨盆深处受到周围组织保护，不易受外界暴力损伤。当膀胱膨胀时，因膀胱扩张且高出耻骨联合，耻区受到暴力时，如踢伤、击伤和跌伤等可造成膀胱损伤，骨盆骨折的骨折断端可以刺破膀胱；难产时，胎头长时间压迫可造成膀胱壁缺血性坏死。

2. 开放性损伤

开放性损伤多见于火器伤，常合并骨盆内其他组织器官的损伤。

3. 手术损伤

膀胱镜检查、尿道扩张等器械检查可造成膀胱损伤。盆腔和耻区手术，如疝修补、妇科恶性肿瘤切除等易致膀胱损伤。

4. 挫伤

膀胱壁保持完整，仅黏膜或部分肌层损伤，膀胱腔内有少量出血，无尿外渗，不引起严重后果。

5. 破裂

膀胱破裂可分为以下两种类型。

（1）腹膜外破裂：破裂多发生在膀胱前壁的下方，尿液渗至耻骨后间隙，沿筋膜浸润腹壁或蔓延到腹后壁，如不及时引流，可发生组织坏死、感染，引起严重的蜂窝织炎。

（2）腹膜内破裂：多发生于膀胱顶部。大量尿液进入腹腔可引起尿性腹膜炎。大量尿液积存于腹腔有时要与腹腔积液鉴别。

6. 尿瘘

膀胱与附近脏器相通可形成膀胱阴道瘘或膀胱直肠瘘等。发生瘘后，泌尿系统容易继发感染。

7. 出血与休克

骨盆骨折合并大出血，膀胱破裂致尿外渗及腹膜炎，伤势严重，常有休克。

8. 排尿困难和血尿

膀胱破裂后，尿液流入腹腔或膀胱周围，有尿意，但不能排尿或仅排出少量血尿。

（二）辅助检查

根据外伤史及临床体征诊断并不困难。凡是耻区受伤或骨盆骨折后，下腹出现疼痛、压痛、肌紧张等征象，除考虑腹腔内脏器损伤外，也要想到膀胱损伤的可能性。当出现尿外渗、尿性腹膜炎或尿瘘时，诊断更加明确。当怀疑膀胱损伤时，应做进一步检查。

1. 导尿术

如无尿道损伤，导尿管可顺利放入膀胱，若患者不能排尿液，而导出尿液为血尿，应进一步了解是否有膀胱破裂。可保留导尿管进行注水试验，抽出量比注入量明显减少，表示有膀胱破裂。

2. 膀胱造影

经导尿管注入碘化钠或空气，摄取前后位及斜位X线片，可以确定膀胱有无破裂，破裂部位及外渗情况。

3. 膀胱镜检查

对于膀胱瘘的诊断很有帮助，但当膀胱内有活跃出血或当膀胱不能容纳液体时，不能采用此项检查。

4. 排泄性尿路造影

如疑有上尿道损伤，可考虑采用，以了解肾脏及输尿管情况。

二、护理

（一）护理问题

1. 疼痛

与损伤后血肿和尿外渗及手术切口有关。

2. 潜在并发症

出血，与损伤后出血有关。

3. 有感染的危险

与损伤后血肿、尿外渗及免疫力低有关。

4. 恐惧／焦虑

与外伤打击、担心预后不良有关。

（二）护理目标

（1）患者主诉疼痛减轻或能耐受。

（2）严密观察患者出血情况，如有异常出血及时通知医师。

（3）在患者住院期间不发生因护理不当造成的感染。

（4）患者主诉恐惧／焦虑心理减轻。

(三)护理措施

1. 生活护理

(1)满足患者的基本生活需要,做到"七洁"。

(2)做好引流管护理:①妥善固定、保持通畅;②准确记录引流液量、性质;③保持尿道口清洁,定期更换尿袋。

(3)多饮水,多食易消化食物,保持排便通畅。

2. 心理护理

(1)损伤后患者恐惧、焦虑,担心预后情况。护士主动向患者介绍康复知识,介绍相似病例,鼓励患者树立信心,配合治疗,减少焦虑。

(2)从生活上关心、照顾患者,满足基本生活护理,使其感到舒适。

(3)加强病房管理,创造整洁安静的休养环境。

3. 治疗及护理配合

膀胱挫伤无须手术,通过支持疗法、适当休息、充分饮水、给予抗菌药物和镇静剂在短期内即可痊愈。

(1)紧急处理:膀胱破裂是一种较严重的损伤,常伴有出血和尿外渗,病情严重,应尽早施行手术。护士需协助做好手术前的各项相关检查和护理,积极采取抗休克治疗如输液、输血、镇静及止痛等各项措施。

(2)保守治疗的护理:患者的症状较轻,膀胱造影显示少量尿外渗,可从尿道插入导尿管持续引流尿液,可以采取保守治疗,保持尿液引流通畅,预防感染。

1)密切观察生命体征,及时发现有无持续出血,观察有无休克发生。

2)保持尿液引流通畅,及时清除血块防止阻塞膀胱,观察并记录24 h尿的颜色、性质、量。妥善固定尿管。

3)适当休息、充分饮水,保证每日尿量3 000 mL以上,以起到内冲洗的作用。

4)注意观察体温的变化,警惕有无盆腔血肿、感染。治疗护理必须严格无菌操作,防止感染。观察腹膜刺激症状。

(3)手术治疗的护理:膀胱破裂伴有出血和尿外渗,病情严重,须尽早施行手术。

1)按外科术前准备进行备皮、备血、术前检查。

2)开放静脉通道,观察生命体征。

3)准确填写手术护理记录单,与手术室护士认真交接。

4)术后监测生命体征,并详细记录。

5）按医嘱正确输入药物，掌握液体输入的速度，保持均匀的摄入。

6）保持各种管路通畅，并妥善固定，防止脱落。定期更换引流袋。

7）观察伤口渗出情况，及时更换敷料，遵守无菌操作原则。

8）保持排便通畅，避免增加腹压，有利于伤口愈合。

术后采取综合疗法，使患者获得充分休息、足够营养、适当水分，纠正贫血，控制感染。

（四）健康教育

（1）讲解引流管护理的要点，如防止扭曲、打折，保持引流袋位置低于伤口及尿管，防止尿液反流。

（2）拔除尿管前要训练膀胱功能，先夹管训练 1～2 d，拔管后多饮水，达到冲洗尿路预防感染的目的。

（3）卧床期间防止压力性损伤、肌肉萎缩，进行功能锻炼。

（王　芳）

第三节　尿道损伤

一、概述

尿道是泌尿系统最容易损伤的部位。尿道损伤主要发生在男性青壮年时期，女性较少。男性尿道长为 17～20 cm，以尿生殖膈为界分为前尿道及后尿道。前尿道包括阴茎头部、阴茎和球部，后尿道包括膜部及前列腺部。由于其解剖特点，男性尿道容易受伤，尤以球部损伤较多，主要为骑跨伤所致。后尿道位于盆腔内，主要为骨盆骨折引起。病理上其可分为挫伤、部分裂伤及大部或完全断裂。尿道损伤若不及时处理或处理不当，极易形成尿道狭窄、尿流不畅而造成严重后果。

女性尿道短而直，长 2.5～5 cm，发生损伤的机会较少。女性尿道位于阴道之前，耻骨联合之后，阴道前壁和尿道后壁相贴，因此，尿道损伤往往合并阴道前壁损伤。女性尿道血运相当丰富，加之阴道损伤出血以及合并骨盆骨折时，紧贴于耻骨后盆壁上的静脉丛破裂出血，因此女性尿道损伤，特别是完全性尿道断裂伤，往往出血严重，可以出现出血性休克。尿道损伤可以引起尿外渗。尿道损伤的位置决定尿外渗的范围。三角韧带以上破裂时（即膜部尿道及前列腺尿道破裂），尿液渗至膀胱周围，其外渗范围与腹膜外膀胱破裂相同。三角韧带以下破裂，即球部尿道及阴茎尿道破裂，尿液渗至会阴、阴囊、阴茎或腹壁。尿道损伤常引起严重的并发症（尿潴留、尿外渗、尿路感染等）和后遗症（如尿道狭窄、尿瘘及阳痿等）。处理尿道损伤的目的主要是解决尿潴留和防止尿道狭窄。

（一）病因

1. 闭合性损伤

（1）直接暴力：男性前尿道大部分外露，可直接受伤。当会阴部遭受撞击可造成球部尿道损伤。从高处跌下并骑在硬物上，尿道球部被挤压在硬物与耻骨弓之间，会造成典型骑跨伤。

（2）间接暴力：骨盆骨折尿道可被撕裂或被骨折端刺破。此种损伤多见于膜部尿道。

（3）器械伤：男性尿道有两个生理性弯曲，而后尿道管腔较细小且固定，进行尿道探子、金属导尿管、膀胱镜、碎石镜操作时用力过猛或操作不当可造成尿道损伤，后期逐渐形成尿道狭窄。

2. 开放性损伤

开放性损伤多见于战伤，常合并阴囊及直肠损伤。

（二）病理

1. 按损伤的程度分类

（1）尿道挫伤及黏膜裂伤：尿道黏膜、尿道海绵体和周围纤维膜均可发生挫伤，但均无断裂，仅尿道黏膜裂伤，一般不严重。

（2）尿道破裂：各层尿道组织部分断裂。完全断裂则尿道两断端分离，尿道连续性丧失，造成部分缺损。

（3）尿道断裂：各层尿道组织完全断裂，尿道两断端分离，尿道连续性丧失。

2. 按损伤后不同时期的病理变化分类

（1）损伤期：指闭合性尿道损伤 72 h 之内，主要局部病变为出血、组织破坏及缺损。

（2）炎症期：指闭合性尿道损伤已超过 72 h，或开放性损伤虽未超过 72 h，但已有感染迹象。

（3）狭窄期：尿道损伤 3 周后，损伤部位炎症逐渐消退，代之以纤维组织增生，形成瘢痕而导致尿道狭窄。

3. 尿道损伤后期的病理变化

（1）狭窄：损伤后瘢痕收缩，或骨折端压迫尿道所致。

（2）闭锁或缺损：损伤严重，瘢痕组织造成尿道完全不通。

（3）假道：多由不正确的尿道扩张造成盲管长期不能愈合所形成。

（4）瘘管：尿道远端梗阻，近端扩张感染、淤积，并穿破皮肤形成瘘管。

（三）诊断

根据受伤经过、典型症状和检查所见一般可作出诊断，要特别注意尿道损伤与膀胱损伤的鉴别。如导尿管不能插入膀胱或刚插入尿道即有血流出，则为尿道损伤。根据导尿管受阻的部位可估计尿道损伤的部位。试插导尿管不可用力过猛，以免进一步损伤尿道。

（四）临床表现

1．休克

后尿道损伤常伴有骨盆骨折，可导致休克。

2．尿道滴血和血尿

前尿道损伤尿道滴血、流血，有时出血较严重。后尿道破裂排尿时，初期血尿或终末滴血；尿道完全断裂时，因尿潴留后尿道断端收缩，可不出现血尿。

3．疼痛与肿胀

受伤部位疼痛，特别在排尿时加重。肿胀部分如会阴、阴囊表面皮肤可有瘀血。后尿道损伤伴骨盆骨折，移动时疼痛，下腹腹肌紧张、压痛。

4．排尿困难或尿潴留

因损伤致局部水肿、疼痛、外括约肌痉挛。当尿道损伤严重造成尿道断裂时，可完全不能排尿。后尿道损伤一般不插入导尿管，以免损伤加重。

5．血肿及瘀斑

骑跨伤时会阴部可出现阴囊、会阴血肿及瘀斑。

6．尿液外渗

尿液外渗是尿道损伤的严重病变，常发生在尿道破裂或尿道断裂。组织受尿液浸润可继发感染，严重时造成蜂窝织炎甚至脓毒血症。

（五）辅助检查

1．直肠指检

后尿道损伤直肠指诊检查前列腺上移，并有浮动感，直肠指诊多可发现有明显压痛。

2．X线平片

后尿道损伤怀疑骨盆骨折可以摄取。

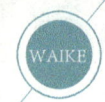

3. 静脉尿路造影

可见膀胱明显抬高呈水滴状，说明后尿道损伤。

4. 尿道逆行造影

可确诊损伤的部位及程度。但可使对比剂外渗，故应慎用。

5. 磁共振

诊断最为清楚。

6. 试插导尿管

若顺利进入膀胱则损伤较轻，于损伤部受阻则损伤较重。

二、护理

（一）护理问题

1. 疼痛

与创伤及尿外渗有关。

2. 潜在并发症

休克，与骨盆骨折、创伤和大出血有关。

3. 有部分生活自理缺陷

与外伤、留置治疗性管道有关。

4. 预感性悲哀

与尿流改道致排尿形态改变，担心尿道狭窄、闭锁、阳痿等并发症难以治愈有关。

5. 潜在并发症

感染，与尿道断端血肿、尿外渗、留置导尿管有关。

6. 躯体移动障碍

与骨盆骨折，活动受限有关。

7. 便秘

与长时间卧床，肠蠕动减弱，骨折刺激腹膜，造成自主神经功能紊乱有关。

8. 有皮肤受损的危险

与卧床有关。

9. 知识缺乏

缺乏功能锻炼知识。

（二）护理措施

1. 生活护理

（1）满足患者的基本生活需要，做到"七洁"。

（2）做好引流管护理：妥善固定导尿管和膀胱造瘘管，保持尿液引流通畅；准确记录引流量、性质；保持尿道口清洁，定期更换尿袋。

（3）骨盆骨折患者不得随意搬动，以免加重创伤，应睡硬板床。

（4）多饮水，保持排便通畅，便后及时清洗，防止污染伤口。

（5）保持伤口敷料清洁干燥，加强造瘘口周围皮肤护理。

（6）饮食护理：早期应给予低脂、高维生素、含水分多、清淡、易消化的饮食；后期给予高蛋白、高糖、高维生素的饮食，以利于骨折修复和机体消耗的补充。食欲不佳者，可少量多餐，以满足机体的需要。

（7）皮肤护理：监测患者皮肤状况，包括有无发红、水肿、损伤；对于长期卧床患者防止受压部位发生压力性损伤，建立翻身卡，指导和协助患者卧床时翻身，记录翻身的时间、皮肤情况；指导并协助患者进行关节活动，保持床单位的清洁平整、无渣屑；沐浴时动作轻柔，浴后保持皮肤干燥。

（8）遵医嘱给予己烯雌酚，防止阴茎勃起，导致吻合口撕裂，继发出血感染，协助患者服药到口。

2. 心理护理

尿道损伤后患者情绪低落，尤其是合并骨盆骨折的患者，疼痛明显，活动受限，卧床时间长，情绪急躁，担心预后不良，食欲下降，不良情绪会影响治疗护理；护士要鼓励患者面对现实，树立战胜疾病的信心。

（1）对患者进行心理疏导，进行疾病的健康教育指导。

（2）介绍治疗成功的病例，鼓励患者积极配合治疗，战胜疾病。

（3）多与患者交流，了解需要，满足患者的合理要求。

（4）做好基础护理，让患者感到舒适，遵医嘱应用止痛剂。加强病房管理，创造整洁安静的休养环境。

（5）介绍目前治疗的意义及如何配合医护人员，以尽快康复。

（6）做好家属工作，使患者能得到更多的关怀和帮助，解除后顾之忧。

（7）鼓励患者参加娱乐活动，调动参加活动的积极性。

（8）安排患者听轻松、愉快的音乐，使其心情愉快。

3. 治疗及护理配合

①尿道挫伤：多饮水，口服抗生素预防感染；②尿道部分裂伤：留置尿管1周

或耻骨上膀胱穿刺造瘘；③尿道大部或完全断裂，则需恢复尿道的连续性，清除血肿、尿液，充分引流伤口，或先行膀胱造瘘，Ⅱ期行尿道修补；④抗生素预防感染；⑤定期尿道扩张，预防尿道狭窄。

尿道损伤处理不当后期可形成尿道狭窄及尿瘘。尿道狭窄不但使患者排尿困难，日久更可引起严重后遗症，如尿道周围脓肿、肾积水或积脓、慢性肾衰竭等。

产生尿道狭窄的主要原因大致有三个：①尿道损伤处血肿机化；②尿道损伤感染后有广泛的瘢痕形成；③尿液由尿道破裂处渗入尿道周围组织，尿道周围组织纤维化。

（1）尿道损伤合并骨盆骨折的护理配合

1）密切观察生命体征，发现异常，及时报告医师处理。

2）密切观察尿液颜色及性质、尿量的变化，有无尿痛、排尿困难及会阴部血肿，发现异常，配合医师及时做好相应处理。

3）迅速建立静脉通道，遵医嘱进行止血、输血、给予抗生素，控制和预防感染。

4）注意给患者保暖，积极抗休克治疗，同时做好术前准备。

5）术后保持各种管路的通畅，妥善固定，特别注意防止尿管脱出，观察尿量及引流液的性质，正确记录尿量及引流量，保持尿道口周围清洁。

6）多饮水（2 000～2 500 mL，禁水者除外）自然冲洗，当患者留置的尿管发生阻塞或引流尿液有混浊，出现沉淀或结晶可遵医嘱在严格无菌操作下进行膀胱冲洗。

7）指导患者进行功能锻炼，防止肌肉萎缩。功能锻炼应根据患者的总体情况由被动运动过渡到主动运动，范围可由小到大、由浅到深、由单关节到多关节、由床上到床下，先易后难、循序渐进、逐步适应。骨牵引患者也应尽早开始局部按摩。功能锻炼是改善局部血液循环、促进愈合、促进功能康复的重要措施。早期在床上做上肢伸展运动、下肢肌肉收缩锻炼，如股四头肌收缩、踝关节背伸、足趾伸屈等活动，随着身体的康复逐渐进行髋、膝关节的活动，先被动，后主动，骨折愈合后可逐渐下床活动。

8）尿道修补术后，告知患者定期行尿道扩张。

9）后尿道损伤患者不宜导尿，以免导尿管插入断端加剧局部出血，从而导致休克更加严重。

10）骨盆骨折患者不得随意搬动，以免加重创伤，应睡硬板床，同时防止压力性损伤的发生。

（2）非手术治疗的护理。对轻微尿道损伤和尿道挫伤无排尿困难者，可采用非手术治疗，观察病情发展，应用抗生素，根据情况进行尿道扩张。

1）密切观察病情，每1～2h监测血压、脉搏、呼吸1次，注意有无休克症状的发生，及时给予输液、输血、镇静和止痛等支持疗法。

2）应用有效抗生素预防感染。对轻度尿道损伤排尿不困难者，仅需多饮水，保持尿量。血尿时可应用止血剂，观察排尿通畅程度及尿的颜色性质。

3）尽快完善术前准备，以备病情变化时能及时进行急诊手术。

4）对留置导尿者，注意观察尿的颜色、性质及尿量的变化，保持尿管引流通畅、尿道口周围清洁，预防尿路感染。

5）预防感染，合理使用抗生素；观察体温及白细胞变化，及时发现感染征象。

6）注意给患者保暖。进食高热量、高蛋白食物。

7）膀胱过度充盈的患者可采用耻骨上膀胱穿刺抽尿，以临时减压，防止膀胱破裂和缓解膀胱过度充盈导致的疼痛。

8）尿道不完全断裂时，放置较细软的尿管并保留2周，妥善固定，以防脱出。

（3）耻骨上膀胱造瘘者的护理配合

1）保护造瘘口周围的皮肤：有渗出及时更换敷料，外涂氧化锌软膏保护皮肤。

2）保持造瘘管通畅，不可扭转、折叠，定期更换尿袋。

3）造瘘管一般留置1～2周。拔管前先夹管，观察能否自行排尿。若排尿困难、切口处有漏尿，则延期拔管。

4）会阴部有损伤时，早期清创至关重要，术后保持会阴部清洁，便后用温水擦洗，保持伤口周围清洁干燥。

5）术后多饮水，起到冲洗的作用，预防感染。

4. 健康教育

（1）尿道经过缝合，瘢痕收缩易产生尿道狭窄，因此出院后应按医嘱定期去医院做尿道扩张术，开始每周1次，持续时间视病情而定。

（2）平时多注意排尿时的尿流情况，如发现排尿不畅、尿流变细，提示尿道可能发生狭窄，应及时到医院诊治。

（3）尿道扩张和护理：尿道扩张是尿道手术后重要的补充治疗，首先向患者讲解尿道扩张的意义，取得患者的配合；还要向患者宣讲尿道扩张后观察及护理要点，如观察尿道口出血情况，多饮水，观察有无尿频、尿急、尿痛及烧灼感等感染症状；遵医嘱进行抗生素治疗，以取得较好的效果。

（王 芳）

第四节　阴囊及睾丸损伤

一、概述

睾丸位于阴囊内、体表外，是男性最容易被攻击的部位。两者损伤常同时存在。闭合性损伤较多见，如脚踢、手抓、挤压、骑跨等。开放性损伤除战争年代外，平时较少，如刀刺、枪弹伤等。睾丸损伤的程度可以是挫伤、破裂、扭转、脱位，严重时睾丸组织完全缺失。阴囊皮肤松弛，睾丸血液回流丰富，损伤后极易引起血肿、感染。此外，睾丸或其供应血管的严重损伤可导致睾丸萎缩、坏死，可能并发阳痿或其他性功能障碍。有阴茎损伤时要注意有无合并尿道损伤，阴囊皮肤撕脱伤应尽早清创缝合，若缺损过大可行植皮术。阴茎、阴囊损伤的治疗原则与一般软组织的损伤相似。睾丸损伤最常见，本节主要介绍睾丸损伤的护理。

（一）损伤的类型及临床表现

阴囊及睾丸损伤时常出现疼痛、肿胀，甚至晕厥、休克，有时可危及生命。

1. 阴囊损伤

阴囊皮肤瘀斑、血肿，开放性损伤阴囊撕裂，睾丸外露。

2. 睾丸损伤的类型及临床表现

（1）睾丸挫伤：睾丸肿胀、硬，剧痛与触痛。

（2）睾丸破裂：剧痛甚至昏厥，阴囊血肿，触痛明显，睾丸轮廓不清。

（3）睾丸脱位：指睾丸被挤压到阴囊以外的部位，如腹股沟管、股管、会阴等部位的皮下，局部剧痛、触痛，痛侧阴囊空虚。

（4）睾丸扭转：是指睾丸或精索发生扭转，造成睾丸急性缺血。近年报告此病在青少年中有逐渐增多趋势，睾丸下降不全或睾丸系带过长时容易发生扭转。其临床表现为突然发作的局部疼痛，可以向腹股沟及耻区放射，可伴有恶心及呕吐。其主要体征是阴囊皮肤局部水肿，患侧睾丸上缩至阴囊根部；睾丸轻度肿大并有触痛；附睾摸不清；体温轻度升高。如不及时治疗，睾丸会发生缺血性坏死，颜色发黑，逐渐萎缩以致功能丧失。

（二）辅助检查

1. 视诊

阴囊在体表外，损伤的部位、程度可以直接判断。

2. B超

彩色超声检查可以判断睾丸及其血管损伤的程度,能鉴别睾丸破裂与睾丸挫伤,以及睾丸内血肿的存在,因而可为手术探查提供客观的检查依据。

二、护理

(一) 护理问题

1. 疼痛

与外伤有关。

2. 舒适改变

与疼痛及手术后卧床有关。

3. 部分生活自理缺陷

与外伤及手术有关。

4. 知识缺乏

缺乏疾病相关知识。

(二) 护理措施

1. 生活护理

(1) 做好基础护理,协助患者完成"七洁"。

(2) 保持会阴部皮肤的清洁,避免排尿、排便污染。

(3) 满足患者的护理需求,让患者感到舒适,遵医嘱应用止痛剂。

(4) 加强病房管理,创造整洁安静的休养环境。

2. 心理护理

巡视患者或做治疗时多与患者交流,用通俗易懂的语言向患者讲解损伤的治疗及保健知识,缓解患者对突如其来的损伤产生的恐惧和焦虑;认真倾听患者主诉,及时帮助患者解决问题,做好基础护理;满足患者的合理需求,向患者解释每项检查治疗的目的,使患者能积极配合治疗护理。

3. 治疗配合

(1) 阴囊闭合性损伤:阴囊无明显血肿时应动态观察,卧床休息,将阴囊悬吊,早期局部冷敷;血肿较大时应抽吸或切开引流,放置引流条以充分引流渗液渗血,给予抗生素预防感染。

(2) 阴囊开放性损伤:局部彻底清创,除去异物还纳睾丸,注射破伤风抗毒素,给予抗生素预防感染。

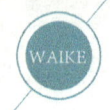

（3）睾丸损伤破裂：止痛，减轻睾丸张力，控制出血。当有精索动脉断裂或睾丸严重破裂无法修复时，可手术切除睾丸，阴囊放置引流条，减少局部感染。

（4）睾丸扭转：睾丸固定术是可靠、有效的治疗方法，术中可将扭转的睾丸松解后，观察血液循环恢复情况，半小时以内，若血液运行逐渐恢复，睾丸颜色逐渐变红，则表示睾丸功能已经恢复，可以保留；若手术中睾丸颜色呈黑紫色，则表示已经坏死，应该切除。

4. 具体措施

（1）患者卧床休息，注意观察伤口周围的渗出，及时更换敷料，防止感染。

（2）观察生命体征变化，及时发现出血倾向。

（3）遵医嘱给予止痛剂，缓解疼痛不适；给予抗生素治疗，预防感染。

（4）观察局部血运情况，保持尿管和引流管的通畅，多饮水。

（三）健康教育

（1）手术近期避免剧烈活动，禁房事。

（2）按时复诊，有不适及时到医院诊治，不能随便用药。

（王 芳）

第五节 尿道狭窄

一、概述

男性尿道狭窄是泌尿外科的常见病，可分为痉挛性尿道狭窄和器质性尿道狭窄。

痉挛性尿道狭窄是一种暂时现象，是由尿道外括约肌收缩所引起，诱发原因可为尿道炎、尿道结石、尿道内器械的应用或性欲异常等。有时亦可因会阴、直肠和盆腔内的病变反射性刺激，或完全由精神因素所引起。尿道痉挛在膜部发生，故与球部和膜部器质性的狭窄难以区别。当一钝头器械在尿道内遇到阻挡时（如导尿管、膀胱镜）可连续施以轻巧的压力，如尿道狭窄为痉挛性，尿道常突然放松而使器械通过。在麻醉下，痉挛性狭窄可完全松弛而不产生梗阻。膀胱尿道造影对诊断颇有帮助。痉挛性狭窄应用综合治疗，包括解除诱因、热水坐浴、镇静止痛剂和抗痉挛剂等多可缓解。

器质性尿道狭窄在临床上较痉挛性多见，尤以男性多见。其按病因可分三类：

①先天性尿道狭窄，如尿道外口狭窄、尿道瓣膜等。②炎症性尿道狭窄，可因淋病、结核病或非特异性感染引起，狭窄的形状较复杂，程度较严重。炎症性尿道狭窄早期感染控制后，以尿道扩张为主，此外留置导尿管也可引起尿道狭窄。③外伤性尿道狭窄，最为常见，由尿道损伤严重，初期处理不当或不及时所致。病理上狭窄的程度、深度及长度相差很大，通常只有一处狭窄。淋病性狭窄可能为多处狭窄，狭窄可能继发感染，形成尿道憩室、尿道周围炎、前列腺或附睾睾丸炎。由于尿流梗阻长期不能解除，最终可致肾积水、肾功能损害，出现尿毒症。

（一）诊断

尿道狭窄的诊断，应根据病史、体征、尿道器械检查和尿道膀胱造影而确定。尿道器械的应用，不仅可证实狭窄，还可确定狭窄的部位、程度和类型。通常用的器械有导管、丝状探条、尿道探子等。尿道器械的探查必须在严格无菌和良好的麻醉下进行。膀胱尿道造影尤其适用于狭窄段口径细小或不能通过尿道探子的病例。逆行尿道造影是由尿道外口边注入对比剂边摄侧位片，此时显示狭窄段远端较清楚。对比剂注入膀胱后，让患者一边解尿一边摄尿道侧位片（即顺行膀胱尿道造影），能较清楚地显示狭窄段近端。如患者已做膀胱造口术，可由造瘘管注入对比剂，然后在患者排尿时摄尿道侧位片。膀胱尿道造影尚可鉴别是痉挛性还是器质性尿道狭窄，并可显示尿瘘。经尿道镜可以从尿道内观察到狭窄段的远端情况。

（二）临床表现

尿道狭窄症状可因其程度、范围和发展过程不同而不同，主要的症状有：

（1）排尿困难，严重者尿潴留。初起排尿费力，排尿时间延长，尿流分叉；后逐渐尿线变细，射程变短甚至呈滴沥状。当逼尿肌收缩而不能克服尿道阻力时，残余尿增多甚至充盈性尿失禁或尿潴留。

（2）尿道狭窄时常伴慢性尿道炎，常继发膀胱感染、结石、睾丸附睾炎等。狭窄近端尿道扩张，也可因尿液滞留并发感染而致反复尿路感染、尿道周围脓肿、尿道瘘、前列腺炎和附睾炎，继而因梗阻而引起肾盂输尿管积水以及反复发作的尿路感染，最后导致肾功能减退甚至出现尿毒症。

（3）长期腹压增高可并发疝气、痔及直肠脱垂。

（三）辅助检查

1. 尿道触诊及阴囊、肛门检查

外伤性尿道狭窄均应常规检查肛门、直肠、前列腺。如前列腺有明显上移，说明尿道狭窄位置较高或尿道狭窄段较长。直肠镜检查可以确定是否有尿道直肠瘘及其瘘口大小和位置。对已行耻骨上膀胱造口的患者，可以经造口插入尿道探子到膀胱颈或后尿道内，通过指检尿道探子的位置，协助判断尿道狭窄的近端位置，对制订手术方案有意义。

2. 尿道探子检查

尿道探子检查可以确定尿道狭窄的部位、程度及长度。应注意正确的检查方法，消毒、表面麻醉及润滑后由尿道外口轻轻放入尿道探子，探子受阻处即狭窄的远端。尿道探子应由大号开始，逐渐换成小号，于狭窄处能通过的探子号数，即狭窄程度。如已有耻骨上膀胱造口者，可同时用两根探子行会阴检查，分别由尿道外口和耻骨上造口处插入尿道探子，后者经膀胱颈进入后尿道抵达狭窄部位近端，两根探子会师间的距离即为尿道狭窄的长度。

3. 尿道造影检查

尿道造影检查是选择治疗方法的重要依据。尿道造影除对尿道狭窄部位、程度、长度有准确判断外，对是否合并假道及走行、尿道瘘及其他并发症的诊断也有重要价值。

4. 尿道超声检查

超声检查具有清晰辨明尿道管腔、海绵体组织及尿道周围组织的层次，精确估计尿道狭窄长度的优点，避免医师和患者反复造影接受 X 线照射，因而具有一定的优越性，但需要 B 超医师与临床医师共同对超声结果进行分析判断。

5. 尿道磁共振成像

磁共振成像（MRI）具有横断面、冠状面及矢状面三维层面成像，组织对比度好，无射线等优点，对骨盆骨折后尿道狭窄的诊断有一定参考价值，对前尿道狭窄的诊断意义不大。

6. 其他

尿路合并感染常有尿液分析和细菌学异常，对选择用药有意义。疑有上尿路病变应行静脉尿路造影检查，骨盆严重畸形或疑有慢性骨髓炎者，应摄骨盆 X 线片。

二、护理

（一）护理问题

1. 疼痛

与手术切口有关。

2. 发热

与继发感染有关。

3. 排尿形态改变

与留置尿管有关。

4. 部分生活自理缺陷

与手术有关。

5. 潜在并发症

出血、感染。

(二) 护理措施

1. 生活护理

(1) 协助患者完成生活护理，做到七洁，即皮肤、头发、指甲、会阴、口腔、手足、床单位的干净整洁，使患者感到舒适。术后每日清洁尿道口1~2次。

(2) 术后使用床上护架，避免棉被等直接压于外生殖器上，注意保暖，防止感冒。

(3) 保持伤口敷料的清洁干燥，有渗出或污染及时更换。

(4) 多食易消化食物，加强营养促进伤口愈合。

(5) 保持排便通畅，避免增加腹压，可服润肠剂，必要时灌肠。

(6) 每天睡前用1:5 000高锰酸钾溶液坐浴，温度为40~42℃。

(7) 嘱患者穿干净柔软的棉布内裤，室内保持通风，避免潮热。

(8) 嘱患者多饮水，保持尿液引流通畅，妥善固定尿袋并定期更换。

2. 心理护理

尿道狭窄患者对手术产生恐惧、焦虑心理，表现为对治疗和预后的担心，与人交流减少。护士可根据具体情况应用多种方式，如与患者交谈，耐心认真地倾听其主诉，取得患者信任，为以后的护理操作打下良好基础。做好家属工作，医护人员应用通俗易懂的语言向家属介绍治疗及护理有关事项，详细介绍本病手术方法及预后，交代注意事项，讲明有关用药的重要性，消除患者恐惧心理，增强信心。执行各种治疗护理时态度和蔼，面带微笑，动作敏捷，技能精湛，操作娴熟，及时了解患者的思想动态，使患者产生安全感和信任感。加强巡视，及时解决患者各种合理需求，使患者满意，积极配合治疗。

3. 治疗配合

尿道狭窄病变具有一定的复杂性，目前尚无单一的治疗方法，只能根据不同病理情况，采用不同治疗手段，一般而言，前尿道狭窄较后尿道狭窄容易治疗，单纯性狭窄较复杂性狭窄容易治疗。

（1）治疗原则

1）以恢复尿道排尿功能为目的，尽量避免施行永久性尿路改道手术。虽然有的患者局部病变复杂或既往手术失败，也应争取再次修复尿道，不要轻易施行永久性尿路改道手术。

2）积极治疗尿道及尿道周围感染：尿道狭窄致使尿道黏膜粗糙不平，排尿不畅，给尿道感染创造了良好的条件。尿道及尿道周围感染是手术失败最主要的原因。因此，应特别重视其手术前的治疗，除积极合理使用抗菌药物外，有下列情况之一者，应先行耻骨上膀胱造口术，待感染充分控制后，再行尿道狭窄根治性手术：①有急性或亚急性肾盂肾炎或尿道周围炎；②尿道有脓血样分泌物排出，压痛明显，排尿困难；③反复发作急性肾盂肾炎、急性前列腺炎、附睾炎；④并发膀胱结石、憩室、感染；⑤并发尿道直肠瘘或尿道皮肤瘘；⑥耻骨后感染、残余脓肿、耻骨骨髓炎。

3）长期梗阻已有明显肾衰竭者，应先行膀胱造口及其他全身治疗，待情况好转后再行局部治疗。

4）有尿道直肠瘘，应先行结肠造口。

（2）治疗方法

1）非手术治疗：非手术治疗主要依赖于尿道扩张，即使手术治疗后的病例也应定期扩张，预防再次尿道狭窄。狭窄较轻者尿道扩张术可取得显著疗效。尿道扩张应在良好麻醉和严格无菌条件下进行。扩张必须掌握指征，手法轻柔，忌用暴力。尿道扩张的并发症及防治如下：①出血：是尿道扩张术常见并发症，可因尿道扩张方法不当，使用尿道探子过粗或企图强力使探子通过狭窄部位，致尿道黏膜撕裂，甚至穿破尿道引起出血。出血量多少不一，严重者可发生出血性休克。如出血不多且无排尿困难，可嘱患者多饮水，给予抗生素治疗，一般数小时至24 h可自行停止；如出血严重且排尿困难，应留置一较粗、质地较软的尿管引流；如尿管不能导入，应及时手术治疗。②尿道穿破：术者经验不足而操作又较粗暴者，易穿破尿道。穿破部位多见于球部尿道及后尿道。尿道穿破后立即出现疼痛和出血。如穿破直肠，易引起前列腺及后尿道周围组织感染。后尿道穿破也可出现前列腺及膀胱周围尿外渗。尿道穿破者，应立即采取止血及抗感染措施，尿道内留置气囊导尿管。穿破直肠者，最好行耻骨上膀胱造口。③感染：尿道扩张术除可引起尿道、生殖系感染外，还可引起尿道热或败血症。后二者是最严重、最危险的并发症，抢救不及时可致死亡，对尿道及前列腺急性炎症者，禁忌尿道扩张术；慢性炎症者，应用抗生素治疗后再行尿道扩张术；对尿道扩张术后有尿道热者，应及时治疗。

2）手术治疗：尿道狭窄的手术治疗方法很多，如何选择，尚依赖于患者尿道狭窄的情况、所具有的医疗条件和医师的经验。尿道狭窄手术是一种较困难的手术，术前必须充分准备，优化手术方案，术后定期扩张、随访才能达到良好疗效。术后再发生狭窄、尿瘘、尿失禁等是较常见的并发症。①尿道外口切开术：适用于尿道外口狭窄，手术简单，效果确定。多见于包皮龟头炎、部分阴茎截除术后或尿道下裂修补术后的患者，可于尿道外口的腹侧纵行切开，以形成一轻度的尿道下裂，切开的两侧尿道黏膜与阴茎头部的皮肤缝合以止血。②尿道内切开术：在治疗尿道狭窄方面除能采用传统开放手术法外，近年来引进了一系列腔内手术设备，已逐渐替代了大部分开放手术，并运用中西医结合方法在预防尿道狭窄复发上取得了较好的疗效。如尿道狭窄长度短，甚至是一膜状狭窄，可在尿道镜直视下用特制刀切开狭窄环。③尿道狭窄段对端吻合术：切除尿道狭窄段对端吻合，仍为目前国内外多数医院采用的方法，球部尿道狭窄应用此法疗效满意。高位狭窄或长段狭窄者，可经耻骨联合途径。④尿道成形术：对于复杂性尿道狭窄，特别是长段狭窄，其他方法不能奏效者，可采用尿道成形术。切除瘢痕段，缺损的尿道可用尿道自身、阴茎皮肤或阴囊皮肤成形修复，或用带蒂皮瓣、膀胱黏膜、羊膜等组织移植以代替尿道。手术可一期完成，亦可分期进行。对于并发尿道周围感染、尿道瘘者，应先进行膀胱造瘘，使炎症消退后再施行尿道修复手术。合并尿道直肠瘘者，应先进行结肠造瘘，再择期进行尿道修复手术和尿道成形术。⑤尿道套入术：尿道套入术用于治疗后尿道狭窄，长期以来一直被国内外广泛采用。其手术操作简单，疗效报道不一，但只要掌握手术要领，仍能收到较好的疗效。儿童尿道狭窄不宜采用此法治疗。⑥尿流改道术：一般尿道狭窄手术均需同时做膀胱造口术以引流尿液，使手术获得成功。手术失败患者可维持膀胱造口，以待再次手术或作为永久性的处理。

4．具体措施

（1）尿道扩张术后护理

1）术前向患者宣讲尿道扩张的治疗方法、注意问题及术后需要观察要点，取得患者主动配合。

2）并发症的观察：注意体温变化，及时处理尿道热。体温持续超过38℃，要警惕感染的发生，及时应用抗生素控制感染。

3）注意观察尿液颜色变化，血尿应逐渐减轻，如血尿持续加重，要及时请医师处理，警惕大出血和休克发生，并做好相应抢救准备。

4）尿道扩张后嘱患者多饮水，达到冲洗效果，对预防感染和减少出血有积极作用。

（2）手术护理

1）常规准备：完善术前检查、备血，讲解手术体位及术后注意问题，进行术前宣教。

2）肠道准备：尿道手术虽不涉及肠道，但在麻醉状态下肛门括约肌松弛，使得已存积于直肠内的粪便排出，污染手术区，因此，需手术前晚灌肠1次，了解粪便排出情况，手术当天清晨禁食、水。

3）皮肤准备：检查会阴部皮肤情况，每天用0.2%碘附消毒尿道口周围皮肤及肛周皮肤2次，操作时注意室内温度，避免患者受凉，保护患者隐私。动作轻柔，避免擦伤皮肤，应按先擦拭尿道口，后擦拭肛周的顺序消毒，清除会阴部毛发。

4）术后监测生命体征：密切观察病情变化，出现面色苍白、表情淡漠、血压下降、呼吸急促、心动过速等病情变化应及时报告医师，予以处理。

5）引流管的护理：密切观察引流液性质及量的变化，准确记录，如引流量1 h大于100 mL时，及时报告医师。妥善固定引流管，保持引流通畅，翻身时不要牵拉过度，防止扭曲、折叠、脱出；及时更换引流袋，保持引流袋低于伤口，保持尿管通畅，防止逆行感染。

6）伤口观察与护理：密切观察伤口敷料的外观和渗出情况，渗出可反映出血情况，准确评估，保持伤口干燥。严格执行无菌技术操作，保持伤口敷料干燥清洁，如有膀胱造瘘，注意造瘘口周围皮肤护理。

7）药物应用：按医嘱协助每晚口服已烯雌酚，防止阴茎勃起，导致吻合口撕裂，继发出血感染。

8）常规应用抗生素：预防感染。

9）拔管注意事项：拔除尿管前定时夹管、放尿，训练膀胱功能。拔管要在膀胱充盈时，轻轻旋转牵拉导尿管，使粘连的管道通畅易于拔出。拔管后嘱患者多饮水，观察患者排尿是否通畅，有无尿流中断、尿线细、血尿、尿痛等。

（三）健康教育

（1）应多食高蛋白、高糖类、丰富维生素及低脂肪饮食，禁食煎炸和辛辣刺激性食物，忌暴饮暴食、烟、酒。

（2）注意休息，劳逸结合，注意保暖，防止感冒。鼓励患者多饮水，每天3 000～4 000 mL，告知患者出院后早期节制房事。注意保持个人卫生，出院3个月内避免重体力劳动，但要进行适当体育锻炼。

（3）保持排便通畅，合理调配饮食，多喝水，多吃新鲜蔬菜和水果。

（4）出院后定期到医院行尿道扩张。为患者设计一个时间表，交代清楚复查时间，护理人员要多关心、安慰、体贴患者，使患者做好心理准备，有利于护理人员工作安排。

（5）注意尿路卫生，防止尿道感染，不憋尿。

（6）患者出现发热、排尿不畅时及时来院就诊。

（四）治疗进展

腔内手术是目前国内外已广泛开展并被许多学者认为是治疗尿道狭窄的首选方法。伴随技术的进步，腔内手术已不局限于内镜下尿道内冷切开，还可辅以电切或电灼，内镜下液电冲击波及激光治疗亦有报道。腔内治疗对单纯性尿道狭窄具有肯定的疗效，对复杂性尿道狭窄的疗效尚待确定。

（王 芳）

第六节 尿道结石

一、概述

尿道结石比较少见，大部分为来自膀胱或从上尿路排出到膀胱的结石在排尿时随尿液排出到尿道所致，结石容易停留在尿道的前列腺部、球部和舟状窝等空间相对较大的部分。在患者尿道狭窄、尿道憩室且长期合并感染时，也可在尿道形成结石。尿道结石可引起尿道梗阻和感染，形成尿道周围脓肿，甚至出现尿道瘘。

（一）健康史

1. 全身情况

一般情况、年龄、营养状况、智力、认知和感知能力。

2. 其他病史

既往史、生活习惯、个人卫生状况、并发疾病和药物使用情况。

3. 泌尿系统症状

泌尿系统结石、泌尿系统感染、膀胱刺激征、合并排尿困难甚至尿潴留。

（二）临床表现

1. 排尿困难

结石突然嵌入尿道时，可发生突然尿流中断、尿线变细、分叉、无力，甚至滴沥，出现急性尿潴留。患者常能指明尿流受阻的部分，对阴茎部尿道结石常能触及。患者主诉排尿时结石梗阻近侧隆起伴有胀痛。梗阻严重，时间长可影响肾功能。

2．疼痛

一般为钝痛，突然嵌入尿道时，可有局部剧烈疼痛或排尿时刀割样疼痛，前尿道结石疼痛常局限于结石嵌顿处，后尿道结石的疼痛常放射至会阴部或肛门，常伴有尿频、尿急，有强烈尿意。

3．感染症状

局部感染引起剧烈疼痛，可导致炎症、溃疡、脓肿或狭窄，严重者可有瘘管形成、会阴脓肿等。后尿道结石嵌顿，可引起急性附睾炎。

4．尿道分泌物

患者常有终末或初始血尿，有时有血性分泌物，严重者可以有尿道溢血，继发感染时有脓性分泌物。

（三）辅助检查

1．尿道硬结

前尿道结石可于局部叩及硬结合并压痛，后尿道结石可于会阴部或直肠指检时叩及硬结。

2．尿道探子

检查尿道时能感到探子触及结石并能感到有摩擦音。

3．X线检查

尿道造影可以发现有无尿道狭窄和尿道憩室，X线平片可以证实尿道结石，并且可以发现上尿路结石。

4．尿道镜检查

尿道镜检查可以直接观察结石及尿道并发症。

（四）心理和社会因素

心理和社会因素包括精神状态，对疾病、健康的认识和理解，对学习、工作、生活等心理应激反应，人格类型，医疗费用支付形式。

二、护理

（一）护理诊断

1．排尿异常

与结石阻塞尿道有关。

2. 疼痛

与结石嵌入尿道有关。

3. 有感染的危险

与疾病或手术后泌尿感染有关。

4. 知识缺乏

与缺乏疾病护理及治疗方面知识有关。

（二）护理目标

（1）患者排尿异常得到改善或消失。

（2）患者在治疗期间，疼痛得到缓解或消失。

（3）患者尿路感染的危险性下降或不发生感染。

（4）患者能复述疾病的相关护理、治疗方面的知识。

（三）护理措施

1. 心理护理

为患者提供心理支持，在给患者讲解疾病有关知识的基础上，了解患者的心理反应；同时给予解释并帮助其解决具体问题，消除其紧张情绪，保持愉快心情和良好的心理素质，使患者以最佳的身心状态，接受疾病的治疗和护理。

2. 一般护理

鼓励患者多饮水，注意个人卫生，保持外阴部清洁，需手术的患者做好术前准备、备皮等。做好术前、术后宣教，取得患者的配合。

3. 治疗配合

保证受术者体位舒适，及时告知手术进展情况，增强其信心，主动配合手术过程。

4. 用药护理（术后护理）

术后尿管的护理，保持通畅，勿打折、反流，防止脱出；鼓励患者多饮水，饮水量每日3 000 mL以上，讲解多饮水的重要性。保持外阴尿道口清洁，每日尿道口护理2次。术后抗生素的应用，按尿培养结果指导用药。预防并控制感染。

（四）健康教育

（1）鼓励患者培养良好的生活习惯，多饮水、少憋尿、积极治疗泌尿系统的其他结石。

（2）可根据结石分析结果适当调整饮食习惯，避免形成结石的因素。

（3）无论何种方法处理尿道结石均可能对尿道造成不同程度的损伤，术后会出现尿液颜色改变。如血尿、感染等，遵医嘱适当使用抗菌药物。

（五）最新进展及护理

随着医学、护理事业的发展，循证医学在医学领域的应用逐渐进步和成熟，对尿石症的治疗和预防进行了大量的研究，如：

1. 上尿路结石患者饮食中各种成分与尿石症的关系

（1）饮水量较少、饮水方法不正确：保持每日尿量在2 000 mL以上，肉眼为无色或淡黄色。饮水量要分布在全日，成年男性饮水量为2 500～3 000 mL，女性、心肺肾功能正常的老年人每日饮水2 000～2 500 mL，注意餐后2～3 h及夜间的饮水，每次饮水为300～500 mL，这样可预防结石的形成，有利于结石的排出。

（2）蛋白质摄入过多：研究表明大量摄入动物蛋白可导致尿液中钙、尿酸、草酸盐的含量增加和枸橼盐的减少，增加尿石症的发病率。建议每日蛋白质含量不超过1 g/（kg·d）。

（3）饮食钙的误区：现已证明高钙饮食人群尿石症的发生率比一般人群低43%。原因是高钙饮食可以增加尿钙的排泄，但却降低了尿中草酸的排泄，从而降低了尿石症的形成概率。

（4）限盐：限制饮食钠、草酸盐，提倡多食用富含枸橼酸盐的食物，可以减少尿石症的发生。

（5）饮料的选择：少饮食含糖、乙醇饮料可以减少尿石症的发生。可乐促进尿石形成，茶抑制尿石形成。

（6）脂肪含量的影响：有关饮食中的脂肪含量对钙结石病的泌尿系危险有显著影响的说法，尚有待证实。

2. 结石预防的研究

（1）预防草酸钙结石可服用噻嗪类利尿剂，能够明显降低钙盐结石的复发。

（2）别嘌醇对尿路结石病没有特别的疗效。

（王　芳）

第七节 肾移植

一、概述

肾脏替代治疗是目前终末期肾脏疾病常用且有效的治疗方法，包括腹膜透析、血液透析和肾移植，每种治疗方式各有优缺点。国内外已有许多学者应用各种量表对终末期肾脏疾病患者的生存质量进行评估，发现肾移植患者生理、心理和社会方面的生存质量均显著高于透析患者。因而肾移植是终末期肾脏疾病最有效的治疗手段，适用于经其他治疗无效、须行透析治疗才能维持生命的终末期肾衰竭患者。在临床各类器官移植中，肾移植开展较早、技术较成熟、临床疗效也较好。

按供者和受者的遗传学关系可以将肾移植分为自体肾移植、同质肾移植和同种异体肾移植。同种异体肾移植是目前临床应用最广泛的肾移植方法。

按供者情况可分为活体肾移植和尸体肾移植。活体肾移植以同卵双生间最佳，然后依次是异卵双生、同胞兄弟姐妹、父母子女、血缘相关的亲属及无血缘者之间。按移植肾植入的部位可以分为原位肾移植和异位肾移植。

（一）供受者的选择

1. 受者的选择

受者的选择是肾移植的第一步，关系到手术成败及术后长期存活。受者选择涉及原发病种类、健康状况、年龄、肾移植禁忌证等。一般认为肾移植受者年龄在15～50岁效果较好，如恶性肿瘤、严重血管病变、顽固性心力衰竭、凝血功能紊乱、慢性感染等患者则不宜接受肾移植手术。

2. 供者的选择

（1）免疫学选择：引起移植排斥反应的抗原称为移植抗原或组织相容性抗原。供、受者间组织相容性抗原的差异越小，则排斥反应的发生率越小，移植肾生存率越高；反之，则排斥反应发生率增高，不利于移植肾的存活。为了预防排斥反应的发生，提高移植肾存活率，在肾移植前必须进行相关的免疫学检测，选择与受者组织相容性抗原无差异或差异小的供者。临床常用的检测方法有以下几种。

1）红细胞ABO抗原系统检测，若供、受者ABO血型不合，术前不进行系统全面的处理，移植后可发生不可逆的超急性排斥。

2）人类白细胞抗原（HLA）配型，目前主要按照六抗原相配原则进行配型。HLA 六抗原配型与肾移植的存活率有密切关系，配型相容程度越好，移植肾存活率越高，但随着免疫抑制技术的发展，HLA 六抗原配型对移植肾的远期存活率影响逐渐减小。

3）预存抗体的检测：包括淋巴细胞毒交叉配合试验与群体反应性抗体（PRA）检测。肾移植要求淋巴细胞毒交叉配合试验必须为阴性。PRA 高的患者交叉配型的阳性率高，提示不容易找到合适的供体。

（2）非免疫学要求：供者自愿捐献，年龄不超过 55 岁，肾功能正常，无泌尿系统疾病及肿瘤病史，无高血压、糖尿病史，无血液病、结核病、严重全身性感染和艾滋病毒（HIV）感染等疾病。另外，需对活体供肾者进行精神和心理学方面的评估，有异常者不能作为供者。尸体肾移植热缺血时间不能超过 10 min。活体肾移植中对于供体的年龄限制国际上还没有统一的标准。近年来由于器官短缺，合理利用亲属边缘供体可以有效缓解这一难题，对供者年龄的要求逐渐放宽。研究认为，老年供肾并不会增加供体围术期并发症的发病率。但老年活体亲属供肾可能存在一定危险性，需要予以重视。

（二）器官保存

离体缺血肾在 35～37 ℃常温下（称为热缺血）短时间内即趋于失去活力。为了延长供肾的存活时间，肾保存应遵循低温、预防细胞肿胀和避免生化损伤的原则。因此，保存液的成分是保存器官功能的又一重要因素。目前，供体肾的处理和保存方法是采用特制的肾灌洗液（0～4 ℃）快速灌洗，使被灌洗肾的温度迅速而又均匀地降到 10 ℃以下，并尽可能地将其内血液洗净；然后保存于 2～4 ℃保存液中直至移植（称为冷缺血）。

（三）治疗要点

1. 手术

肾移植手术基本采用异位移植，即髂窝内或腹膜后移植，以髂窝内移植多见。一般情况下无须切除受者的病肾。

2. 免疫抑制治疗

理想的免疫抑制治疗应既能保证移植物不被排斥，又尽可能使其毒性不良反应及对受者免疫系统的影响减至最低限度。免疫抑制治疗的基本原则是联合用药，以增加药物的协同作用，减少单一药物的剂量，从而达到减轻其不良反应的目的。肾移植常用的免疫抑制剂如下。

（1）皮质甾体：是临床上最早也是最常用的免疫抑制剂，常与其他免疫抑制剂联合应用。其不良反应可有骨质疏松、感染、应激性溃疡、药物性库欣综合征、白内障等，口服和静脉给药都可以吸收。

（2）霉酚酸酯（吗替麦考酚酯，MMF；商品名为骁悉）：是由霉菌酵解物中分离出的半合成衍生物，能特异性、有力地抑制T、B淋巴细胞的增生及抗体生成。其主要不良反应有腹泻、关节痛、白细胞减少和胃肠道出血等。

（3）环孢素（环孢素A，CsA）：主要作用是抑制T淋巴细胞合成和释放白细胞介素（IL-2）及其他淋巴因子的合成，此外对B淋巴细胞也有一定作用，常作为免疫抑制维持治疗的最基本药物之一。CsA最主要的不良反应是肝、肾毒性，其他常见不良反应有高血压、神经毒性、糖尿病、高尿酸血症、牙龈增生及多毛症等。临床应用期间需检测血药浓度，来指导用药以尽量避免其毒性不良反应。

（4）他克莫司（FK506）：又名普乐可复，作用机制类似于CsA，通过阻止IL-2受体的表达而抑制T细胞的活化、增生，具有极强的免疫抑制作用。FK506的常见不良反应主要是肾毒性、神经系统不良反应及糖尿病，高血压发生较少。

（5）西罗莫司：又称雷帕霉素，是一种大环内酯抗生素类免疫抑制剂，可与环孢素、皮质甾体联合用。西罗莫司常见不良反应有发热、头痛、腹泻、高血压、糖尿病等。

（6）米芙（麦考酚钠肠溶片）：是IMPDH（次黄嘌呤单磷酸脱氢酶）抑制剂，可与环孢素和皮质甾体合用。其常见不良反应包括白细胞减少症和腹泻。

（7）抗淋巴细胞球蛋白（ALG）或抗胸腺细胞球蛋白（ATG）：为多克隆血清，对T淋巴细胞产生直接细胞毒作用。其临床多应用于免疫抑制的诱导阶段，静脉注射，主要不良反应是变态反应、高热、寒战及白细胞减少等；可先注射地塞米松，防止高热或变态反应发生。

（8）单克隆抗体：OKT_3是目前最为有效的单克隆抗体，OKT_3可与T淋巴细胞的CD3表面标记结合，使其丧失对抗原的识别能力。其不良反应可有发热、寒战、恶心、呕吐、腹泻、头痛、呼吸困难等。

二、护理

（一）护理问题

1. 焦虑与恐惧

与担心手术及其效果有关。

2. 营养失调：低于机体需要量

与胃肠道吸收不良、食欲减退及低蛋白饮食有关。

3. 有体液不足的危险

与术前透析过度或术后多尿期体液排出过多有关。

4. 有体液过多的危险

与术后肾功能延迟恢复、水钠潴留有关。

5. 潜在并发症

出血、感染、排斥反应、电解质紊乱、消化道溃疡、精神障碍等。

6. 知识缺乏

对肾移植术后相关知识缺乏了解。

（二）护理目标

（1）患者焦虑、恐惧程度减轻，配合手术和治疗。

（2）患者营养状况改善，按要求正确进食。

（3）患者内环境稳定，没有发生水电解质平衡紊乱，或发生后及时得到纠正。

（4）患者没有发生并发症，或并发症得到及时治疗与处理。

（5）患者及其家属掌握肾移植手术及术后康复相关知识。

（三）术前护理措施

1. 协助患者完善术前检查

（1）实验室检查：除术前常规实验室检查外，移植前患者均需做艾滋病毒（HIV）、巨细胞病毒（CMV）、单纯疱疹病毒（HSV）及肝炎病毒的检查等；还应评估供、受者间相关的免疫学检查情况，如血型是否相符、HLA配型相容程度，淋巴细胞毒交叉配合试验及群体反应性抗体检测结果。

（2）泌尿系统检查：常规检查包括尿培养、尿分析、24 h尿量、内生肌酐清除率、尿蛋白定量、肾B超及膀胱造影等。

（3）其他：常规行心电图、X线胸片及肝、胆、胰B超检查；还应根据患者不同情况有针对地进行其他检查，如心血管造影、胃肠镜检查等。

2. 心理护理

（1）了解患者心理状态，评估患者及其家属对肾移植的认知程度。

（2）向患者介绍肾移植成功案例，树立信心，减轻焦虑。

（3）给患者及其家属讲解肾移植手术、术后治疗、康复相关知识，后期治疗费用等。

（4）评估患者家庭及社会支持系统对肾移植手术的风险、移植所需高额医药费用、对患者长期照护的承受能力，有针对地进行心理护理。

3．患者准备

（1）手术前或术中即开始使用免疫抑制剂，具体药物及其剂量、用法及用药时间可根据受者情况决定。一般受者术前1d即开始口服霉酚酸酯。

（2）术前1d送患者做血液透析治疗1次。

（3）根据情况及时治疗潜伏感染病灶，遵医嘱预防性应用抗菌药。

（4）饮食和肠道准备：根据病情指导患者进食低钠优质蛋白、高糖、高维生素饮食，改善患者的营养状况，纠正水、电解质及酸碱平衡失调，提高患者对手术的耐受性。术前1d进普通饮食，术前禁食8h，禁饮4h，一般不需要做肠道准备，必要时术前晚给予生理盐水或肥皂水灌肠1次（可不作为常规准备）。

（5）保持皮肤清洁卫生，预防皮肤感染；注意防寒保暖，防止呼吸道感染。

（6）术晨测量体重并记录。

（7）麻醉后置尿管。

4．病室的准备

（1）病室环境：病室需安静、光线充足、通风良好。病室外配一隔离间，以供医护、探视人员进出隔离病房时更换衣服、鞋帽用。

（2）消毒与隔离

1）消毒，术前1d及手术当天用消毒液擦拭病室内一切物品和门窗，进行空气消毒。有条件的医院可将术后患者安置于空气层流病室。

2）隔离，医护人员或探视人员进入移植隔离病房前应洗手及穿戴隔离衣、帽、口罩和鞋等。

（四）术后护理措施

1．外科术后常规护理

（1）全身麻醉术后护理

1）了解术中情况、切口和引流情况。

2）持续低流量吸氧。

3）持续心电监护，必要时监测中心静脉压。

4）注意不在血液透析用动静脉造瘘肢体测血压及采血。

5）严密监测生命体征，注意控制患者血压，一般要求术后血压略高于术前（130/80 mmHg左右），以保证移植肾的有效灌注。

（2）伤口观察及护理

1）观察伤口渗血情况，有无出血、尿外渗等，及时更换渗湿敷料。

2）观察移植肾区，有无胀痛不适。

3）肾移植受者伤口一般 2 周拆线。

4）不在手术侧下肢及动静脉造瘘肢体进行静脉输液。

（3）各管道观察及护理

1）根据病情术后 24～48 h 应保证有 2 个静脉通道，以供输血或快速输液用，确保输液能顺利进行。

2）观察记录创腔引流量、色、性状变化情况，一般创腔引流 24 h 量＜50 mL 即可拔管。

3）保持尿管引流通畅，一般术后 7 d 拔除尿管。

2. 严密监测出入量

详细记录出入量，严密监测小时尿量，尿量是反映移植肾功能状况及体液平衡的重要指标；并根据尿量及时调整输液速度和量，保持患者出入水量平衡。

（1）监测小时尿量

1）多数患者在术后早期有多尿的现象，尿量可达 1 000 mL/h 以上。

2）一般术后 12 h 内尿量宜维持在 300 mL/h 以上，不少于 100 mL/h。

（2）合理静脉输液

1）严格记录出入量，肾移植补液应遵循"量出为入"的原则，补液量包括饮水量。

2）一般尿量＜500 mL/h，补液量为出量的全量；尿量 500～1 000 mL/h，补液量为出量的 2/3；尿量超过 1 000 mL/h，补量为出量的 1/2。

3）术后当天需检测电解质情况，根据病情遵医嘱补充电解质，防止发生电解质、酸碱平衡紊乱。

4）需根据患者血压及具体病情合理安排输液顺序及速度，对于病情不允许经口进食的患者，酌情静脉补充营养。

3. 饮食护理

（1）术后当天：禁食禁饮 6 h，术后 6 h 无明显腹胀及并发症者可饮水、进少量流质。

（2）术后第 1 天：进食少量流质无腹胀不适，可逐渐加量，少吃多餐。

（3）术后第 2 天至肛门排气：无腹胀不适，可给予少量易消化软食，少食多餐，逐渐加量。

（4）肛门排气后：进易消化、营养丰富、优质蛋白、富含纤维的新鲜食物。

4．体位与活动

（1）术后当天

1）卧床，可翻身和活动四肢，全身麻醉清醒后可抬高床头或半卧。

2）移植肾侧下肢髋、膝关节保持水平屈曲15°～25°，以减少血管吻合口的张力。

（2）术后第1～2天：床上活动，防止血栓形成，但要避免突然改变体位，以防血管吻合口受牵拉引起破裂，病情允许可下床测量体重。

（3）术后第3天

1）根据病情协助患者下床活动，下床时注意健侧下肢先着地承力，避免摔倒。

2）活动量循序渐进，以患者能耐受为原则。

5．心理护理

肾移植患者术后容易因自己尿量的多少、血压高低、肾功能恢复情况产生较大的情绪波动，尤其当肾功能恢复不顺利时易产生焦虑、抑郁心理，甚至对治疗失去信心。告诉患者积极的心态有利于调动免疫系统、促进肾功能恢复，鼓励患者积极面对，树立战胜疾病的信心。

6．健康指导

（1）休息与活动

1）根据身体恢复情况进行适当的体育锻炼，注意循序渐进活动时保护移植肾不被硬物挤压或碰撞。

2）术后1个月内外出时戴口罩，尽量不到人多嘈杂的环境，注意保暖，做好个人卫生，保持居室通风，预防感冒。

3）术后半年可恢复正常工作。

（2）饮食指导

1）避免进食过多饱和脂肪，不食油炸食品，限制高胆固醇食物，进食新鲜食物，忌食冷、硬、不洁及腐败变质的食物。

2）避免食用提高免疫功能的食物及保健品，如人参、黄芪、西洋参、灵芝等。

（3）用药指导

1）严格按医嘱服用免疫抑制剂及其他药物，不能自行增减药物的剂量或改服替代药物。准时服用药物，以维持相对稳定的血药浓度。

2）避免服用对免疫抑制剂有拮抗或增效作用的药物和食物等，如果出现漏服免疫抑制剂，在2h以内可尽快补服，严禁擅自调整剂量。

3）服药 10 min 内呕吐，加服全量；10～30 min 加服 1/2；30～60 min 加服 1/4；60 min 后呕吐无须补服。

4）腹泻 5～6 次水样便，加服 1/2；3 次水样便，加服 1/4；糊状便无须处理。

（4）自我监测

1）指导患者自我监测尿量、体重、体温、血压等指标，以随时判断自身的健康状况。

2）指导患者了解移植肾的大小和硬度，学会自我检查是否有压痛及肿胀等。

（5）随访指导

1）严格的定期随访，出院后第 1 个月每周 1 次，第 2 个月 2 周 1 次，半年后每月 1 次。提醒患者即使移植肾功能稳定也应坚持每月随访 1 次。

2）若病情变化，应及时就诊。

3）告知患者与医护人员保持有效的联系，以便随时获得医护人员的健康指导。

4）病房提供电话随访及咨询服务。

（五）围术期常见并发症的预防及护理

1．常见并发症及临床表现

（1）出血

1）伤口大量渗血。

2）创腔引流有鲜红血流出，2 h 内＞100 mL 或 24 h＞500 mL。

3）失血性休克表现。

4）移植肾区胀痛。

5）腰背部瘀斑。

（2）感染

1）发热。

2）肾移植术后常见感染部位有肺部、手术切口、口腔、皮肤及尿道等，感染后伴有相应局部症状。

（3）漏尿：发热、疼痛，引流液呈淡黄色且量增加，伴少尿或突然无尿；B 超、实验室检查引流液含肌酐可确诊。

（4）肾功能延迟恢复：主要表现为突然少尿、无尿或一过性多尿，血肌酐增高等。

（5）水电解质紊乱：术后早期常见并发症，如高/低钾、低钙、水钠潴留。

2. 预防及护理

（1）出血

1）观察创腔引流及切口渗血情况，移植肾区有无肿胀，生命体征有无异常等，以及时发现出血。

2）避免腹压增高及体位不当造成的血管吻合口处张力增加，防止血管吻合口破裂。

3）一旦发现出血的征象，应及时通知医师，给予药物止血或手术止血。

4）严格病房隔离管理，预防交叉感染。

（2）感染

1）做好呼吸道管理，预防肺部感染。

2）严格按无菌原则护理伤口。

3）遵医嘱应用抗生素，防止感染。

4）加强观察，及时发现和处理感染病灶。

5）结合患者的临床表现、实验室及其他检查结果，遵嘱用抗感染药物，及时有效地控制感染。

（3）漏尿：术后严密观察伤口渗出情况及引流液的颜色、性状，对于轻度的尿外渗，一般采用持续低负压吸引，保持尿管通畅，使尿液充分引流，促进漏口愈合。保守治疗3周以上，漏尿没有明显好转甚至有增加趋势，应手术治疗。

（4）肾功能延迟恢复

1）严格控制出入量，维持水电解质平衡。

2）维持血压稳定，防止感染。

3）血液透析。

4）抗排斥治疗及合理使用免疫抑制剂。

（5）水电解质紊乱：监测小时尿量，严格按照补液原则静脉输液；严密监测电解质，根据实验室结果补充电解质；术后早期应警惕高钾的发生。

（六）排斥反应的预防及护理

排斥反应是异体移植抗原引起受者体内发生的特异性免疫反应，分细胞免疫和体液免疫两种。除了同卵双生之间的移植，所有的异体肾移植术后都会发生排斥反应。根据其发生的机制、时间、病理及过程的不同，分为超急性排斥反应、加速性排斥反应、急性排斥反应和慢性排斥反应。

1. 临床表现

（1）超急性排斥反应

1）发生在移植肾血液循环恢复后数分钟或数小时，甚至 24 ~ 48 h。

2）突然出现血尿、少尿、无尿，移植肾区胀痛，血压升高，血肌酐升高，伴寒战、发热。

（2）加速排斥反应：发生在术后 2 ~ 5 d，肾移植术后 3 ~ 5 d，患者肾功能逐渐恢复，突然出现体温升高，肾区胀痛，出现血尿、少尿或无尿，伴腹胀、恶心、乏力，查体肾区饱满、压痛。

（3）急性排斥反应

1）发生在移植后 1 周到 2 个月内。

2）高热、尿量减少、体重增加、血压升高，肾区肿大、质硬有压痛，伴腹胀、关节酸痛、头痛、乏力、烦躁等全身症状。

3）尿量减少是移植肾急性排斥反应的主要指标，也是最早出现的症状。

（4）慢性排斥反应：多发生在术后 3 ~ 6 个月以后移植肾功能逐渐丧失，血肌酐逐渐升高，伴蛋白尿、进行性贫血、高血压，尿量减少、出现水肿、移植肾缩小变硬。

2. 预防及护理

（1）超急性排斥反应

1）目前对 HAR 尚无有效的治疗方法，一旦发生超急性排斥反应，应立即行移植肾切除。

2）大多数 HAR 是可以预防的，关键在于术前做好 ABO 血型鉴定、交叉配合试验和群体反应性抗原检查。

（2）加速排斥反应

1）观察患者的生命体征、尿量、肾功能及移植肾区局部情况，及时发现排斥反应。

2）激素冲击治疗，或尽早使用抗淋巴细胞制剂，有可能逆转此反应。

（3）急性排斥反应

1）准确应用免疫抑制剂。

2）肾功能及移植肾区局部情况根据排斥反应的轻重程度，遵医嘱应用抗排斥反应的药物，如甲泼尼龙、莫罗莫那–CD3（OKT3）、抗淋巴细胞球蛋白（ALG）或抗胸腺细胞球蛋白（ATG）等。

3）及时观察用药效果，甲泼尼龙冲击治疗期间应警惕消化道溃疡的发生，注意观察患者消化道症状。

（4）慢性排斥反应：慢性排斥反应一旦发生，就难以逆转，一些治疗措施也仅是能延缓其发展的速度，唯一有效治疗方法是再次移植。

（七）移植后常见远期并发症护理

1. 常见并发症及临床表现

（1）移植后高血压：收缩压≥140 mmHg，舒张压≥90 mmHg，是移植后最常见的心血管疾病，术后近期高血压的发生率为90%，稳定期为60%～70%。

（2）缺血性心脏病：心绞痛、心肌梗死。

（3）移植后糖尿病：肾移植后出现持续性高血糖，并达到糖尿病的诊断标准，有报道移植后糖尿病的发生率为2%～54%，被公认为是影响移植物和患者长期生存的第二大因素。

2. 预防及护理

（1）移植后高血压

1）规律监测血压，教会患者自我监测。

2）合理规律的药物治疗。

3）生活规律，戒烟酒，控制体重。

4）低盐低脂饮食。

（2）缺血性心脏病

1）服用降血脂药、血管扩张剂、钙通道阻滞剂、抗血小板聚集药物等。

2）良好的生活方式，低盐低脂饮食，适当体育活动。

（3）移植后糖尿病

1）监测血糖，口服降糖药或注射胰岛素。

2）调整免疫抑制剂。

3）糖尿病饮食指导，帮助患者合理饮食。

4）适当活动，控制体重。

5）坚持随访。

（杜亚泽）

第六章 妇产科疾病的护理

第一节 自然流产

一、概述

妊娠不足 28 周、胎儿体重不足 1 000 g 而终止者,称为流产。发生于妊娠 12 周之前者,称为早期流产,占 80% 以上;发生于 12～27 周末者,称为晚期流产。流产分为自然流产和人工流产,本节仅讲述自然流产。自然流产发病率占全部妊娠的 10%。

(一)病因

1. 胚胎因素

胚胎或胎儿染色体异常是早期流产的最常见原因,占 50%～60%。染色体异常包括数目异常与结构异常,其中数目异常以三体最为常见,其次为 X 单体;结构异常引起流产较少见。染色体异常主要与遗传因素有关,此外,感染、药物因素亦可导致胚胎染色体异常。

2. 母体因素

(1)全身性疾病:孕妇患感染性疾病,细菌或病毒通过胎盘进入胎儿血液循环,使胚胎或胎儿死亡可导致流产;各种原因引起的高热,刺激子宫收缩导致流产;孕妇患全身性疾病,如严重心脏病、重度贫血、高血压、肾炎等导致胎儿缺氧也可引起流产。

(2)生殖器官异常:子宫畸形(子宫发育不良、双子宫等)、子宫肌瘤,均可影响胚胎及胎儿的生长发育导致流产。子宫颈内口松弛,子宫颈重度裂伤时可引发胎膜早破而导致晚期流产。

（3）内分泌异常：黄体功能不全、甲状腺功能减退、严重糖尿病血糖未控制者，均可导致流产。

（4）其他：妊娠期严重的躯体刺激（外伤、手术等）或心理不良刺激，母儿血型不合，孕妇过量吸烟、酗酒等均可导致流产。

3. 免疫及环境因素

妊娠类似同种异体移植，如母胎血型抗原不和、抗精子抗体存在、封闭抗体不足等可导致母体排斥胎儿而发生流产；妊娠期接触放射线、化学物质等不良因素，也可导致流产。

（二）病理

流产的病理变化与流产发生时间有关。孕 8 周前的早期流产，胚胎多先死亡，随后底蜕膜出血，胚胎与宫壁分离后刺激子宫收缩，此时胎盘绒毛发育不成熟，与子宫蜕膜联系不牢固，故妊娠物多能完全排出，出血不多。妊娠 8～12 周时胎盘绒毛发育茂盛，与底蜕膜联系较牢，流产时胎盘绒毛不易完全从子宫壁剥离，部分胚胎组织残留在子宫腔内而影响子宫收缩，造成出血不止。而妊娠 12 周以后，胎盘已完全形成，其流产过程与足月产相似，先出现子宫收缩，继而胎儿及胎盘组织排出。

（三）临床表现

流产的主要临床症状是停经、耻区疼痛及阴道流血。其症状发生时间、严重程度及处理原则与流产类型有关，按自然流产的临床发展分为以下几种类型。

1. 先兆流产

先兆流产指妊娠 28 周前先出现少量阴道流血，出血量少于经量，有时伴下腹轻微酸胀痛，无妊娠物排出。妇科检查：子宫颈口未开，胎膜未破，子宫大小与停经周数相符。此时经休息及治疗后若症状消失，可继续妊娠；若阴道流血量增多或腹痛加剧，可发展为难免流产。

2. 难免流产

难免流产指流产已不可避免。在先兆流产的基础上阴道流血量增多，耻区阵发性疼痛加剧或出现阴道流液（胎膜破裂）。妇科检查：子宫颈口已扩张，有时可见胚胎组织堵塞子宫颈口内，子宫大小与停经周数相符或略小。

3. 不全流产

不全流产由难免流产发展而来，部分胚胎组织已排出体外，尚有部分残留于子宫腔内影响子宫收缩，导致阴道出血量多或持续不止，甚至发生休克。妇科检查：子宫颈口已扩张，阴道内可见胚胎组织堵塞子宫颈口，且流血不止，子宫小于停经周数。

4. 完全流产

完全流产指妊娠物已全部从母体排出，阴道流血逐渐停止，腹痛消失。妇科检查：子宫颈口已关闭，子宫接近正常大小。

此外，自然流产还有以下三种特殊情况。

（1）稽留流产：又称过期流产，指胚胎或胎儿已死亡滞留在子宫腔未能及时自然排出者。患者有先兆流产症状，但随着孕周增加，子宫不增大反而缩小，早孕反应消失。若已到中期妊娠，孕妇腹部不见增大，无胎动感或胎动消失。妇科检查：子宫颈口未开，子宫较停经周数小，未闻及胎心音。如胎儿死于子宫腔过久，可发生凝血功能障碍。

（2）复发性流产：指同一性伴侣之间连续发生3次及以上的自然流产。复发性流产大多数为早期流产，其原因多为染色体异常、免疫功能异常、黄体功能不全、甲状腺功能减退等；晚期复发性流产常见于子宫解剖异常、子宫肌瘤、自身免疫异常、血栓前状态等。

（3）流产合并感染：流产过程中，若阴道流血时间长，子宫腔组织残留或非法堕胎，有可能导致子宫腔感染，严重者可引起盆腔炎、腹膜炎、败血症及感染性休克。

（四）诊断

1. B超检查

根据B超下是否见到妊娠囊、妊娠囊形态及大小、有无胎心搏动，确定流产类型。

2. 实验室检查

尿妊娠试验、动态监测血 β-hCG、孕激素水平变化等检查，有助于妊娠诊断及预后判断。

3. 与疾病相关的健康史

护士应评估患者末次月经时间或确诊早孕的时间。了解孕期或孕前有无营养缺乏，如叶酸缺乏；有无吸烟或饮酒的不良嗜好；孕前是否接触有毒、有害物质或X线等放射物质；了解有无外伤和性生活等；详细询问既往有无流产，有无内分泌异常等病史。

4. 心理-社会评估

流产患者对突然发生的阴道流血往往会产生焦虑和恐惧心理。先兆流产患者，担心病情加重及保胎药物对胎儿的影响；出血多的患者，精神会更加紧张；多年不孕或是复发性流产的孕妇，为能否继续妊娠而焦虑、忧伤。

5. 治疗原则

（1）先兆流产：卧床休息，禁止性生活，减少刺激。必要时给予黄体酮、维生素 E 及对胎儿危害小的镇静剂。

（2）难免流产及不全流产：一旦确诊，应尽早促使胚胎及胎盘组织完全排出，清除子宫腔内胚胎组织。有休克者应输血、输液，在抗休克同时清宫，术后应用子宫收缩剂和抗生素，以防大出血和感染。

（3）完全流产：随诊观察，若无感染征象，不需特殊处理。

（4）稽留流产：明确诊断后，应住院治疗，尽早排除子宫腔内妊娠物，以防止因坏死退化的胎盘蜕膜释放凝血酶进入血液循环引起弥散性血管内凝血的发生。术前应行凝血功能检查，做好备血、输血准备工作。

（5）复发性流产：认真查找原因，进行针对性治疗，染色体异常的夫妇应在孕前做遗传咨询，子宫颈功能不全者宜在妊娠 14~18 周行子宫颈环扎术。

（6）流产合并感染：积极控制感染，尽快清除子宫腔残留组织。

二、护理

（一）护理诊断

1. 有感染的危险

与阴道流血时间长、子宫内有组织残留有关。

2. 焦虑

与担心妊娠是否能继续、胎儿是否健康有关。

3. 潜在并发症

出血性休克、感染。

（二）预期目标

（1）先兆流产经保胎治疗，可继续妊娠。

（2）对妊娠不能继续者，经处理出血得到控制，贫血纠正。

（3）住院期间无感染发生。

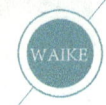

（三）护理措施

1. 先兆流产患者的护理

先兆流产孕妇需卧床休息，禁止性生活；护士应密切观察腹痛及阴道流血量情况，减少各种刺激；建议合理饮食，加强营养，纠正贫血；遵医嘱给予适量镇静剂、孕激素等。稳定患者情绪，增强保胎信心。

2. 妊娠不能继续患者的护理

护士应采取积极措施，做好终止妊娠的准备，同时建立静脉通道，做好输液、输血准备及清宫术前的用物准备；术中积极配合医师，刮出组织及时送病理学检查；术后严密观察体温、脉搏、血压及阴道出血量的变化，如有异常立即报告医师，以便及时处理。若有凝血功能障碍，应先给予治疗，然后再行流产或引产手术。

3. 健康教育

①先兆流产保胎的孕妇，需增加营养，纠正贫血，增强机体抵抗力，适当休息，避免过累，避免外伤，保持情绪稳定。出院后应定期做产前检查，发现异常，及时就诊。②对失去胎儿者，应讲述有关流产的相关知识，建议积极查找病因，为下次妊娠做好准备。清宫术后1个月内禁止盆浴及性生活，以防感染。③出院后如阴道流血量多、出血时间长或伴有发热、腹痛者，应及时就诊。④嘱复发性流产的孕妇再次怀孕后应卧床休息、加强营养，保胎治疗应超过以往发生流产的月份；子宫颈内口松弛者应在未妊娠时做子宫颈内口修补术，或在妊娠14～16周时行子宫内口缝扎术。

（四）结果评价

（1）不能继续妊娠者，生命体征、血常规正常，阴道出血停止，无感染征象。

（2）先兆流产孕妇配合保胎治疗，继续妊娠。

（牛 鹏）

第二节 早产

一、概述

早产是指妊娠满28周至不足37周间分娩者，此时娩出的新生儿称早产儿，出生体重在1 000～2 499 g。由于早产儿各器官尚未发育成熟，死亡率较高，预防早产是降低围产儿死亡率的重要措施。

（一）病因

依据其发生原因，早产可分为自发性早产、未足月胎膜早破早产及治疗性早产。

1. 自发性早产

自发性早产最常见，约占45%。其高危因素包括早产史、前置胎盘、胎盘早剥、子宫过度膨胀（羊水过多、多胎）、吸烟、酗酒等。

2. 未足月胎膜早破早产

它包括胎膜早破、宫内感染、子宫颈功能不全、子宫畸形、营养不良等。

3. 治疗性早产

母体或胎儿的健康原因使妊娠不能继续，在未足37周时采取引产或剖宫产终止妊娠而造成治疗性早产。

（二）临床表现

早产的主要临床表现是子宫收缩，可分为先兆早产和早产临产两个阶段。

1. 先兆早产

子宫收缩开始不规律，约10 min 1次，继而频率逐渐缩短，发展为规律宫缩，常伴有阴道少量出血或阴道血性分泌物排出。

2. 早产临产

若出现规律宫缩（20 min ≥ 4次，或60 min ≥ 8次），伴有子宫颈管进行性改变，子宫颈扩张1 cm以上，子宫颈展平 ≥ 80%，则早产诊断成立。早产的分娩过程与足月产相似。

（三）辅助检查

1. B超检查

此检查可检测胎盘功能、羊水量，亦可检测胎儿双顶径、股骨长度等评估胎儿体重。

2. 早产的预测

阴道超声检查子宫颈长度、子宫颈内口情况，阴道后穹隆分泌物胎儿纤维连接蛋白的检测等对早产预测有一定参考价值。

3. 胎心监护仪

胎心监护仪可连续监护胎心和宫缩的变化，动态观察胎儿在子宫腔内的状况。

（四）与疾病相关的健康史

评估与早产相关的病因，如孕妇既往有无晚期流产、早产、胎膜早破等；详细询问本次妊娠经过；胎动是否正常，是否出现阴道流液等。

1. 一般状况

注意产妇生命体征，尤其注意是否存在体温升高、脉搏加快及发热等感染征象。

2. 产科检查

检查产妇胎心、胎动情况，评估是否有子宫收缩及宫缩是否规律；查看有无阴道流液，液体颜色、量，是否有特殊臭味等。

（五）心理-社会状况

孕妇在得知病情后，往往担心早产儿会出现各种健康问题，故容易产生失望、悲观、焦虑、恐惧、猜疑等情绪反应。

（六）治疗原则

早产的治疗原则：若胎膜完整，在母胎情况允许时尽量保胎至34周。

1. 卧床休息

子宫颈已有改变的先兆早产及早产临产需卧床休息。

2. 抑制宫缩

抑制宫缩可选用β肾上腺素受体激动剂利托君、钙通道阻滞剂硫酸镁、前列腺素合成酶抑制剂吲哚美辛、缩宫素受体阻滞剂阿托西班等。

3. 控制感染

适当选择抗生素，预防和治疗感染。

4. 促胎肺成熟

对妊娠34周前的早产，可应用肾上腺糖皮质激素促使胎儿肺成熟，并注意检测胎儿成熟度。

5. 分娩期

早产临产后慎用吗啡、哌替啶等抑制新生儿呼吸中枢的药物，产程中给孕妇吸氧；做好早产儿的抢救准备工作；第二产程可行会阴切开，预防早产儿颅内出血。

二、护理

(一)护理诊断

1. 疼痛

与子宫收缩有关。

2. 焦虑

与担心早产儿安危有关。

3. 有新生儿受伤的危险

与早产儿发育不成熟有关。

(二)预期目标

(1)孕妇及其家属焦虑情绪减轻。

(2)围产儿受伤的危险降至最低,母儿安全出院。

(三)护理措施

1. 积极预防早产

(1)加强孕期保健:定期产前检查,尽早发现可能引起早产的因素,及时进行处理。

(2)注意劳逸结合,保持情绪稳定:避免各种不良刺激,避免诱发宫缩的活动,如抬举重物、性生活;高危孕妇在妊娠后期多卧床休息(左侧卧位为宜)以改善子宫、胎盘血液循环;指导孕妇加强营养。

(3)其他:子宫颈功能不全者,应于妊娠14~18周行子宫颈环扎术。

2. 先兆早产的护理

(1)一般护理:嘱孕妇卧床休息,采取左侧卧位,给予吸氧。严密观察患者全身情况,如腹痛、阴道流血、流液及胎心变化;减少刺激,尽量避免肛查及阴道检查。

(2)用药护理:遵医嘱给予抑制宫缩、控制感染、促胎肺成熟的药物治疗,应明确各种药物的作用、用法及不良反应。常用抑制宫缩的药物:①β肾上腺素受体激动剂,如沙丁胺醇和利托君等,可抑制子宫平滑肌收缩,延长妊娠周数,但易发生心率增快、血压下降、恶心、出汗及血糖增高等不良反应。②硫酸镁,镁离子直接作用于子宫肌细胞,拮抗钙离子对子宫收缩的活性,从而抑制子宫收缩。其用法及注意事项同妊娠期高血压疾病。③钙通道阻滞剂,常用硝苯地平10 mg舌下含服,每日3~4次,可抑制缩宫素及前列腺素的释放,用药时注意观察孕妇的心率及血压变化。分娩前给予地塞米松 5 mg 肌内注射, 3 次 /d, 连用 3 d; 必要时, 可经羊膜腔内注入地塞米松 10 mg, 并注意胎儿成熟度检测。

3. 早产临产的护理

做好分娩的准备工作, 认真观察产程进展和胎心的变化; 做好早产儿的保暖及复苏准备。

（四）结果评价

（1）产妇及其家属能配合医护措施。

（2）母儿平安出院。

（牛　鹏）

第三节　前置胎盘

一、概述

正常妊娠时, 胎盘附着于子宫体部的前壁、后壁或侧壁。妊娠 28 周后, 胎盘附着于子宫下段, 胎盘下缘达到或覆盖子宫颈内口处, 位置低于胎先露部, 称前置胎盘。前置胎盘是妊娠晚期严重并发症, 也是妊娠晚期阴道流血的主要原因, 如处理不当可危及母儿生命。

（一）病因

前置胎盘多发生于经产妇及多产妇, 病因目前尚不明确, 可能与下列因素有关。

1. 子宫内膜病变与损伤

多次流产及刮宫、多产、剖宫产、产褥感染等可导致子宫内膜损伤, 引起子宫内膜炎和内膜萎缩病变, 再次怀孕时易形成胎盘血供不良, 胎盘为了摄取足够营养而增大面积, 延伸到子宫下段, 形成前置胎盘。

2. 胎盘异常

胎盘大小和形态异常, 均可发生前置胎盘, 如胎盘面积过大、双胎、副胎盘、膜状胎盘等可延伸至子宫下段。

3. 受精卵滋养层发育迟缓

受精卵到达子宫腔后因滋养层发育迟缓, 尚未具备着床能力而继续下移, 并在子宫下段处着床发育形成前置胎盘。

（二）临床表现及类型

1. 临床表现

（1）症状：前置胎盘的典型症状是妊娠晚期或临产时发生无诱因、无痛性、反复阴道流血。初次出血时，出血量一般不多，但亦可发生致命性的大出血；随着出血次数增加，出血量逐渐增多。

（2）体征：患者一般情况与出血量有关，贫血程度与出血量成正比。出血多可有面色苍白、脉搏细速、血压下降等休克表现。腹部检查：子宫软，无压痛，子宫大小与孕周相符，胎位清楚、胎心正常。胎盘附着子宫前壁时，在耻骨联合上方可听到胎盘杂音。

2. 类型

阴道流血发生的时间早晚、流血量多少、反复发作次数与前置胎盘类型有关。根据胎盘下缘与子宫颈内口的关系，将前置胎盘分为三种类型。

（1）完全性前置胎盘：又称中央性前置胎盘，子宫颈内口全部被胎盘组织所覆盖。初次出血时间早、反复出血次数频繁，量较大，一次性大出血可致休克。

（2）部分性前置胎盘：子宫颈内口部分被胎盘组织所覆盖。出血情况介于完全性与边缘性前置胎盘之间。

（3）边缘性前置胎盘：胎盘边缘附着于子宫下段、不超越子宫颈内口。初次出血发生较晚，出血量少。

（三）辅助检查

1. B超检查

B超检查可清楚看到胎盘与子宫颈口的关系，并能明确前置胎盘的类型。其方法简单可靠，且无损伤性，是目前最常用的诊断方法。

2. 实验室检查

血常规检查患者有不同程度的血红蛋白下降、红细胞计数减少。

3. 产后检查胎盘胎膜

对产前有出血患者应在产后检查胎盘，以便核实诊断。前置部位的胎盘有凝血块附着，或胎膜破口距胎盘边缘小于7 cm者，诊断可成立。

（四）与疾病相关的健康史

详细询问既往有无多次人工流产术、分娩、子宫手术及子宫内膜炎等病史，了解妊娠中尤其是28周后有无阴道流血、阴道流血的特点和伴随症状等。

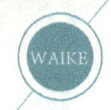

（五）心理-社会状况

患者及其家属得知病情后，担心孕妇健康及胎儿安危，可能出现恐惧、紧张、手足无措等。

（六）治疗原则

前置胎盘的治疗原则是抑制宫缩、止血、纠正贫血和预防感染。

1. 期待疗法

期待疗法适用于妊娠小于34周、胎儿存活但体重小于2 000 g、阴道流血量不多、全身情况良好的孕妇，目的是在保证孕妇安全的前提下，尽可能延长孕周，等待胎儿达到或接近足月以提高胎儿存活率；可以适当给予宫缩抑制剂、镇静剂、止血药及抗生素等药物。

2. 终止妊娠

具有下列情况之一者应考虑终止妊娠：①阴道流血多、出现失血性休克者，无论胎儿成熟与否，均应终止妊娠；②胎龄已达36周以上；③胎儿成熟度检查提示胎儿肺成熟者；④胎龄在34～36周，出现胎儿窘迫征象。

一般完全性前置胎盘、部分性前置胎盘或伴有胎儿窘迫多以剖宫产结束分娩；边缘性前置胎盘出血不多，胎心无异常者可经阴道试产，若试产失败，应立即改剖宫产结束分娩。胎儿未成熟者，可行促胎儿肺成熟处理。

二、护理

（一）护理诊断

1. 潜在并发症

出血性休克。

2. 有感染的危险

与孕妇贫血、抵抗力下降有关。

3. 有胎儿受伤的危险

与胎儿供血与营养不足有关。

（二）预期目标

（1）孕妇流血得到控制，贫血得以纠正，胎龄达到或接近孕周。

（2）母儿顺利度过分娩期，安全出院。

（三）护理措施

1. 期待疗法患者的护理

（1）严密观察病情：严密监测并记录孕妇的生命体征、阴道流血情况及胎儿宫内状况，必要时行胎心监护。帮助患者解除恐惧心理，使患者精神放松，积极配合医护治疗。

（2）患者饮食与活动指导：绝对卧床休息，左侧卧位，并间断吸氧（每天3次，每次1 h，以增加胎儿血氧供应）；减少刺激，避免增加腹压的动作，严禁肛查及阴道检查，以免诱发活动性出血；加强营养，给予高蛋白、高维生素及富含铁的食物。

（3）治疗配合：按医嘱用药，如宫缩抑制剂、补血药、抗感染药预防感染等。

2. 手术治疗患者的护理

（1）严密观察病情变化，积极协助抗休克治疗：认真观察并记录孕妇的生命体征、阴道流血情况及胎心情况，快速建立静脉通道，做好备血、输血准备，积极配合医师纠正休克。

（2）积极做好术前准备。

3. 健康教育

指导围孕期妇女避免吸烟、酗酒等不良行为；做好计划生育宣传教育，提高自我保健意识，避免多次人工流产、引产或宫内感染；做好孕期保健，定期产前检查。

（四）结果评价

（1）接受期待疗法的孕妇胎龄接近足月时终止妊娠。

（2）产后母儿平安出院。

（牛　鹏）

第七章 小儿骨科疾病的护理

第一节 足部先天性畸形

一、足畸形

(一) 平足症

平足症是指足弓低平,患足外翻,无弹性,在行走和站立时有足疼痛症状者,分为姿态性和痉挛性两种。

1. 病因病理

足弓低不一定就是平足症,但平足症患儿的足弓总是低平的,有足外翻且弹性消失、在久站或行走时有疼痛症状。先天性平足症无结构上畸形。其原因有尚未下地行走或会走路的婴儿,为假性平足;患儿父母之一或两人均有或轻或重的平足症。外翻足的患儿多合并有膝外翻畸形,患儿无疼痛亦无任何不适,仅见内踝明显突出,跟骨和跟腱的轴线向外翻转。后天性平足症既无结构上畸形又无功能上异常。患儿因足部韧带不够坚强,维护足弓的内、外在肌的力量与所担负的重量不相适应,致足弓下塌形成平足症。

2. 临床表现

姿态性平足负重后出现畸形和足及小腿酸痛;不负重时,足部形态恢复正常,酸痛减轻或消失,久后渐感行走时两足缺乏弹性。下肢重力线落于足的内侧,足外翻,患儿鞋跟内侧磨损较多。足弓下陷后,站立时,足底失去稳定的基础,足以上的肌肉骨带系统失去平衡,因而继发小腿肌酸胀,膝关节酸痛,甚至发生腰酸背痛等症状。痉挛性平足可能由于足及踝部韧带损伤、先天性跟骨舟骨骨桥、类风湿性关节炎等引起距骨下关节炎，导致腓骨长、短肌挛缩，足固定在外翻、外展和有时背屈的位置，活动明显受限。即使长期休息，症状亦难以改善。其一般可分为三期：

（1）初期：在站立和行走过久后，感到足部疲乏，酸痛不适，足底发热，足底中心及足背可出现青肿。患儿除足弓低平、足外翻外，无明显足部姿态改变。足部活动有轻度内翻限制，余无异常，舟距关节可有轻度压痛。上述症状，一经休息便完全消失。

（2）中期：亦称痉挛期，初期未治疗，将发展到痉挛期，主要表现为腓骨肌痉挛，足呈外翻、外展及背伸位，活动明显受限，内侧距舟部因内纵弓下陷内倾，呈突出畸形。此期疼痛加重，行走和站立均不能持久。即使较长期休息，也常不能恢复。

（3）晚期：也称强直期，痉挛的肌肉未得到治疗，发展为强直，足骨间韧带均发生强直，使足固定在外翻、外展及背伸位。这种畸形虽经长期休息或麻醉下也不能使之恢复正常。当患儿疼痛减轻或无疼痛时，尚可胜任短途行走，而跑、跳或长途跋涉，极为困难。行走步态沉重无弹性，不能吸收震荡，故膝、腰等负重关节，日久将发生创伤关节炎而有疼痛。

3. 治疗原则

从下列三方面入手：矫正先天性足部畸形；消除产生平足症的病因；锻炼足内、外在肌，加强对足弓的维护。术后处理用短腿石膏固定足于功能位 6～8 周，以后穿着附有足弓垫的硬底靴。

（二）先天性副舟骨

1. 病因病理

常见的舟骨发育异常，是在舟骨内侧结节处有一副骨，称副舟骨或外侧骨，多系双侧对称。有副舟骨存在时，舟骨结节不发达。副舟骨有两种解剖类型：第一种为圆形与舟状骨无接触面，一般不产生症状；第二种为圆形或三角形，与舟骨接触，这一类型易受伤发生症状。副舟骨的存在，是结构上的一种缺陷，影响足的稳定。

2. 临床表现

一般多双侧发病，久站久走感足底或足内侧疼痛。舟骨内侧隆起并有触痛，偶有滑囊炎。抗阻力足内翻检查，足内侧疼痛加剧。有的病例沿胫后肌有触痛。X线片显示舟骨内后方有边缘整齐的小骨块，其密度和舟骨相同。有的在与舟骨结合处不规则，间或有囊性变，或结合部两侧骨质硬化。有的副舟骨有散在的点状影。有

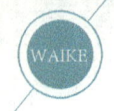

时骨密度增加，呈缺血性坏死征象。

3．治疗原则

症状轻微的小儿，减少活动量并穿矫正鞋，有的采用行走石膏而使症状减轻。若有滑囊炎，用泼尼松龙局部封闭。症状严重，非手术治疗无效，方可考虑手术治疗。术后用小腿石膏托固定，10 d 后拆线，石膏托固定于内旋位 6 周。拆石膏后换穿矫正鞋。

二、足趾畸形

（一）趾外翻

1．病因病理

趾外翻发生原因较多，但多系穿着高跟尖头鞋所致。尖头鞋的前部呈三角形，高跟站立，重力促使足前部强塞入这一窄小的三角形区域内。又加鞋面毫无弹性，拇趾被迫外翻并略外旋，小趾内翻略内旋，中间三趾的距趾关节过度背伸，近端趾间关节强度屈曲与远端趾间关节过度伸直。鞋跟愈高，回趾关节的背伸更为明显。凡发生趾外翻者，在足的解剖结构上必然有某些缺陷。

2．临床表现

趾外翻畸形的严重程度与疼痛症状不成比例，畸形严重者可以无痛。故治疗的目的不是矫正畸形，而是解除患儿行走时和静止性的疼痛。

3．治疗原则

矫正近端趾骨的外翻畸形，矫正第一面骨的内翻畸形，矫正前足畸形如鸡眼、锤状趾及松弛。治疗方法为软组织手术、骨切除术、矫正第一面骨内翻同时施行软组织手术或骨切除术、第一面趾关节融合术。术后以夹板固定 2 周，术后 2~3 周拆除夹板。鼓励患儿锻炼。逐渐增加次数，至少达 300 次。

（二）锤状趾

1．解剖生理

锤状趾多发生于第二趾，亦可发生于第三趾或第四趾，为足横弓过度松弛所致。

2．病因病理

发病原因甚多，有的是先天性，但大多数是由穿着不合适的鞋子所致，往往因发炎而蔓延至趾间关节，形成化脓性关节炎。

3. 临床表现

锤状趾平时并不疼痛，若隆起的近端趾间关节背面发生鸡眼或滑囊炎时，便会引起疼痛。若有炎症，疼痛更为加剧。有时近端趾间关节较肥大，有锤状趾改变的远端趾节，趾类如锤头，长期触地产生鸡眼，使之异常敏感而有疼痛。

4. 治疗原则

首先应预防，着鞋要前部宽大，足趾能在其中自由活动，不受约束。幼儿不宜采用手术治疗，手术有碍骨髓发育，对足趾生长有影响。故幼儿可用手法逐渐矫正畸形。矫正后，用胶布条将患趾固定在相邻两个趾上。成人可用夹板逐步矫正，亦可用软垫置于近端趾骨背面，进行逐步压迫。非手术治疗失败或畸形严重，要采用手术疗法治疗。术后6周去除克氏针，再用石膏夹板固定3周。

（三）爪形趾

1. 病因病理

爪形趾是常见的足趾畸形。产生此畸形的原因很多，有些是因患神经性疾病，如脊髓灰质炎后遗症患儿。常见的原因是足内在肌，包括骨间肌、蚓状肌、阿收肌、面方肌、四展肌及趾短屈肌等失去作用，不能维持足弓的稳定，也失去平衡趾伸肌和趾屈肌的牵引力，其结果是足的外在肌过于强大，造成足前畸形。调长屈肌和趾长屈肌的缺血性挛缩，可单独也可同时引起爪形趾畸形的发生。这类爪形趾发生在上述病变后2～3个月，逐渐加重，畸形的足趾可多少不等。

2. 临床表现

畸形轻，纵弓略高，足趾呈爪状畸形，一旦站立负重，畸形消失，恢复正常形态。严重者，足弓高，畸形趾可呈完全屈曲位或半屈曲位固定。通常是距趾关节过伸，趾间关节处于屈曲位。当趾骨脱位于趾骨的背侧时，则趾背侧软组织挛缩，有时会产生疼痛的鸡眼或滑囊炎。

3. 治疗原则

严重的爪形趾仅作软组织手术不能矫正。类风湿性关节炎患儿的爪形趾作距骨头成形术，效果甚佳。若检查证明爪形趾的形成是由于小腿后面深筋膜间隙中的阴长屈肌或趾长屈肌挛缩，可以手术延长受累肌腱，然后上石膏托，防止畸形复发，石膏固定6周后，着矫正鞋2～3个月。

（四）先天性足趾畸形

足趾数多于正常数为多趾症，是一种较为常见的畸形。两个或两个以上足趾先天性合并在一起，称为并趾畸形。其中并趾程度各不相同。巨趾症是指一个或多个足趾生长肥大。

1. 病因病理

这类足趾畸形出生时即有,在家庭中有遗传史,常可追踪数代。并趾症是由胎儿在胎儿期趾相互分开前,发育发生了障碍所致,功能上无缺陷。先天性巨趾症国内报道仅二三例,全世界发现的病例也很少,肥大的原因常由神经纤维瘤病或淋巴管增生所致。

2. 临床表现

多趾症表现为足趾数目的增加,一般分为三类:多余趾与原有趾大小相同,从外表难以区别何者为多余趾;多余趾较小,有时形成枝趾;多余趾发育不全,犹如一个皮附着多余趾,一般与原有趾同接在一个面骨上,有时附在面骨头的侧面。亦有少数的多余趾自身附有骨,这时面骨便共有 6 个,因此术前要照 X 线片检查。巨趾症表现为足趾体积的增大,功能正常。并趾症表现为足趾组织相连。

3. 治疗原则

多趾畸形行多余趾截除术。并趾症以不手术为宜。若需手术其方法与上肢并指相同。巨趾症治疗时,若为神经纤维瘤,只需切除软组织即可;若软组织与骨组织均已肥大,则要手术截除巨趾,方可恢复正常形态。

三、护理

(一)术前护理

1. 心理护理

因本病属于先天畸形,患儿及家属存在着自卑心理,应多交流,让家长心中有数,树立信心,与医务人员达成一致目标。

2. 患足处理

术前 1 周始用温热水泡患足,水要淹没踝关节,每次 5 ~ 10 min,2 次/d。

(二)术后护理

(1)注意观察术后刀口渗血情况,有无异味,保持敷料清洁干燥,预防感染。

(2)抬高患肢 20° ~ 30°,促进静脉和淋巴的回流,以利于减轻肿胀。

(3)石膏固定患儿应注意患肢的感觉和运动有无异常。

(4)应用血管吻合术的患儿,术后患肢血运观察同断肢再植。

(5)术后需卧床 7 ~ 10 d,保证患趾良好的血液循环,防止血管痉挛和血栓的发生。

（6）多饮水，吃清淡易消化、高蛋白、高钙、高维生素、高纤维饮食，如稀饭、蔬菜、水果、蛋肉类、鱼、虾等。

（7）行手法矫正的患儿，应注意观察治疗效果。

（8）未被固定的肢体加强功能锻炼，鼓励深呼吸，预防废用综合征的发生。

（三）出院指导

（1）对患趾保暖，预防冻伤、烫伤、碰伤。

（2）刀口愈合良好，术后 12～14 d 拆线。

（3）术后 1 个月，拆除石膏。

（4）术后 4～6 周复查，拍 X 线片，根据情况拔除内固定。

（5）钢针去除后 3 d 进行功能锻炼。

（贾　锰）

第二节　肱骨髁上骨折

一、概述

肱骨髁上骨折为儿童常见肘部损伤，占肘部骨折的 50%～60%，居于肘部骨折首位。易出现肘关节屈伸功能障碍，肘内翻畸形等后遗症。

（一）损伤机制和分类

1. 按受伤机制分类

伸直型：跌倒时肘过伸或近于伸直位，手掌撑地所致。骨折线由前下斜向后上，远折端向后移位，近折端向前移位。伸直型又根据侧方受力不同分为尺偏（内收）型与桡偏（外展）型。

屈曲型：跌倒时，肘部屈曲，肘尖部触地致伤，骨折线由后下方斜向前上方，远折端向前移位，亦分为屈曲尺偏型和屈曲桡偏型。

2. 按骨折移位程度分类

Gartland 根据移位程度将伸直型骨折分为三型：Ⅰ型骨折无移位；Ⅱ型骨折远折端后倾或同时有横向移位，后侧皮质仍完整；Ⅲ型骨折断端完全移位，皮质无接触。

（二）临床表现与诊断

肘部肿胀，疼痛剧烈，因骨折类型不同其畸形亦各异。肘后三角关系正常，但肱骨远端压痛明显,临床检查注意有无合并神经血管损伤。

(三)治疗

1. 闭合复位、固定

此疗法适用于就诊较早,肿胀不重,无神经血管损伤的肱骨髁上骨折。一般在臂丛麻醉或氯胺酮麻醉下手法复位,满意后石膏外固定。伸直型,应尽量屈肘位固定;屈曲型,采用肘伸直位或近伸直位固定。近年来,采用闭合复位治疗严重移位或不稳定髁上骨折,疗效明显提高,肘内翻发生率降低。为了避免经皮穿针损伤尺神经,外侧两针固定方法较安全,以外侧两针平行或两针在骨外交叉固定。

2. 牵引疗法

此疗法适用于骨折后时间较长,软组织极度肿胀,皮肤形成水疱,伴有神经损伤需要观察的病例以及手法复位失败者,常选用 Dunlop 骨牵引与皮牵引或伸肘位 Russell 牵引。

3. 手术治疗

骨折的外科手术具有两个时机,一个是骨折后进行急诊手术(骨折后 8 ~ 12 h 进行手术),另一个是骨折后待局部肿胀消退后进行手术(一般是骨折后 5 ~ 7 d 手术)。手术治疗肱骨髁上骨折满意率低,肘内翻与关节活动障碍发生率高,只适用于合并神经损伤需要探查以及陈旧性畸形愈合影响功能者。近年来,由于手术入路的改良以及内固定技术的提高,也有较多文献报道切开复位内固定取得的优良效果。

(四)并发症

1. Volkmanns 缺血性肌挛缩

此为髁上骨折最严重的并发症,常与处理不当有关,可原发于骨折或并发血管损伤,也常由于外固定包扎过紧和屈肘角度太大引起骨筋膜间室压力升高,故又称间室综合征。治疗过程中要密切注意指端血运,一旦发生,若处理不及时,会造成肢体残废,宁愿骨折畸形愈合也不要发生肌挛缩。

2. 肘内翻

此为髁上骨折最常见的并发症,尤其尺偏型骨折发生率高达 50%。过去认为是由骨折的原发损伤引起的,目前多数学者认为主要原因是处理不当引起的。复位时要尽量避免骨折远端内倾,可适当矫枉过正;另外,术后测量 Baumann 角(即肱骨干长轴与肱骨小头外缘骨骺线夹角)可准确预测提携角,且不受肘关节所处位置的影响。轻度肘内翻无须处理,肘内翻大于 15° 畸形明显者可行髁上楔形截骨或倒 V 形外展截骨矫形，时机一般选择在骨折 6 个月以后。

3．神经损伤

肱骨髁上骨折合并神经损伤常见，早期一般保守治疗，观察 2～3 月无恢复迹象应积极行神经探查术。

4．关节活动障碍

大多数愈合后关节功能不受影响，少数轻微屈曲受限随着生长发育会有所改进。关节活动严重障碍常见于前臂缺血性肌挛缩和部分切开复位的患儿，偶见于被多次手法复位和暴力活动关节的病例。

二、护理

（一）心理护理

做好患儿及家长的心理护理，患儿大都是独生子女，易出现某些特殊的心理特点。在受伤住院治疗期间，面对陌生的环境、伤肢疼痛不适及各种治疗和护理，易产生恐惧心理，不配合医护的治疗及护理操作。护士要根据患儿的心理特点及个性，因势利导，减少患儿的恐惧心理，取得其信任与合作。家长由于小孩受伤住院易出现焦虑情绪，更担心患儿的预后。我们在护理中给予一定的心理支持和疏导，对患儿的伤情作适当解释，以解除其焦虑情绪，使他们都能很好地配合治疗和护理。

（二）牵引治疗的护理

（1）观察肢端血运情况，包括肢端皮肤颜色、温度、桡动脉搏动、手指活动及感觉，以及有无疼痛、麻木的异常表现等；如患儿感觉肢体疼痛、麻木，被动手指活动时引起剧痛，说明发生血液循环障碍，应及时通知医师进行处理。

（2）对于实施皮肤牵引的患儿，注意观察有无胶布及绷带的松散或脱落，一旦发生需及时处理。

（3）维持有效牵引，协助医师安放床边牵引装置。经常检查牵引装置是否稳固，牵引角度、方向和重量是否符合要求。观察前臂皮牵处胶布及绷带有无松散或脱落，局部皮肤和指端血运情况，如有异常及时报告医师处理。保持牵引锤悬空，滑轮灵活，牵引绳与患肢长轴平行，防止牵引绳断裂或滑脱。向家属宣教不要自行松脱牵引胶布和绷带，或改变牵引方向；不可在牵引绳上放置枕头、被子等物，放置牵引保护架，以免影响牵引效果。向家属宣教牵引重量应根据病情需要遵照医嘱进行调节，不可随意增减，重量过小，不利于骨折复位或畸形矫正，重量过大，可导致过度牵引,造成骨折不愈合。

(4)防止牵引钉口感染,保护牵引钉针眼处不受触碰、不污染,保持牵引钉口干燥、清洁。每日用75%乙醇消毒牵引钉口及周围皮肤,并用75%乙醇纱布覆盖。

(5)牵引期间鼓励患儿做健肢的屈伸活动等,牵引肢体也应练习握拳、伸指、腕关节屈伸等活动,防止肌肉萎缩,关节僵硬。

(6)鼓励患儿多饮水,每日保持在1 000~1 500 mL。指导家属多给患儿进食粗纤维食物,并定时为患儿按摩腹部,促进排便,防止便秘。如已发生便秘者可用开塞露肛门注入帮助排便。

(7)冬季要注意为患儿的肢体保暖,防止伤肢受凉。为防伤肢受压可用支被架将棉被支起。

(8)牵引时骨隆突处应垫棉垫,防止磨破皮肤导致皮肤溃疡;如患儿对胶布过敏,或胶布粘贴不当出现水疱时,应及时处理。

(三)非手术治疗护理

(1)严密观察患肢血液循环情况,以防止前臂缺血性肌挛缩的严重并发症。动脉长时间痉挛、固定物过紧、肿胀严重或曲肘过多等,均可导致肌肉供血不足,应注意预防。因此,对肱骨髁上骨折患儿,无论用牵引、夹板或石膏固定期间都应密切观察有无患肢缺血的症状。缺血的早期表现为剧烈疼痛,桡动脉搏动减弱或消失,手部皮肤苍白或发绀,被动伸直手指时引起前臂剧烈疼痛。当发现问题应随时告知医师,以便及时采取措施,挽救肢体。一般处理方法是:立即松解外固定物及全部包扎的敷料,将肘伸展,如血管危象于短时间内不能改善,及时行手术探查。

(2)应随时检查外固定物(夹板或石膏)有无松脱或移动位置,应保持有效的外固定,过松则达不到固定作用,过紧可引起血液循环障碍。一般固定3周后可开始练习肘关节主动伸屈活动。

(四)手术治疗护理

(1)术后患肢给予长臂石膏托固定,注意观察石膏的松紧度,手指活动及末梢血运情况;抬高患肢,促进静脉回流,减轻肿胀;如发现患肢疼痛、肿胀、肢端麻木、皮肤颜色苍白或发绀、桡动脉搏动减弱或消失、被动手指活动时疼痛加剧,应及时通知医师处理。

(2)注意观察伤口渗血情况,保持敷料清洁干燥,防止刀口感染。

(3)术后当天进食易消化、流质、半流质为宜,如粥、面条等,以后逐渐改为高蛋白、高热量、高维生素饮食。

（4）手术后伤口疼痛可遵医嘱给予镇痛药，4～6 h可重复使用，并采用玩玩具、讲故事等方法分散患儿注意力，减轻疼痛。

（5）指导患儿进行患肢的功能锻炼，麻醉消退后即可练习手指的抓、捏等活动，同时注意肩、肘、腕关节的功能锻炼。要注意循序渐进，逐渐加大活动量，以患儿不感到疲劳和疼痛为度。适当的功能锻炼不仅能预防和减轻肿胀，而且能促进血液循环，有利于骨折的愈合，防止肌肉萎缩。

（五）功能锻炼

功能锻炼，强调早期进行、循序渐进。首先向患儿及家属说明早期锻炼的重要性，争取主动配合，使其处于接受锻炼的最佳状态。第一阶段：术后麻醉清醒后，即鼓励患儿立即行患肢手指抓握拳及腕关节伸屈、旋转的主动及被动功能锻炼，以患者主动活动为主，被动活动为辅，促进末梢血液循环，减轻局部水肿；同时制动的关节，要做肌肉等长收缩运动，增强肌力，防止肌肉萎缩、软组织粘连。解决舒适问题，石膏固定后，患肢用三角巾吊于颈部，要调节好三角巾的长短宽窄。第二阶段：3周以后，患儿疼痛基本消失，更换石膏托并固定于关节功能位。此期患者功能锻炼要加大力度，注意不可过度。第三阶段：拆除内外固定，护理重点在加强患肢功能锻炼，指导患者进行主动肘关节屈伸活动，护士适当给予被动肘关节屈伸活动，活动力度以骨折处不发生疼痛为宜。

（六）出院指导

（1）带外固定出院患儿，告诉家长严密观察血液循环情况的意义及方法，及时听取患儿不适，发现异常及时来院处理。

（2）告知患儿家长加强皮肤护理的重要性及方法。解除外固定的肢体，往往有痂皮、皮屑黏附，皮肤抵抗力很差。清洗时不宜用力揉搓，应先用温水浸泡，再用肥皂轻轻擦洗。有痂皮处先涂上液状石蜡，第二天再去痂皮清洗，以免损伤皮肤。

（3）指导功能锻炼时要循序渐进，不可操之过急。

（4）加强饮食调护，按时用药，3～4周复查拍片，可去除外固定，定期复查，随访3月，以最后一次复诊拍片情况作为最终结果。

（贾　锰）

第三节 尺桡骨骨折

一、概述

儿童尺桡骨骨折多系间接暴力所致，仅占全部儿童骨折的3%～6%。大约75%的尺桡骨骨干骨折发生在远端1/3，15%发生在中段1/3，5%发生在近端1/3，孟氏骨折脱位和其他复杂损伤约占5%。其可分为单骨骨折、双骨骨折。

（一）临床表现

局部肿胀、疼痛、畸形，活动障碍，局部压痛、叩击痛阳性，活动时可触及骨擦音。

（二）诊断

（1）有明确外伤史。

（2）局部肿胀、疼痛、畸形。

（3）X线片可以明确诊断。

（4）CT可协助诊断轻微骨折。

（三）治疗

（1）儿童有很大的生长塑形能力，首选闭合复位、石膏或夹板外固定。但因骨折不同平面上所附肌肉的牵拉，骨折复位石膏外固定后容易再发移位，旋转畸形，导致前臂旋转功能受限。

（2）前臂尺桡骨双骨或单骨完全骨折要在良好麻醉肌肉松弛条件下进行闭合复位。

（3）前臂尺桡骨完全骨折切开复位内固定。最常用的方法是钢板螺丝钉内固定和髓内针内固定，此外还有应用外固定架的方法。切开复位内固定应当遵循以下原则：①严重的开放骨折；②骨生长即将停止，生长塑形潜力不足以矫正残留畸形；③闭合复位失败；④由于骨折端组织嵌顿造成不能复位；⑤短期内多次再骨折；⑥再骨折后畸形明显加重；⑦病理骨折。

（四）并发症及处理

1. 再骨折

即使愈合过程顺利也有发生再骨折的可能。常发生在6个月内，再骨折后往往畸形明显加重。

2. 肢体缺血

整复后石膏外固定物压迫，创伤后肌间隔内压力增加，骨折同时合并和血管损伤，都是造成肢体缺血的原因。整复后患肢剧痛（缺血早期剧痛，晚期感觉丧失或活动能力丧失），明显肿胀，颜色苍白或青紫、手指感觉丧失或活动能力丧失，都是肢体缺血的表现，特别是当被动伸指时剧痛是肌膜间隔综合征 Volkmann 缺血性肌挛缩的早期表现。

3. 神经损伤

小儿前臂尺桡骨骨折同时合并正中神经、尺神经、骨间背侧神经损伤的病例均有过报道，多数为一过性神经损伤，以后多可恢复。

4. 尺桡骨融合

这是前臂骨折最严重的并发症之一，损伤本身有可能导致尺桡骨交叉愈合，手术切开复位也是可能的原因。

5. 感染

切开复位过程中污染是造成感染最常见的原因，创伤也可以造成局部的缺血停滞，导致创伤性骨髓炎。

二、护理

（一）非手术治疗护理

（1）协助患儿做好各项生活护理，多食新鲜蔬菜水果，多饮水，保持大便通畅，中、后期多食鱼、肉、蛋、骨头汤等含钙食物，多晒太阳，以促进骨痂的生长。

（2）夹板松紧度要适宜，一般以两手指提起绷带能在夹板上下移动 1 cm 为标准，这样既能有效固定骨头，又不影响正常血运。经常检查夹板松紧及肘垫位置，有无移动及脱落，避免夹板直接擦破皮肤形成压疮。并根据病情转归、水肿的逐步消退而及时予以调整。

（3）注意患肢末梢血液循环，如疼痛持续存在或进行性加重；肿胀进行性加重或出现水疱；感觉异常，出现肢端麻木的感觉消失；肢端皮肤苍白或青紫；脉搏减弱或消失，提示组织严重缺血；肢端功能障碍，手指肌力差，活动受限，牵拉进行性剧痛，说明组织缺氧严重。应及时处理，避免并发症的发生。

（4）功能锻炼，骨折复位及外固定后，可立即开始进行手指、肩、肘的伸屈活动。在 2 周内不做腕关节背伸及桡侧偏斜的活动。2 周后开始进行腕关节活动锻炼，并逐渐做前臂旋转活动。

（5）疼痛是患儿的主要表现，为患儿创造一个舒适的环境，还应关心体贴患儿，多与患儿及其家属沟通，以便了解其心理活动，有针对性地进行护理，及时为其缓解疼痛。

（二）手术治疗护理

（1）按骨科术前护理常规做好术前准备。

（2）心理护理，正确处理术后疼痛，术后6h遵医嘱给予镇痛剂，可有效减轻术后整个过程的疼痛，听喜欢的音乐也可起到减轻疼痛的效果。帮助患儿克服焦虑、抑郁等消极情绪，医护人员将正确的评价疗效的方法告知患者，让患者知道自己正在康复中。

（3）石膏固定的护理，注意患肢的肢端血液循环，倾听患者主诉并观察患肢，如果肢端发青、发冷、肿胀，以及主诉疼痛、麻木，需及时报告医师。注意保持外固定的松紧度，如患者主诉石膏内某处某点疼痛时，可能是石膏包扎过紧，应及时检查，需要时做减压处理。将患肢抬高，预防肿胀、出血。

（4）石膏内出血的观察，伤口出血多时，可以渗到石膏表面。此时需及时报告医师。密切观察有无感染迹象。

（5）功能锻炼、生活护理同非手术治疗。

（三）出院指导

（1）向患儿宣传功能锻炼的重要意义，使患儿真正认识其重要性，如不积极锻炼，会发生关节僵硬、肌肉萎缩或粘连等。制订锻炼计划。功能锻炼要比骨折愈合的时间长，应使患儿有充分的思想准备，做到持之以恒。

（2）外固定的患儿指导其定期复查，了解骨折有无移位及骨折愈合情况。术后2周内每隔2~3d复查1次。术后7~9周拍片复查，可拆除外固定。

（3）指导患儿保持心情舒畅，合理饮食，按时用药。

（贾　锰）

第四节　孟氏骨折

一、概述

孟氏骨折系指尺骨近侧1/3骨折合并桡骨头脱位。随着患者数量的增多，将桡骨头各方向脱位合并不同平面的尺骨骨折及尺、桡骨双骨折也并入其中加以研究。

儿童孟氏骨折其尺骨多为青枝骨折，骨折移位、肿胀不明显。由于检查不仔细或拍片不完全，常有误诊、漏诊。

（一）分型

1967 年 Bado 将其归纳为四型：

Ⅰ型：伸直型，尺骨骨折向前成角，桡骨头向前脱位。

Ⅱ型：屈曲型，尺骨骨折向后成角，桡骨头向后脱位。

Ⅲ型：内收型，尺骨近侧骨折或青枝骨折，桡骨头向外侧或前侧脱位。

Ⅳ型：桡骨骨折型，尺骨任何水平的骨折，桡骨头前脱位伴桡骨近 1/3 骨折。

（二）临床表现

前臂近侧肿胀、疼痛，肘关节及前臂活动受限，局部压痛。因损伤类型不同可在肘前方、后方或桡侧方触及隆突的桡骨头。

（三）诊断

孟氏骨折常易发生漏诊，必须根据受伤史、临床症状和体征，认真阅读 X 线片，以作出正确诊断。

（1）有明确外伤史。

（2）前臂和肘关节肿胀、疼痛、畸形。

（3）压痛限于尺骨骨折处及肱桡关节部位。

（4）可以触及脱位的桡骨头。

（5）肘关节屈伸和前臂旋转活动均受限。

（6）正侧位 X 线可明确诊断。

（四）治疗

儿童孟氏骨折复位后稳定，如能早期诊断、正确处理，其预后是良好的。对于孟氏骨折的治疗，使桡骨小头复位是首要任务，要使桡骨小头复位并维持，就要求尺骨骨折至少达到功能复位，矫正向外成角，因为尺骨的复位及固定对桡骨小头复位后的稳定起着至关重要的作用。新鲜骨折一般采用闭合复位、石膏外固定 4～6 周，若复位不理想或合并神经损伤，尽早手术切开复位。陈旧性孟氏骨折应尽早手术，行尺骨截骨矫形和环状韧带修补重建术，也有学者认为只要作尺骨截骨矫形，桡骨头闭合复位是可行的。

二、护理

（一）非手术治疗护理

（1）此骨折经复位固定后，应向患儿及其家属详细交代注意事项。内容包括：外固定不可自行解脱或移动位置；注意患侧手的血液循环情况，若有手部肿胀及疼痛严重、手指麻木、皮肤颜色发紫或苍白，温度变低等情况应立即入院就诊；3 d 至 1 周复查 1 次，以便医师随时调节绷带松紧度。

（2）功能锻炼于骨折复位及外固定后，可立即开始进行手指、肩、肘的伸屈活动。在 2 周内不做腕关节背伸及桡侧偏斜的活动。2 周后开始进行腕关节活动锻炼，并逐渐做前臂旋转活动。

（二）手术治疗护理

（1）术后密切观察患肢的血液循环，给予抬高。如有异常，及时告知主管医师。

（2）注意切口渗血情况，保持敷料清洁干燥。若患儿切口处疼痛明显，根据医嘱应用止痛药物。

（3）使修复后的神经尽快恢复功能。一般术后 2～3 d 即进行伸、屈指运动，在护理人员指导下以被动训练为主，护理措施：按摩患肢及手；进行拇指对掌、对指、外展、内收等功能锻炼；进行分指、并指锻炼，特别是进行手指屈伸活动，患处按摩，指压合谷、内关、劳宫等穴位，都有益于手指屈伸和腕关节等活动功能的恢复。

（4）肢体功能锻炼在麻醉作用消除后即可开始，分为主动活动和被动活动，以主动活动为主，被动活动为辅。术后第 1 周主要进行肌肉的等长收缩和手指的屈伸运动，第 2～4 周应进行肩腕关节的运动，第 4～6 周去除克氏针后应进行肘关节的屈伸及前臂旋转运动，对于有桡神经损伤的患儿，应进行手指及手腕的背伸锻炼，一般神经功能在术后 3～9 个月能得到恢复。

（三）出院指导

（1）向患儿宣传功能锻炼的重要意义，使患儿真正认识其重要性，制订锻炼计划。功能锻炼要比骨折愈合的时间长，应使患儿有充分的思想准备，做到持之以恒。

（2）外固定的患儿指导其定期复查，了解骨折有无移位及骨折愈合情况。术后 2 周内每隔 2～3 d 复查 1 次，术后 7～9 周拍片复查，可拆除外固定。

（贾　锰）

第五节 股骨干骨折

一、概述

股骨干骨折是指在小粗隆下 2～5 cm 至股骨髁上 2～5 cm 的股骨骨折，临床中比较常见，占全身骨折的 46%。

（一）解剖生理

股骨干是人体最长的管状骨，重而致密，不断形成骨单位，向前外侧呈弓形，股骨后方有一股骨粗线，是一坚实隆起的嵴，为股骨坚强的支撑物，也是肌肉和筋膜的纵形附着线。股骨近端的骨骺和骺板的发育是最复杂的，股骨头的骨化通常在出生后 4～6 个月内开始，股骨远端骨化中心在足月婴儿出生时即已出现，是人体生长最活跃的一个骨骺骺板单位，它的生长提供股骨长度的 7%，在女孩 14～16 岁干骺端闭合，男孩为 18～19 岁。

（二）病因病理

儿童的骨折有时为青枝骨折，间接暴力常致长斜或螺旋形骨折，多见于幼儿，直接暴力常引起横形骨折，多见于较大儿童和青少年。在股骨上 1/3 骨折，近折端因髂、腹肌牵拉而屈曲，臀中、小肌牵拉而外展；短外旋肌及臀大肌牵拉而外旋；远折端被腘绳肌、股四头肌牵拉向上，内收肌牵拉而内收，重力作用向下。股骨中 1/3 骨折移位无一定规律，一般是近折端屈曲，远折端向前移位。股骨下 1/3 骨折，由于腓肠肌的牵拉，骨折的远折端向后倾斜，近折端内收向前移位。

（三）临床表现

（1）外伤史（或产伤史），患者常合并多处伤或内脏伤及休克。

（2）骨折部疼痛、压痛、肿胀、畸形、不能移动，股骨有异常活动，肢体短缩，骨擦音，髋膝关节不能活动。有的局部可出现大血肿，皮肤剥脱和开放伤及出血。

（3）X 线片检查可清楚显示骨折部位、类型和移位方向，并排除髋关节脱位。

（四）治疗

1. 非手术疗法

儿童的股骨干骨折一般容易愈合，后果满意，多采用保守疗法。

（1）皮牵引

1）悬吊皮牵引适用于1个月至3岁儿童，用一悬吊牵引架，将患儿双下肢用皮肤牵引，垂直向上悬吊。患肢大腿可用夹板外固定，牵引高度以臀部稍离床为度，牵引3~4周。

2）水平皮肤牵引适用于2~5岁患儿，使患儿患肢屈髋，稍外展行水平皮肤牵引，重量一般为2~3 kg，牵引时，要加夹板固定，4~6周去除牵引，继续用夹板固定至骨折愈合。牵引后应注意观察有无对胶布过敏，皮牵引有无松动、滑脱，双下肢血液循环及活动情况。

（2）骨牵引：适用于2或3岁以上儿童的各种类型股骨干骨折，可采用股骨髁上骨牵引或胫骨结节骨牵引。行股骨髁上骨牵引时，用一根粗克氏针于内收肌结节上2 cm，股骨后1/3与前2/3相交处穿入股骨，在此部位穿针可避免损伤骺板或髌上囊；行胫骨结节骨牵引时，应在胫骨结节下2 cm处稍向后的骨皮质上进针，可避免损伤胫骨结节骨骺。牵引重量一般为3~4 kg。患肢置于板式架上。

牵引同时要注意拍X线片、透视复查骨折重叠是否牵拉开，要及时上夹板，减牵引重量，避免过牵；注意保持双下肢等长，外观无成角畸形。由于儿童生性好动，行牵引后要注意观察牵引力线是否与股骨纵轴成一直线、患肢在板式架上位置的保持、牵引针眼有无感染等。行牵引患儿的床尾要抬高20 cm左右，去枕平卧，借助身体重力反牵引。

2. 手术治疗

儿童股骨干骨折一般不采用手术治疗，大多数畸形通过生长和自塑型可以矫正。但保守疗法应达到的目标为：短缩不超过2 cm，成角不超过20°，无旋转畸形。

手术适应证：①开放骨折；②骨折端间有软组织嵌入；③合并同侧股骨颈骨折；④患有其他全身性疾病，手术便于护理。

二、护理

（一）急救

（1）股骨干骨折多因直接暴力所致，多伴有严重的软组织损伤，立即用夹板及代用物品固定患肢于适当位置。搬运时注意避免再次损伤。

（2）防止休克。根据受伤部位范围和肿胀程度、出血量多少予以输液或输血。如有血压下降，血容量不足，应及时纠正。如有休克发生，不宜用血管收缩药，以免加重肾血管收缩损伤肾脏。

（二）非手术疗法护理

1. 牵引前的护理

先用肥皂水擦拭双下肢皮肤油污，剃尽局部毛发，然后用清水洗净。如有皮肤外伤，应先换药，待伤口愈合后或避开伤口行皮肤牵引。

2. 牵引时的护理

先以手法复位，用小夹板外固定整复骨折，再用双下肢悬吊皮牵引。牵引的重量以双侧臀部能离开牵引床面为宜。牵引中应随时观察双下肢有无血管神经受压迫症状，随时检查小夹板松紧度，以固定带能上下移动 1 cm 为宜。注意检查足背动脉搏动情况。如发现异常，应分析原因，并报告医师，及时处理，避免因血液循环障碍产生缺血性肌挛缩。经常检查骨突处纱布或棉垫是否脱落，胶布粘贴是否平整，皮肤有无受压、皱褶，扩张板是否与床架相抵触，腓总神经是否受压，踝关节能否正常活动，牵引部位皮肤有无水疱，以及发痒和感染情况。如发现水疱，应抽去泡内液体，涂以甲紫并避免局部继续受压。

3. 解除牵引后的护理

患儿骨折虽已愈合，但在解除双下肢悬吊皮牵引的早期，仍需抬高患肢，同时指导家属学会按摩，以促进血液循环。关节僵硬者可用频谱仪局部照射，或用中药熏洗。

4. 饮食护理

一般而言，损伤早期因患儿哭闹不宁，情绪不佳，故食欲差，此时宜进清淡的半流食。鼓励患儿多食水果、蔬菜，避免油腻酸辣及发物。如有便秘者可口服蜂蜜或做腹部按摩、热敷等处理，必要时给予缓泻剂口服。

5. 加强基础护理

骨折肢体在妥善固定的基础上，在护理人员协助下翻身、叩背、按摩受压部皮肤。经常按摩小腿部肌肉或用电刺激的方法清除静脉血淤滞，避免坠积性肺炎及压力性损伤发生，促进血液循环，预防血栓，绝对卧床休息 14 d 左右。

6. 心理护理

患儿早期多有哭闹不安，医护人员应态度和蔼，细心护理，可放置一些小玩具，让患儿在牵引床上玩耍，避免哭闹时双下肢及身体扭曲，影响牵引及夹板外固定的效果。

7. 指导功能锻炼

功能锻炼前应向患儿耐心做好解释工作，以取得患儿主动配合，坚持锻炼。解除牵引后，在力所能及情况下，加大活动范围、强度和次数。整复固定后，鼓励患儿做脚趾自主活动、踝关节背屈活动和股四头肌收缩活动。关节功能已基本恢复正常者仍需继续锻炼，以增强肌肉力量，恢复正常功能，并逐步增加提腿、蹲下、起立及旋转摇膝动作，并嘱患儿出院后继续坚持锻炼，直至功能完全恢复。

（三）手术治疗护理

1. 术前护理

（1）生命体征观察：在术前准备中要严密观察血压、脉搏、呼吸及意识改变，注意有无休克发生，并详细记录，发现异常及时通知医师，并做相应的处理。

（2）术前心理护理：股骨干骨折患儿发病急、创伤重，并有较严重的复合伤和创伤失血性休克，对患儿打击大，伤后患儿可出现精神紧张、焦虑、恐惧等心理反应，这时我们护理人员必须做好患儿的思想工作，使他们对手术有正确的认识，树立战胜疾病的信心。

（3）建立静脉通路，在抗休克的同时应立即做好手术前准备。

（4）配血，根据伤员病情需要配备同型 800～1 200 mL。

（5）备皮，择期手术前 3 d 开始准备皮肤消毒（范围：上两乳头以下，下踝关节以上）。

（6）如合并腹部空腔脏器损伤者术前留置胃管、尿管等。

2. 术后护理

（1）生命体征观察：股骨手术属于无菌手术，预防感染是手术成功的关键之一。术后由于积血、损伤组织等引起的吸收热，体温不超过 38.5 ℃，时间为 1～4 d；血压、脉搏的观察可直接反映术后血容量是否充足，如有异常改变及时通知医师。

（2）专科护理：股骨手术一般术后患肢须石膏外固定，患肢抬高，同时要注意观察患肢的血运、皮温、皮色、肿胀度，感觉和足背动脉搏动情况，并给予石膏护理，注意患儿切口处疼痛性质，必要时开窗观察，术后 24 h 内要特别注意观察切口处敷料有无渗血，如渗血较多，应及时通知医师。

（3）一般护理：股骨手术可卧床休息 1～3 周，加强皮肤护理，预防压力性损伤的发生，每 2 h 按摩身体受压部位，保持床铺干燥、清洁无皱，鼓励患儿咳嗽、排痰，并定时做深呼吸或叩打胸背部，以助分泌物咳出，防止坠积性肺炎的发生。

（4）饮食护理：术后可鼓励患儿多饮水，保证高蛋白、低脂肪、维生素充足、钙质丰富的饮食。多吃水果蔬菜等，以保持患儿大便通畅，防止便秘。加强维生素 D 的摄入以增加钙的吸收和利用，与维生素 C 合用有利于纤维骨痂的连接。脂肪酸与钙相结合会影响钙的吸收和利用，故饮食中脂肪量宜少不宜多。在严重骨折，如多发性骨折、开放性骨折、股骨颈骨折等的早期，应该限制脂肪摄入量，以防止发生脂肪栓子引起栓塞。

（5）感染的观察及预防：术后常规用抗生素。注意观察创口有无渗液、红肿及肢体皮肤温度、肿胀情况，保持伤口清洁、干燥、无菌，观察患儿的体温变化；因患儿创口位置特殊，特别要做好患儿的大、小便护理。

（6）功能锻炼：伤后 1～2 周全身状况尚未完全恢复，患肢疼痛，肿胀明显，骨痂尚未形成，此时练习股四头肌等长肌收缩，防止关节粘连，还应练习踝关节和足部其他小关节活动。2 周以后，全身和局部反应减轻以至消失，骨痂开始形成并不断加强，此时可练习伸直膝关节，但膝关节屈曲活动应遵医嘱执行。术后 4 周，摄片复查骨折端骨痂丰富，让患儿扶拐站立、进行不负重行走锻炼，逐步过渡到负重行走。术后 6 周去除石膏托或支具后，先在床上做髋、膝关节的功能锻炼，让患儿从小范围主动伸膝开始，可在膝下垫枕逐渐增高，以扩展主动伸膝的范围。

（四）出院指导

（1）向家长及患儿介绍有关本病知识及注意事项。带悬吊牵引出院者应嘱其家长注意观察双下肢末梢血液循环活动情况，防止胶布滑脱，有异常时及时返院检查。

（2）根据出院时骨折愈合情况指导功能锻炼，进行功能锻炼时应循序渐进，强度以患儿感到疼痛但又可以忍受为宜。

（3）扶拐下床活动时，要有大人在旁防护，防止跌倒再次骨折。

（4）定期门诊复查。术后 2、4、6 周拍片复查，直至骨折完全愈合。术后 6～12 月拔除髓内钉。

（贾　锰）

第六节　股骨颈骨折

一、概述

儿童股骨颈骨折的发病率较低，约占儿童骨折的 1%。由于髋部肌肉丰富，位置较深，其并发症较多且较严重，如股骨头坏死、髋内翻、骺板早闭、延迟愈合、畸形愈合或骨不连等。

（一）临床表现与诊断

（1）有明确外伤史。

（2）局部肿胀、疼痛、畸形。

（3）患肢活动障碍。

（4）髋部有明显的压痛，叩击痛阳性。

（5）活动时可触及骨擦音并有异常活动。

（6）患肢短缩外旋位。

（7）不能站立和行走。

（8）X线片可以明确诊断。

（9）CT诊断骨折及移位情况。

（二）分型

儿童股骨颈骨折一般多用 Colonna 分型（Ⅰ～Ⅳ型）。

Ⅰ型：经骺板的骨骺分离，伴有或无股骨头从髋臼脱位。

Ⅱ型：经颈骨折，可有移位或无移位。

Ⅲ型：股骨颈基底部骨折，伴有移位或无移位。

Ⅳ型：转子间骨折。

（三）治疗

对于儿童股骨颈骨折要仔细分析骨折类型，根据骨折部位及移位程度，制订合理的治疗方案。应尽早复位，选用合适的内固定材料，透视下可靠固定，可有利于股骨颈血供，减少股骨头坏死等并发症的发生。

1. 经骺骨折

（1）没有移位或移位很小的经骺骨折，可采取保守应用髋人字石膏制动6周。髋人字石膏制动期间出现骨折移位应争取尽早全身麻醉下闭合复位，复位后经皮穿入2～3根骨圆针内固定，然后髋人字石膏制动6周。

（2）对闭合复位失败，或股骨头骺脱出至髋臼外的病例，切开复位是唯一的治疗方法，能通过撬拨或牵引达到基本复位的病例，不要轻易切开复位。

2. 经颈骨折

（1）稳定经颈型骨折的治疗：Pauwels 依骨折线与股骨干垂直线所成的角度（Linton 角）来区别骨折端受剪应力的大小，如果小于30°，是稳定型骨折。对稳定经颈型骨折的治疗存在不同的意见。有的认为骨折愈合不是主要的问题，为减少继发医源性损伤，应当采取保守治疗，可以持续牵引或牵引后髋人字石膏制动。有的认为不论骨折移位与否，应当经皮穿针内固定，然后髋人字石膏制动治疗。

（2）移位经颈型骨折的治疗：麻醉下先试行复位，复位后在C形臂透视引导下经皮穿入2～3根骨圆针做内固定。对年龄超过12岁的患儿，可采用2根或3根细的空心钉内固定。固定后应给予持续牵引或髋人字石膏制动6周。如果经过1～2次闭合复位失败，建议切开复位，避免多次复位加重创伤。

3. 颈基底骨折

（1）没有明显移位的股骨颈基底骨折常为嵌插外展型骨折，一般比较稳定。持续外展骨牵引治疗常可获得比较满意的治疗效果。

（2）对有移位的股骨颈基底骨折，一般主张闭合复位后空心钉内固定。

（3）原始治疗不当或闭合复位失败的病例可以切开复位内固定。

4. 转子间骨折

（1）经皮牵引或骨牵引3～4周然后髋人字石膏固定6周，一般均可达到满意的效果。

（2）青少年转子间骨折，特别是车祸多发创伤的患儿，近年来主张优先考虑内固定，但应尽可能避免损伤大转子骺。

（四）并发症

1. 缺血性坏死

股骨头缺血性坏死是儿童股骨颈骨折常见且后果严重的并发症，其他并发症如不愈合、髋内翻及骺早闭，可通过二期手术矫治，而一旦发生缺血性坏死，特别是严重的缺血性坏死，没有任何有效的治疗方法可提供选择，几乎没有可能再恢复正常的关节功能。股骨头缺血性坏死发生率高达30%～50%。缺血性坏死率的高低与骨折造成的出血、关节囊肿胀程度密切相关，去除积血抽吸减压，会减少缺血性坏死的发生率。

2. 髋内翻

治疗方法的选择影响儿童股骨颈骨折后髋内翻的发生率。保守治疗不论是髋人字石膏制动还是牵引治疗，髋内翻的发生率最高，统计高达32%。

3. 骨折不愈合

儿童股骨颈骨折不愈合明显少于成年人，统计为3%。骨折不愈合应尽早手术治疗，内固定加植骨或采取转子下外翻截骨术改变力线治疗。

4. 骺板早闭

股骨颈骨折后骺早闭，可发生于经骺骨折，或因不恰当地应用过粗的固定针、螺纹针、空心钉对骺生长板造成破坏。股骨头缺血性坏死也是造成骺早闭的原因。可根据患者的年龄和肢体短缩程度，进行健侧股骨远端骺板阻滞术或患侧肢体延长术进行治疗。

二、护理

(一) 护理措施

(1) 心理护理:因为儿童股骨颈骨折不愈合率,尤其是坏死率较高,一旦发生骨折其家长易产生焦虑、恐惧等心理状况,所以心理疏导工作非常重要,这对于患儿的治疗和康复有着重要意义。

(2) 抬高患肢,保持患肢于外展中立位,不能外旋或内收,防止髋关节脱位。给予牵引或穿"丁字鞋"。行牵引的患儿,按牵引的护理执行。牵引后10 d内,每天测量患肢长度,并与健侧对比,以确定是否调整牵引重量,以免过牵。

(3) 对于较小的患儿,若采用了髋外展支架者,要注意保持支架的正确方位,若方位有移动应及时更正;注意外展架的松紧度,以避免因过紧而产生压迫症状,过松而达不到固定作用,影响治疗效果。每天调整支架上各部位的螺丝钮,以免松动或脱落。经常询问患儿有无不适或疼痛,若有不适应及时查找原因,并告知医师,做到随时发生、随时解决,避免引起并发症或医患纠纷。

(4) 切口引流管接负压吸引,保持引流管通畅。观察伤口有无渗血,如伤口渗血、引流量异常应及时处理。引流管一般于术后48～72 h拔除。

(5) 观察患肢远端血运、温度、颜色、肿胀程度、感觉及运动情况,发现血液循环障碍报告医师处理。

(6) 患儿伤口疼痛,遵医嘱给予止痛剂。

(7) 搬动患儿时需将髋关节及患肢整个托起,并指导患儿利用牵引架的拉手抬起臀部,活动或按摩下肢肌肉。

(8) 功能锻炼

1) 术后第1天股四头肌锻炼:绷紧大腿肌肉,尽量伸直膝关节,每次保持5 s。

2) 指导患肢踝关节锻炼。

3) 牵引拆除后,可将上身抬高20°～30°,在腘窝下垫软枕1只,使膝关节保持微屈状态,同时可以活动踝关节,防止远端关节僵硬。

4) 指导患儿不要将两腿在膝部交叉放置、坐小矮凳、用蹲位、爬陡坡。

(二) 出院指导

(1) 饮食营养丰富,以利疾病恢复。

(2) 注意安全,适当功能锻炼,避免疲劳。

（3）每3个月复查1次，直至每年复查1次，以了解任何可能出现的股骨头坏死倾向，如有可疑尽早采取相应措施。故定期复查和避免过早负重及合理的家庭护理对预防股骨头缺血性坏死有重要意义。

（贾　锰）

第七节　胫腓骨骨折

一、概述

胫腓骨骨折多由直接暴力导致，如重物碰伤、车辆撞击等，骨折部位多在同一水平面上，骨折呈横断、短斜形、粉碎性等，多伴有皮肤挫裂伤而形成开放性骨折。也可由间接暴力如高处坠落小腿遭扭转暴力或运动时扭伤所致，其特点是腓骨骨折线较胫骨的骨折线为高，软组织损伤小，有时锐利的骨折端刺破皮肤面形成开放性骨折。

（一）临床表现与诊断

患肢肿胀、疼痛，若骨折有移位则患肢多有畸形及异常活动。注意检查足背动脉搏动及足趾的活动与感觉，以鉴别神经血管伴发伤，或排除小腿骨筋膜室综合征。对开放性骨折必须注意有无休克的早期表现，对伤口应仔细检查，准确判断其污染程度，这对选择治疗措施十分重要。X线片可确定骨折的部位及类型，X线片必须包括上下胫腓关节。

（二）治疗

1. 闭合性骨折

因小儿胫腓骨骨折多属稳定型骨折，采用闭合复位，包括膝踝关节的长腿石膏固定即可。但胫骨塑型能力较差，应尽量纠正成角及旋转畸形。膝踝关节均为枢纽关节，矢状面的成角畸形影响稍小，但应尽量避免；冠状面的成角应小于5°～10°，否则踝关节退行性变，影响负重力线。对于较大儿童亦可采用闭合复位，经皮穿针骨外固定架治疗，这样可以早期活动邻近关节，早期下地负重，促进骨折愈合，避免关节挛缩。

2. 开放性骨折

治疗原则是彻底清创，采取可靠的手段稳定骨折断端，争取伤口Ⅰ期愈合。对于污染严重、软组织损伤较重者，可采用跟骨牵引或骨外固定架稳定断端；对于较

大儿童、污染较轻者,经彻底清创后,亦可采用钢板螺钉内固定。

3. 手术复位

对于手法复位难以达到理想对位、合并血管神经损伤或骨折不愈合者,可行切开复位,外固定架或钢板螺钉治疗。

(三)并发症

1. 小腿骨筋膜室综合征

闭合性骨折、开放性骨折,甚至无移位的骨折均可发生。此外,小腿压砸、碾轧伤而未见骨折的情况,也有可能单独发生小腿骨筋膜室综合征。

2. 畸形愈合、创伤性关节炎

骨折有成角或旋转畸形,会影响膝踝关节的功能,导致创伤性关节炎。

3. 骨折延迟愈合、不愈合

由于胫骨血液供应的特点,胫骨中下 1/3 骨折更易发生延迟愈合或不愈合,可靠的固定是骨折愈合的必要条件。

二、护理

(一)非手术疗法护理

(1)胫腓骨骨折,特别是闭合性胫腓骨骨折,因小腿的解剖特点,多数肿胀明显,除给简单的外固定外,应抬高患肢45°~50°为宜,24 h内冷敷2~3次,每次10~15 min,患足中立位,踝两侧用海绵垫固定,以防内外旋转而加重损伤,同时注意患肢肿胀的发展变化,触摸足背动脉的搏动情况。如足背动脉摸不清或患肢继续肿胀、疼痛加重,应及时报告医师以防筋膜室高压症及其他再损伤的出现,以便及时对症处理。

(2)采用小夹板或石膏固定的患儿,护理时应注意患肢的血运、感觉运动、肢体的肿胀情况、患儿有无麻木等其他不适。

(3)采用牵引治疗时,按照牵引护理常规。

(二)手术治疗护理

(1)饮食护理,骨折患者早期避免服用钙片,因为过量服用钙片会引起胃酸减少、食欲减退和消化不良等胃肠道症状,反而影响骨折的愈合。术后待患者排气后方可进食,多食易消化、富含纤维素、维生素和含钙质、蛋白质较多的食物,以促进患者的骨折愈合。注意禁食辛辣食物。

(2)胫腓骨骨折患者术前一般将患肢置于布朗架上,日常护理中应注意观察有无皮肤受压、坏死及腓总神经压迫等并发症,如有并发症应及时按医嘱处理。开放性伤口应及时进行清创祛污处理，可延期至一期或二期闭合。

（3）抬高患肢，观察患肢血液循环，随时观察患肢有无疼痛、肿胀、肢端麻木，注意检查腓总神经的功能，观察足和足趾的背伸和跖屈活动，小腿和足的皮肤感觉，特别是第 1～2 趾间背侧的皮肤感觉。

（4）术后患肢监测，主要观察内容包括：神经肌肉恢复情况（感觉、运动），足背动脉搏动、肤色、温度及末梢循环情况，并预防关节过伸过屈。观察伤口敷料有无渗血，有引流管者注意观察引流液的性质、量、颜色等。根据医嘱对症止痛，减轻患者的痛苦。开放性骨折继发感染的概率高，感染所致疼痛多发生在创伤后 3 d，且进行性加重或呈搏动感，皮肤红肿、热痛或有渗液，应及时报告医师处理。

（5）石膏固定后 24 h 要经常检查足趾的背伸和跖屈活动，来确定有无石膏压迫。如发现有血管神经损害的表现，应及时向医师汇报。如已发生骨筋膜室综合征，应为患儿做好急诊手术的准备。

（6）要鼓励患儿早期进行一定范围内的功能锻炼。术后第 3 天起，指导患儿在床上主动行下肢肌肉的收缩和舒展运动，这样可以促进血液循环，加快骨痂的形成，促进骨折早期愈合，避免关节僵硬等并发症的发生。术后第 5 天，可以继续在床上练习膝踝关节屈伸活动。1 周后可以在成人的协助下扶双拐下床活动，并逐渐使下肢负重。

（三）出院指导

（1）出院后是恢复期，继续加强膝关节、踝关节功能锻炼，防止关节僵直和肌肉萎缩。

（2）行外固定者注意保证外固定足够的时间，不能过早去除外固定，并注意保持外固定松紧度，预防骨筋膜室综合征的发生，如患儿有此症的发生，应注意将患肢平放，不能抬高，以免加重组织缺血，同时不要作热敷和按摩，以免温度升高加快组织代谢，同时及时到医院就诊；进行功能锻炼时要注意其运动量，以锻炼不疲劳为宜。

（3）加强营养，多食新鲜蔬菜瓜果，有利于骨折愈合。

（4）定期复诊，直至骨折处完全愈合。

（贾　锰）

第八节 骨盆骨折

一、概述

骨盆骨折多由严重创伤导致,损伤严重,常合并其他脏器损伤或发生不易控制的腹膜后血肿,病死率高达5%~20%。儿童耻骨联合、骶髂关节等多为软骨成分,形成具有一定柔软和弹性的小儿骨盆,故小儿严重的骨盆骨折少见。

(一) 分类与处理

骨盆骨折患者原则上应先处理危及生命的损伤,病情稳定后进行手术治疗。不稳定型骨盆骨折因骨折部位的不稳定而多采用手术复位内固定治疗,患者若得不到及时有效的抢救和护理,必将危及生命和遗留后遗症。

1. 骨盆边缘孤立性骨折

这类骨折多因肌肉猛烈收缩或直接暴力所造成,骨折发生在骨盆边缘部位,骨盆环未受累。

(1) 髂前上下棘撕脱骨折:由于缝匠肌或股直肌猛烈收缩的结果。无移位或轻度移位则不需复位,使髋关节处于屈曲位即可。骨折块明显移位则予复位,用石膏后托将髋膝关节固定于半屈曲位。

(2) 坐骨结节撕脱骨折:腘绳肌猛烈收缩的结果,一般不需复位,患儿尽量保持伸髋屈膝位,以使腘绳肌放松,使骨折愈合。

(3) 髂骨翼骨折:多由直接暴力(如侧方挤压伤)造成,可为线状或粉碎状,因髂骨翼内外均有丰厚的肌肉及骨膜覆盖,骨折多无明显移位,骨折不需复位和固定,卧床休息3~4周即可。

2. 骨盆环单处骨折

骨盆系一闭合环,单处骨折不至于引起骨盆环的变形。该类骨折有:①髂骨骨折;②闭孔环处有1~3处出现骨折;③耻骨联合轻度分离;④骶髂关节半脱位。其中,以骨折发生在一侧耻骨支最为多见。对髂骨骨折,一侧耻骨、坐骨支骨折,耻骨联合轻度分离均可采用骨盆多头束带包扎固定,卧床4周即可,预后满意。骶髂关节半脱位可采用复位后骨盆多头束带包扎固定。

3. 骨盆环双处骨折

(1) 稳定型骨盆环双处骨折:①双侧耻骨上下支骨折;②一侧耻骨上下支骨折

伴耻骨联合分离。此型骨折断端受许多肌肉附着的限制，其移位一般不大，仅给骨盆多头束带固定即可，明显移位者，可闭合复位多头束带固定。不宜采用骨盆兜悬吊。对于复位不满意者，亦可切开复位钢板内固定。

（2）不稳定型骨盆环双处骨折：①耻骨上、下肢骨折合并骶髂关节脱位；②耻骨联合分离合并骶髂关节脱位；③髂骨骨折合并骶髂关节脱位。产生这种骨折的暴力通常较大，破坏的骨盆环常产生明显移位，如向外旋转分离、向内旋转移位、垂直向上移位等。骨盆环前后联合损伤是骨盆骨折最危险的一种，预防出血性休克最为重要，同时应排除尿道、膀胱或内脏损伤等并发症，其次再处理骨折。向外旋转分离型，可采用骨盆兜悬吊，控制骨盆分离。向内旋转分离型，可采用股骨髁上牵引，牵引重量为体重的 1/7 ~ 1/5。垂直向上移位型，可用骨盆兜悬吊，双股骨髁上牵引法，患侧重量要大。务须 1 周内完成复位，否则上移的骨折不能再牵下来。悬吊或牵引过程中，应随时摄片观察复位情况，避免矫枉过正，而产生相反的畸形。保守治疗 7 ~ 10 d，复位不理想者，应切开复位，内固定或骨外固定器治疗。

4. 骶、尾骨骨折

（1）骶骨骨折：分纵形骨折和横形骨折，纵形骨折常是不稳定骨盆环两处骨折的合并损伤，有明显向上移位者，可采用股骨髁上骨牵引术；横形骨折若明显向前移位，可经肛复位，骨折愈合期间，应避免坐压。

（2）尾骨骨折：远侧断端往往因肛提肌、肛尾肌的收缩而向前移位，移位明显者，可经肛复位，复位后保持侧卧位休息。

（二）并发症

1. 出血

出血可分为腹膜内出血和腹膜外出血，腹膜内出血常为腹腔内脏损伤出血引起；腹膜后血肿，主要因骨盆各骨为松质骨，邻近又有许多动脉、静脉丛，血液供应丰富，骨折后可引起广泛出血，如为腹膜后主要大动、静脉断裂，患儿可以迅速致死。

2. 腹腔内脏损伤

腹腔内脏损伤分为实质性脏器与空腔性脏器损伤，小儿骨盆骨折中较少见。

3. 膀胱或尿道损伤

尿道损伤比膀胱损伤多见。当有双侧耻骨支骨折以及耻骨联合分离时，尿道损伤的发生率高。

4. 直肠损伤

直肠损伤较少见，常为会阴部开放性损伤的后果。

5. 神经损伤

腰骶丛等贴于骶髂关节,当骶髂关节脱位分离较大时横过关节的腰骶干、臀上神经和闭孔神经受牵引或断裂。骶骨横断骨折可损伤马尾神经或压迫骶神经。

二、护理

(一)非手术治疗护理

(1)卧床休息:骨盆骨折者多伤势比较严重,应首先让患儿卧床,仔细检查。对骨盆骨折移位不大者,一般无特殊治疗,仅卧床4~6周即可。

(2)密切观察病情变化,定时监测生命体征,注意预防并发症的发生。观察伤员的排尿情况,有无排尿困难,血尿或尿道口流血,耻骨上和会阴部是否有压痛,耻区有无疼痛,膀胱是否胀满等。骨盆骨折,除了可引起血压下降及休克,还可以引起腹股沟、耻骨上、会阴部及大腿内侧等多处肿胀及皮下瘀血,应严密观察肿胀程度及血肿范围。

(3)饮食护理,骨盆骨折患者因长期卧床或腹膜后血肿导致肠蠕动减弱,引起腹胀和便秘,指导患者进食易消化、高热量、富含维生素的流质或半流质饮食,以减少腹胀、便秘等并发症的发生。

(二)术前护理

(1)骨盆骨折患儿急诊入院伴有休克征象时,接诊人员应迅速敏捷、沉着冷静地配合抢救,及时测量血压、脉搏以判断病情,同时给予氧气吸入,建立静脉通道,并备好手套、导尿包、穿刺针等,以便待病情稳定后配合医师查体(腹部、尿道、会阴及肛门等)。

(2)若有膀胱、尿道、直肠等血管损伤需要紧急手术处理者,护士应迅速做好术前准备;备皮(范围:平脐到大腿内侧)、留置尿管、配血、抗休克、补充血容量、做各种药物过敏试验。操作时动作要轻柔,以免加重损伤。

(3)给患儿以心理安慰,解除其紧张恐惧情绪。

(三)术后护理

(1)监测患儿生命体征变化直至平稳。

(2)牵引治疗期间,患儿卧硬板床,观察患儿的体位、牵引重量、肢体外展角度,保证牵引效果,要求躯干要放直,骨盆要摆正,脊柱与骨盆要垂直。同时要注意倾听患儿的主诉,如牵引针眼疼痛、牵引肢体麻木、足部背伸无力等,警惕因循环障碍而导致的缺血性肌痉挛,或因腓总神经受压而致的足下垂发生。

（3）预防并发症，长期卧床患儿要加强基础护理，预防压力性损伤及呼吸、泌尿系统并发症发生。指导患儿定时做深呼吸并鼓励其咳嗽、排痰，病情允许者可协助翻身、拍背，更换体位，以利于排痰，必要时可给予雾化吸入。病情允许者利用牵引架向上牵拉抬起上身，有助于排净膀胱中尿液。预防关节僵硬或下肢深静脉栓塞，鼓励患儿可活动的关节坚持功能锻炼。

（四）功能锻炼

（1）无移位骨折单纯耻骨支或髂骨无移位骨折又无合并伤，仅需卧床休息者，取仰卧位或侧卧交替（健侧在下）。早期可在床上做股四头肌舒缩和提肛训练以及患侧踝关节拓屈背伸活动。伤后 1～2 周可指导患儿练习半坐位，做屈膝屈髋活动。3 周后可根据患儿情况下床站立、行走，并逐渐加大活动量。4 周后经拍片证明临床愈合者可练习正常行走及下蹲。

（2）对耻骨上、下肢骨折合并骶髂关节脱位，髂骨翼骨折或骶髂关节脱位合并耻骨联合分离者，仰卧硬板床，早期可根据情况活动上肢，忌盘腿、侧卧，以防骨盆变形。2 周后可进行股四头肌等长收缩，踝关节的跖屈背伸活动，每日 2 次推拿髌骨，以防关节强直。4 周后可做膝、髋关节的被动伸屈活动，动作要缓慢，幅度由小到大，逐渐过渡到主要活动。6～8 周去除固定后，可先试行扶拐不负重活动，经 X 线摄片显示骨折愈合后，可逐渐练习弃拐。

（五）出院指导

（1）继续休息，避免负重，卧硬板床。

（2）继续坚持功能锻炼。据患者的情况由被动逐步过渡到主动，由单关节到多关节，由床上到床下，先易后难，循序渐进。

（3）出院 3～6 个月，拍 X 光片复查。

（4）加强营养，多食含钙、蛋白质、维生素食物。

（贾　锰）

第八章 其他外科常见疾病的护理

第一节 急性化脓性腹膜炎

一、概述

腹膜炎是发生于腹腔壁腹膜与脏腹膜的炎症,可由细菌感染、化学或物理损伤等因素引起。其按发病机制分为原发性腹膜炎与继发性腹膜炎,临床所称急性腹膜炎多指继发性的化脓性腹膜疾病的相关知识。

(一)病因与发病机制

常见病因为继发性腹膜炎和原发性腹膜炎,多见于儿童,常伴有营养不良或抵抗力下降。

(二)临床表现

1. 腹痛

腹痛是最主要的表现,持续性且程度剧烈,常不能忍受。疼痛范围多自原发病部位开始,随炎症扩散而波及全腹,但仍以原发病灶最显著。

2. 恶心、呕吐

最初为腹膜受刺激引起的反射性恶心、呕吐,较轻微,并发麻痹性肠梗阻可发生持续性呕吐,呕吐物含黄绿色胆汁,甚至呈粪汁样。

3. 体温、脉搏变化

骤然发病的患者,开始时体温正常,后逐渐升高。原有炎性病变者,发病时体温已上升,继发腹膜炎后更趋增高。但年老体弱者体温可不升。

4. 全身中毒表现

随着病情进展，患者可相继出现高热、寒战、脉搏细速、呼吸急促、面色苍白、口唇发绀、血压下降、神志不清等一系列感染中毒症状。

5. 腹部体征

腹胀明显，视诊腹式呼吸减弱或消失。触诊腹部有压痛、反跳痛、肌紧张，称为腹膜炎体征，以原发病灶处最明显。

（三）辅助检查

1. 实验室检查

白细胞计数及中性粒细胞比例增高。病情危重或机体反应能力低下者，白细胞计数可不升高，仅中性粒细胞比例增高，甚至有中毒颗粒出现。

2. 影像学检查

（1）腹部 X 线检查：腹部立卧位平片可见小肠普遍胀气并有多个小液平面的肠麻痹征象；胃肠穿孔时，立位 X 线平片多数可见膈下游离气体。

（2）B 超检查：显示腹腔内有不等量的积液，但不能鉴别液体的性质。

（3）CT 检查：对腹腔内实质性脏器病变（如急性胰腺炎）的诊断帮助较大，对评估腹腔内渗液量也有一定帮助，CT 检查可提供腹部 X 线检查无法提供的定位及病理信息。

3. 诊断性腹腔穿刺抽液术或腹腔灌洗术

根据叩诊或 B 超检查进行穿刺点定位，依据抽出液的性状、气味、浑浊度，涂片镜检、细菌培养以及淀粉酶测定等判断病因。

（四）治疗

1. 非手术治疗

非手术治疗适用于病情较轻、病程超过 24 h 且腹部体征已减轻或炎症有局限化趋势的原发性腹膜炎。

（1）体位：半卧位，使渗出液积聚于盆腔，以减轻中毒症状，利于引流，同时促使膈肌下移，减轻腹胀对呼吸和循环的影响；休克患者取平卧位或休克卧位。

（2）禁食：胃肠减压，减轻腹胀，改善胃及肠壁的血液循环，促进胃肠功能恢复。

（3）纠正水、电解质紊乱：合理补液，维持出入量平衡，病情严重者可输入血浆、白蛋白或全血以纠正低蛋白血症和贫血，合并休克时给予抗休克治疗。

（4）合理使用抗生素：根据细菌培养及药物敏感试验结果选择用药。

（5）营养支持：长期禁食时，可经肠外途径补给人体所需的营养素。

（6）镇静镇痛：已确诊的患者可用哌替啶类镇痛药，减轻患者痛苦和恐惧；诊断不明或观察期间，暂不用镇痛药物，以免掩盖病情。

（7）吸氧：提高氧分压，以保证重要脏器及组织的需氧。

2．手术治疗

（1）适应证：①非手术治疗6 h后腹膜炎症状不缓解或反而加重者；②严重腹膜炎，如胃肠穿孔，绞窄性肠梗阻等；③腹腔内炎症较重，出现严重的肠麻痹或中毒症状，或合并休克；④腹膜炎病因不明，且无局限趋势者。

（2）手术原则：包括探查和确定病因，处理原发病灶，彻底清理腹腔，充分引流等。

（3）术后处理：继续禁食，胃肠减压、补液，应用抗生素和营养支持治疗，保证引流管通畅，密切观察病情变化，防治并发症。

（五）观察要点

（1）腹痛部位、性质、持续时间、范围。

（2）呕吐液的性状、颜色、量。

（3）体温变化。

（4）腹部体征变化。

（5）24 h液体出入量。

（6）有无膈下脓肿或盆腔脓肿的表现。

二、护理

（一）术前护理

1．心理护理

做好患者及其家属的解释安慰工作，稳定患者情绪，减轻焦虑，帮助其正确面对疾病。

2．体位

无休克情况下一般取半卧位，尽量减少搬动。病情稳定后，鼓励患者适当活动。

3．禁食、胃肠减压

及时行胃肠减压，以减轻腹痛和腹胀；胃肠减压期间做好口腔护理，同时注意对患者的营养支持，必要时输血、血浆，注意有效循环血量的维持。

4. 控制感染

根据医嘱合理使用抗生素控制感染。

5. 对症护理

高热患者给予物理降温减轻不适。已确诊的患者可酌情使用止痛药减轻疼痛，未明确诊断者暂不使用，以免掩盖病情。

(二) 术后护理

1. 体位与活动

患者手术后给予平卧位，全身麻醉未清醒者头偏向一侧，注意保持呼吸道通畅。全身麻醉清醒或硬膜外麻醉患者平卧 6 h 后改为半卧位。鼓励患者多翻身、多活动，预防肠粘连。

2. 禁食、胃肠减压

术后继续禁食、胃肠减压，肠蠕动恢复后拔除胃管并逐步恢复经口饮食。

3. 补液、控制感染和营养支持

根据医嘱合理补液，维持水、电解质、酸碱平衡并进行合理的营养支持，继续使用抗生素控制腹腔感染。

4. 切口和引流管的护理

正确连接各引流装置并妥善固定，如有多根引流管时贴上标签标明放置位置，经常挤捏引流管以免堵塞，当引流液量减少、色清、患者体温与白细胞计数恢复正常可考虑拔管。观察切口敷料是否干燥，如有渗血及时换药，及早发现切口感染的征象。

（戴晓萍）

第二节 腹腔脓肿

一、膈下脓肿

(一) 定义

脓液积聚在一侧或两侧膈肌下、横结肠及其系膜的间隙内者，通称为膈下脓肿。膈下脓肿可发生在 1 个或 2 个以上的间隙。

（二）临床表现

1. 症状

（1）全身症状：发热，初为弛张热，脓肿形成以后呈持续高热，也可为中等程度的持续发热；脉率增快，舌苔厚腻；逐渐出现乏力、衰弱、盗汗、畏食、消瘦等全身表现。

（2）局部症状：肋缘下或剑突下可有持续性钝痛，深呼吸时加重。可有肩、颈部牵涉痛。脓肿刺激膈肌可引起呃逆。膈下感染可引起反应性胸腔积液，或经淋巴途径蔓延到胸腔引起胸膜炎，也可穿入胸腔引起脓胸，患者出现咳嗽、胸痛、气促等表现。近年来，由于大量应用抗生素，局部症状多不典型。

2. 体征

可有季肋区叩痛，严重时出现局部皮肤凹陷性水肿，皮温升高；右膈下脓肿可使肝浊音界扩大；患侧胸部下方呼吸音减弱或消失。

（三）辅助检查

1. 实验室检查

血常规检查常示白细胞计数升高、中性粒细胞比例增高。

2. 影像学检查

胸部 X 线检查可见患侧膈肌升高，随呼吸活动受限或消失，肋膈角模糊、积液，膈下可见占位阴影。部分脓肿腔内含有气体，可有液气平面。B 超或 CT 检查对膈下脓肿确诊的帮助较大。

（四）治疗

小的膈下脓肿经非手术治疗可被吸收。近年来，多采用超声指引经皮穿刺插管引流术，可同时抽尽脓液、冲洗脓腔并注入有效的抗生素进行治疗，适用于与体壁贴近的、局限的单房脓肿。该引流术创伤小，可在局部麻醉下施行，一般不污染游离腹腔，引流效果较好。经此法治疗，约有 80% 的膈下脓肿可以治愈。必要时根据脓肿位置行手术切开引流术。同时要加强支持治疗，包括补液、输血、营养支持和抗生素的应用。

（五）护理

1. 非手术治疗护理/术前护理

（1）心理护理：做好患者及其家属的解释工作，稳定患者情绪，减轻焦虑。介绍该疾病有关知识，提高其认识，并配合治疗及护理，帮助其勇敢面对疾病，尽快适应患者角色，增加战胜疾病的信心和勇气。

（2）对症护理：无休克情况下，患者取半卧位，利于改善呼吸、循环和炎症局限，给予禁食、胃肠减压，减轻胃肠道内积气、积液，减轻腹胀等不适，尽量减少搬动或按压腹部，以减轻疼痛。高热患者给予物理降温。

（3）密切观察病情变化：定时测量生命体征，必要时监测尿量，记录24 h液体出入量，加强巡视，多询问患者主诉，观察腹部症状与体征变化，注意治疗前后对比，动态观察。

（4）禁食、胃肠减压：胃肠道穿孔患者必须禁食，并留置胃管持续胃肠减压。其目的是：①抽出胃肠道内容物和气体；②减少消化道内容物继续流入腹腔；③减少胃肠内积气、积液；④改善胃肠壁的血运；⑤有利于炎症的局限与吸收；⑥促进胃肠道恢复蠕动。

（5）用药护理：迅速建立静脉通路，遵医嘱补液，合理应用抗生素，纠正水、电解质及酸碱失衡，必要时输血、血浆，维持有效循环血量。

（6）术前准备：做好手术区皮肤准备，交叉配血配合术中用。

2. 术后护理

（1）安置患者半卧位，有利于引流和呼吸。

（2）静脉输液、输血浆或新鲜血，高热者采取降温措施，鼓励多饮水和高营养饮食，以改善全身中毒症状。

（3）遵医嘱给予抗生素。

（4）脓肿切开引流后，应妥善固定引流管，保持引流通畅；观察引流液的性状和量，及时更换敷料；膈下脓肿，应鼓励患者深呼吸，以促进脓液的排出和脓腔的闭合；盆腔脓肿，为控制排便，可给予阿片类药物；引流管拔除或脱出后，行温水坐浴。

（5）提供必需的生活护理。

二、盆腔脓肿

（一）定义

盆腔处于腹腔的最低位，腹腔内炎性渗出物或脓液易积聚于此而形成盆腔脓肿。因盆腔腹膜面积小，吸收毒素能力较低，故盆腔脓肿时全身中毒症状亦较轻。

（二）临床表现

急性腹膜炎治疗过程中、阑尾穿孔或结直肠手术后，出现体温下降后又升高，常有典型的直肠或膀胱刺激症状，如里急后重、大便频而量少、黏液便或伴有尿频、排尿困难等。

腹部检查多无阳性体征。直肠指检可发现肛管括约肌松弛，直肠前壁饱满、有触痛，有时可触及波动感。已婚女患者还可经阴道检查，或经后穹隆穿刺抽脓，有助于诊断。

（三）辅助检查

耻区 B 超或直肠 B 超检查可明确脓肿的位置及大小。必要时可行 CT 检查，进一步明确诊断。

（四）治疗

盆腔脓肿较小或尚未形成时，采用非手术治疗。应用抗生素，辅以热水坐浴、温热盐水灌肠及物理透热等疗法。部分病例经过上述治疗，脓液可自行完全吸收。脓肿较大者需手术切开引流，可经肛门在直肠前壁波动处穿刺，抽出脓液后，切开脓腔，排出脓液，然后放软橡皮管引流 3～4 d。已婚女患者可经阴道后穹隆穿刺后切开引流。

（五）护理

1. 非手术治疗护理/术前护理

（1）心理护理：做好患者及其家属的解释工作，稳定患者情绪，减轻焦虑。介绍有关盆腔炎知识，提高其认识，并配合治疗及护理，帮助其勇敢面对疾病，尽快适应患者角色，增加战胜疾病的信心和勇气。

（2）对症护理：无休克情况下，患者取半卧位，利于改善呼吸、循环和炎症局限。高热患者给予物理降温。

（3）密切观察病情变化：定时测量生命体征，必要时监测尿量，记录 24 h 液体出入量，加强巡视，多询问患者主诉，观察腹部症状与体征变化，注意治疗前后对比，动态观察。

（4）禁食、胃肠减压：胃肠道穿孔患者必须禁食，并留置胃管持续胃肠减压。其目的是：①抽出胃肠道内容物和气体；②减少消化道内容物继续流入腹腔；③减少胃肠内积气、积液；④改善胃肠壁的血运；⑤有利于炎症的局限和吸收；⑥促进胃肠道恢复蠕动。

（5）用药护理：迅速建立静脉通路，遵医嘱补液，合理应用抗生素，纠正水、电解质及酸碱失衡，必要时输血、血浆，维持有效循环血量。

（6）术前准备：做好手术区皮肤准备，交叉配血配合术中用。

2. 术后护理

（1）安置患者半卧位，有利于引流和呼吸。

（2）静脉输液、输血浆或新鲜血，高热者采取降温措施，鼓励多饮水和高营养饮食，以改善全身中毒症状。

（3）遵医嘱给予抗生素。

（4）脓肿切开引流后，应妥善固定引流管，保持引流通畅；观察引流液的性状和量，及时更换敷料；膈下脓肿，应鼓励患者深呼吸，以促进脓液的排出和脓腔的闭合；盆腔脓肿，为控制排便，可给予阿片类药物；引流管拔除或脱出后，行温水坐浴。

（5）提供必需的生活护理。

三、肠间脓肿

（一）定义

肠间脓肿是指脓液被包围在肠管、肠系膜与网膜之间的脓肿。脓肿可单发，也可能是多个大小不等的脓肿。

（二）临床表现

临床上可表现有弛张热、腹胀或不完全性肠梗阻，有时可扪及压痛的包块。表现为腹痛，持续性隐痛或有阵发性加重。患者消瘦病程多较久，日渐消瘦、衰弱，伴高热或低热。体检可发现腹部有压痛，但无固定某一点，压痛部位多为脓肿所在部位，无肌紧张，肠鸣音亢进或减弱。肠间脓肿的临床特点可有以下两种类型。

1. 轻症型

轻症型主要为感染症状，有不同程度的腹胀和不完全性肠梗阻表现，腹部可触及有压痛的包块，X线可见小肠积气和肠壁间距增宽。B超检查或穿刺对诊断具有决定意义。

2. 重症型

重症型主要表现为恶寒、战栗，皮肤苍白，谵妄，呼吸急促，脉速，体温高达39 ℃以上，全腹胀满，局限性压痛明显，多为麻痹性肠梗阻体征。

（三）辅助检查

X线可见肠壁间距增宽及局部肠管积气，也可见小肠液气平面。

（四）治疗

1. 非手术治疗

脓肿小或未形成时非手术治疗，包括应用抗生素、物理透热及全身支持治疗。

2. 手术治疗

非手术治疗无效或发生肠梗阻时，应考虑剖腹探查解除梗阻，清除脓液并行引流术，如B超或CT检查提示脓肿较局限且为单房，并与腹壁贴靠，也可采用B超引导下经皮穿刺置管引流术。

（五）护理

1. 非手术治疗护理/术前护理

同腹腔脓肿。

2. 术后护理

同腹腔脓肿。

（戴晓萍）

第三节　腹股沟疝

一、概述

腹股沟疝可分为斜疝和直疝两种。疝囊经过腹壁下动脉外侧的腹股沟管的疝环突出，内向、向下向前斜行经过腹股沟管，再穿过腹股沟管浅环，并可进入阴囊，称为腹股沟斜疝。疝囊经腹壁下动脉内侧的直疝三角区直接由后向前突出，不经过内环也不进入阴囊，称为腹股沟直疝。

（一）病因及发病机制

其发生与该处腹壁强度降低和腹内压增加两大因素有关。

1. 腹壁强度降低

属于解剖结构原因，是疝发生的基础，有先天性和后天性两种情况。先天性因素包括腹膜鞘状突未闭、腹内斜肌下缘高位、宽大的腹股沟三角、脐环闭锁不全、腹壁白线缺损等，有些正常的解剖现象，如精索穿过腹股沟管、股动静脉穿过股管区，也可造成该处腹壁强度减弱。后天获得性原因有手术切口、引流口愈合不良、外伤、炎症、感染、手术切断腹壁神经、肥胖者过多的脂肪浸润、老龄的肌肉退化萎缩以及胶原代谢异常，致坚实的筋膜组织为疏松而有微孔的结缔组织层或脂肪所代替的解剖方面原因。

2．腹内压增加

腹内压增加是一种诱发因素，包括慢性咳嗽、慢性便秘、晚期妊娠、腹腔积液、排尿困难、婴儿经常号哭、举重、经常呕吐以及腹内肿瘤等。

（二）临床表现

1．腹股沟斜疝

其主要表现是腹股沟区有一突出的肿块。有的患者开始时肿块较小，仅通过疝环刚进入腹股沟管，疝环处仅有轻微坠胀感。疝嵌顿绞窄时可发生肠梗阻，严重者可发生脓毒血症。

2．腹股沟直疝

其主要表现为患者直立时，在腹股沟内侧端、耻骨结节外上方出现一半球形肿块。平卧后疝块多能自行消失，不需用手推送复位，极少发生嵌顿。

（三）辅助检查

1．透光试验

用透光试验检查肿块，因疝块不透光，故腹股沟斜疝呈阴性，而鞘膜积液多为透光（阳性），可以此鉴别。但幼儿的疝块，因组织菲薄，常能透光，勿与鞘膜积液混淆。

2．实验室检查

疝内容物继发感染时，血常规检查提示白细胞计数和中性粒细胞比例升高，粪便检查显示隐血试验阳性或见白细胞。

3．影像学检查

疝嵌顿或绞窄时 X 线检查可见肠梗阻征象。

（四）治疗

腹股沟疝早期手术效果好、复发率低；若历时过久，疝块逐渐增大后，加重腹壁的损坏而影响劳动力，也使术后复发率增高；斜疝又常可发生嵌顿或绞窄而威胁患者的生命。因此，除少数特殊情况外，腹股沟疝一般均应尽早施行手术治疗。

（五）观察要点

（1）疝块的部位、大小、形状、质地、有无压痛、能否回纳。患者若出现明显腹痛，伴疝块突然增大、发硬且触痛明显，不能回纳腹腔，要高度警惕嵌顿疝发生的可能，立即通知医师紧急处理。

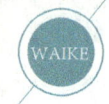

（2）有无肠梗阻和肠绞窄征象。

（3）术后有无阴囊水肿、切口感染等并发症。

（4）有无腹内压升高的因素及疝复发。

二、护理

（一）术前护理

1. 休息

疝块较大者应减少活动，多卧床休息。患者离床活动时建议使用疝带压住疝环，避免腹腔内容物脱出而造成疝嵌顿。

2. 避免腹内压升高

择期手术的患者，若术前有咳嗽、便秘、排尿困难等腹内压升高的因素，应对症处理，控制症状后再手术。指导患者注意保暖，预防呼吸道感染，多饮水，多吃蔬菜等粗纤维食物，保持排便通畅。吸烟者应在术前2周戒烟。对年老、腹壁肌薄弱者或切口疝、复发疝的患者，术前注意加强腹壁肌锻炼，并练习床上排便、使用便器等。

3. 完善相关术前准备

术前晚灌肠，清除肠内积存粪便，防止术后腹胀及排便困难。进入手术室前，嘱患者排尿，以防术中误伤膀胱。嵌顿性疝及绞窄性疝患者多需急诊手术，除一般护理外，应予禁食、输液、抗感染，纠正水、电解质及酸碱平衡失调，必要时胃肠减压、备血。

（二）术后护理

1. 休息与活动

患者术后取平卧位，膝下垫一软枕，使髋关节微屈，以降低腹股沟区切口的张力和减少腹腔内压力，利于切口愈合和减轻切口疼痛。一般术后3～5 d可考虑离床活动。若用无张力疝修补术的患者可早期离床活动，年老体弱、复发性疝、绞窄性疝、巨大疝等患者适当延迟下床活动。

2. 饮食

术后6～12 h，若无恶心、呕吐，可进流食，逐步改为半流食、软食及普食。行肠切除吻合术者术后应禁食，待肠功能恢复后方可进食。

3. 防止腹内压升高的因素

术后指导患者在咳嗽时用手掌按压、保护切口。保持排便通畅，因麻醉或手术刺激引起尿潴留者,积极诱导排尿或针灸,促进膀胱平滑肌的收缩,必要时导尿。

4. 预防并发症

为避免阴囊内积血、积液和促进淋巴回流,术后可用丁字带托起阴囊,并密切观察阴囊肿胀情况,预防阴囊水肿。切口感染是引起疝复发的主要原因之一,绞窄性疝行肠切除、肠吻合术后,易发生切口感染,术后需应用抗生素,及时更换污染或脱落的敷料,一旦发现切口感染征象,应尽早处理。

(戴晓萍)

第四节 股疝

一、概述

腹腔内器官或组织通过股环、经股管向卵圆窝突出形成的疝,称为股疝。股疝的发病率占腹外疝的 3% ~ 5%,多见于 40 岁以上妇女。

(一)病因与发病机制

女性骨盆较宽大、联合肌腱和腔隙韧带较薄弱,使股管上口宽大松弛而易发病。妊娠是腹内压增高的主要原因。

(二)临床表现

平时无症状,多偶然发现。疝块往往不大,表现为腹股沟韧带下方卵圆窝处有一半球形突起。易复性股疝的症状较轻,常不为患者所注意,尤其在肥胖者更易疏忽。一部分患者可在久站或咳嗽时感到患处胀痛,并有可复性肿块。因疝囊外常有很多脂肪堆积,故平卧回纳内容物后,疝块有时不能完全消失。股疝如发生嵌顿,除引起局部明显疼痛外,也常伴有较明显的急性机械性肠梗阻,严重者甚至可以掩盖股疝的局部症状。

(三)治疗

因股疝极易嵌顿、绞窄,确诊后,应及时手术治疗,目的是关闭股环,封闭股管。对于嵌顿性或绞窄性股疝,则应紧急手术。最常用的手术是 McVay 修补法,也可采用无张力疝修补法或经腹腔镜疝修补术。

(四)观察要点

术后出现急性腹膜炎或有排尿困难、血尿、尿外渗等表现时,可能为术中肠管损伤或膀胱损伤，应及时报告医师处理。

二、护理

1. 体位与活动

术后宜取平卧位，膝下垫软枕，髋、膝关节略屈曲，使腹肌松弛，减小腹压和手术切口处张力，以利于缓解伤口疼痛、防止疝修补处组织裂开，术后次日适当进行床上四肢的活动。卧床时间长短，依据疝的部位、大小、腹壁缺损程度及手术方法而定，一般在术后 3~6 d 可下床活动。但对于年老体弱、复发疝、绞窄性疝、巨大疝的患者卧床时间延长至术后 10 d 方可下床活动，以防止术后初期疝复发。

2. 饮食管理

卧床期间要加强对患者的日常生活和进食、排便的照顾，术后 6~12 h 可进流质饮食，次日进软食或普食。

3. 预防复发

术后注意保暖，防止受凉咳嗽，影响切口愈合；如有咳嗽时先用手掌按压伤口处，然后再咳嗽，以减少对伤口牵拉等不利影响；保持大小便通畅，及时处理便秘。

4. 预防阴囊血肿

术后切口部位常规压沙袋（重 0.5 kg）24 h，以减轻渗血；使用丁字带或阴囊托托起阴囊，可减少渗血、渗液的积聚，促进渗血、渗液的回流和吸收。要经常观察伤口敷料有无红染、阴囊是否肿大，如有异常应及时和医师联系。

5. 伤口的护理

无绞窄的疝手术为无菌手术，不能发生伤口感染，而绞窄性疝行肠切除、肠吻合术，易造成切口污染。要注意保持敷料干燥、清洁，避免大小便污染。对婴幼儿尤其要加强观察，发现敷料脱落或污染应及时更换；必要时在敷料上覆盖塑料薄膜，做好伤口的隔离保护。对施行肠切除、肠吻合术的患者，要保持胃肠减压和其他引流的通畅；遵医嘱使用抗菌药物。术后 48 h 后，患者如仍有发热、诉切口处疼痛，可能为切口感染，应检查伤口并给予处理。

（戴晓萍）

第五节　其他腹外疝

一、切口疝

（一）定义

切口疝是发生于腹壁手术切口处的疝，指腹腔内器官或组织自腹壁手术切口突出形成的疝。其临床上比较常见，发生率约为腹外疝的第3位。腹部手术后切口一期愈合者，切口疝的发病率通常在1%以下；若切口发生感染，发病率可达10%；若切口裂开再缝合者，发病率可高达30%。

（二）病因及发病机制

1. 解剖因素

腹部切口疝多见于腹部纵向切口。除腹直肌外，腹壁各层肌及筋膜、鞘膜等组织的纤维大都是横向走行的，纵向切口必然切断上述纤维；缝合时，缝线容易在纤维间滑脱；而已缝合的组织又经常受到肌肉的横向牵引力而易发生切口裂开。此外，因肋间神经被切断，腹直肌强度降低。

2. 手术因素

手术操作不当是导致切口疝的重要原因。其中切口感染所致腹壁组织破坏，由此引起的腹部切口疝占50%左右。其他如留置引流物过久，切口过长以至切断肋间神经过多，腹壁切口缝合不严密，缝合时张力过大而致组织撕裂等情况均可导致切口疝的发生。

3. 切口愈合不良

切口愈合不良也是引起切口疝的一个重要因素。切口内血肿形成、肥胖、高龄、合并糖尿病、营养不良或使用皮质激素等，均可导致切口愈合不良。

4. 腹内压过高

手术后腹胀明显或肺部并发症导致剧烈咳嗽而致腹内压骤增，也可致切口内层裂开。

（三）临床表现

1. 症状

多数患者无特殊不适。较大的切口疝有腹部牵拉感，伴食欲减退、恶心、便秘、腹部隐痛等表现。多数切口疝无完整疝囊，疝内容物易与腹膜外腹壁组织粘连而成为难复性疝，有时还伴有不完全性肠梗阻表现。

2. 体征

主要体征是腹壁切口瘢痕处逐渐膨隆，有肿块出现。肿块通常在站立或用力时更为明显，平卧休息则缩小或消失。肿块小者直径数厘米，大者可达 10～20 cm 甚至更大。疝内容物有时可达皮下，若为肠管常可见到肠型和肠蠕动波。疝内容物回纳后，多数能扪及腹肌裂开所形成的疝环边缘。若是腹壁肋间神经损伤后腹肌薄弱所致切口疝，虽有局部膨隆，但无边缘清楚的肿块，也无明显疝环可扪及。切口疝疝环一般比较宽大，很少发生嵌顿。

（四）辅助检查

1. 触诊

疝内容可达皮下，皮下脂肪层菲薄者，可见到肠型或蠕动波。嘱患者平卧，将肿物复位，用手指伸入腹壁缺损部位，再令患者屏气，可清楚地扪及疝环边缘，了解缺损的大小和边缘组织强度。

2. 影像检查

腹壁切口疝的诊断通常不需做特殊的检查，有时术前评估需要了解原发病的情况，影像检查可看到疝内容物，特别是 CT 可以清楚地见到腹前壁连续性中断，疝内容物外突。

（五）治疗

处理原则是手术修补。

1. 较小的切口疝

手术基本原则是切除疝表面的原手术切口瘢痕，显露疝环并沿其边缘解剖出腹壁各层组织，回纳疝内容物后，在无张力的条件下拉拢疝环边缘，逐层细致缝合健康的腹壁组织，必要时重叠缝合。

2. 较大的切口疝

因腹壁组织萎缩范围过大，在无张力前提下拉拢健康组织有一定困难，可用人工高分子修补材料或自体筋膜组织进行修补，以避免术后复发。

（六）护理

1. 非手术治疗护理 / 术前护理

（1）心理护理：向患者解释造成切口疝的原因和诱发因素，手术治疗的必要性，了解患者的顾虑，尽可能地予以消除，使患者安心配合治疗，对医护人员的措施信任。

（2）一般护理：避免久站，疝块较大时减少活动，卧床休息；离床活动时使用疝带压住疝环口，避免腹腔内容物突出而造成嵌顿；落实基础护理，并注意保暖，防止受凉。

（3）消除引起腹高压的因素：防止呼吸道感染；多饮水，多食蔬菜、水果等粗纤维食物，保持大便通畅。

（4）病情观察：密切观察腹部情况，疝块发生嵌顿，引起局部剧烈疼痛，出现明显的肠梗阻症状，需立即报告医师并配合紧急处理。

（5）急症术前护理：切口疝进行手术治疗。除一般护理外，应予禁食、胃肠减压，静脉输液，纠正水、电解质及酸碱平衡失调，抗感染。

2. 术后护理

（1）饮食护理：一般患者手术后 6～12 h 无恶心、呕吐可进流食，术后第 2 天可进食半流质食物，如无不适逐步进食普食。若行肠切除肠吻合术后应禁食，待肠功能恢复后方可进食流质食物，再逐渐过渡到普食。

（2）体位与活动：术后宜取平卧位，膝下垫软枕，髋、膝关节略屈曲，使腹肌松弛，减小腹压和手术切口处张力，以利于缓解伤口疼痛，防止疝修补处组织裂开，术后次日适当进行床上四肢的活动。卧床时间长短依据疝的部位、大小、腹壁缺损程度及手术方法而定，一般在术后 3～6 d 可下床活动。但对于年老体弱、复发疝、绞窄性疝、巨大疝的患者卧床时间延长至术后 10 d 方可下床活动，以防止术后初期疝复发。

（3）防止复发：术后注意保暖，防止受凉咳嗽，影响切口愈合；如有咳嗽时先用手掌按压伤口处，然后再咳嗽，以减少对伤口牵拉等不利影响；保持大小便通畅，及时处理便秘，告知患者排便时勿用力增加腹压；术后的尿潴留也要及时处理。

（4）预防阴囊水肿：术后切口部位常规压沙袋（重 0.5 kg）24 h，以减轻渗血；使用丁字带或阴囊托托起阴囊，可减少渗血、渗液的积聚，促进渗血、渗液的回流和吸收。要经常观察伤口敷料有无红染、阴囊是否肿大，如有异常应及时和医师联系。

（5）预防切口感染：无绞窄的疝手术为无菌手术，不应发生伤口感染，而绞窄性疝行肠切除、肠吻合术，易造成切口污染。要注意保持敷料干燥、清洁，避免大小便污染。对婴幼儿尤其要加强观察，发现敷料脱落或污染应及时更换；必要时在敷料上覆盖塑料薄膜，做好伤口的隔离保护。对施行肠切除、肠吻合术的患者，要保持胃肠减压和其他引流的通畅；遵医嘱使用抗菌药物。术后48 h后，患者如仍有发热、诉切口处疼痛，可能为切口感染，应检查伤口并给予处理。

二、脐疝

（一）定义

脐疝是指疝囊通过脐环而突出的疝，临床上分为婴儿脐疝和成人脐疝两种类型，前者远较后者多见。

（二）病因及发病机制

婴儿脐疝是由于脐环闭锁不全或脐部瘢痕组织不够坚固，在经常啼哭和便秘时发生，多为易复性疝，较少嵌顿和绞窄。成人脐疝多见于中年经产妇，也可见于腹腔积液患者和孕妇，易发生嵌顿和绞窄。

（三）临床表现

1. 脐部突出肿块

在婴儿啼哭时或成人站立、咳嗽等腹内压增加时，脐部突出一包块，可还纳入腹腔。如发生绞窄，则有腹痛。

2. 检查

脐部肿块在小儿常突出成条状，长3～7 cm，成人则多为乒乓球状鼓出。局部柔软，可挤压缩小，并能在柔软处突出基底触及一圆形环。肿块内如为小肠可闻及肠鸣音，如囊内为网膜则有粘连，不易挤压缩小，也听不见肠鸣音。如有腹痛，检查时不宜挤压肿块，防止肠穿孔。可听到气过水声，为嵌顿性小肠梗阻。

（四）辅助检查

1. 实验室检查

疝发生绞窄时，血白细胞、中性粒细胞增多。

2. X线检查

嵌顿或绞窄性疝可见肠梗阻征象。

（五）治疗

1. 保守治疗

保守治疗适用于婴儿或成人不愿意手术患者。婴儿保守治疗后大多数可以痊愈，成人则只能减轻症状。

2. 手术治疗

手术治疗适用于成人，多做横梭形切口，现多采用腹膜前或腹腔内无张力修补术，术后患者恢复较快，复发率较低。

（六）护理

1. 非手术治疗护理/术前护理

（1）心理护理：向患者解释造成脐疝的原因和诱发因素，手术治疗的必要性，了解患者的顾虑，尽可能予以消除，使患者安心配合治疗，信任医护人员的措施。

（2）一般护理：避免久站，疝块较大时减少活动，卧床休息；离床活动时使用疝带压住疝环口，避免腹腔内容物突出而造成嵌顿；落实基础护理，并注意保暖，防止受凉。

（3）消除引起腹高压的因素：防止呼吸道感染；多饮水，多食蔬菜、水果等粗纤维食物，保持大便通畅。

（4）病情观察：密切观察腹部情况，疝块发生嵌顿会引起局部剧烈疼痛，出现明显的肠梗阻症状，需立即报告医师并配合紧急处理。

（5）急症术前护理：脐疝发生嵌顿或绞窄要进行急诊手术。除一般护理外，应予禁食、胃肠减压，静脉输液，纠正水、电解质及酸碱平衡失调，抗感染。

2. 术后护理

（1）饮食护理：同切口疝。

（2）防止复发：同切口疝。

（3）体位与活动：同切口疝。

（4）预防切口感染：同切口疝。

三、白线疝

（一）定义

白线疝又称腹上疝，是指发生在腹壁正中白线上的疝。其一般较小，内容物多为大网膜，易成为难复性疝，但不易发生嵌顿。

（二）临床表现

（1）在腹壁正中白线上，多在脐上可触及较小的肿块，疝块还纳后，可在白线区扪及孔隙。

（2）早期白线疝的内容物是腹膜外脂肪组织，无疝囊。随着白线疝的发展，内脏推动腹膜从间隙中突出，形成一完整的有疝囊的疝。

（3）白线疝一般较小，内容物多为大网膜，和疝囊易发生粘连，成为难复性疝，但很少嵌顿。

（4）白线疝早期一般无症状，也不易被发现。以后，因发生粘连，大网膜牵拉，可有腹上区疼痛、消化不良、恶心、呕吐等症状。

（三）辅助检查

需行腹部 B 超或腹上区 CT 检查确诊。

（四）治疗

1. 非手术治疗

疝块较小而又无明显症状者，可不必治疗。

2. 手术治疗

症状明显者可行手术。一般只需切除突出的脂肪，缝合白线的缺损。若有疝囊存在，则应结扎疝囊颈，切除疝囊，并缝合疝环（即白线上的缺损）。白线疝较大者，可用合成纤维网修补。

（五）护理

1. 非手术治疗护理/术前护理

（1）心理护理：向患者解释造成白线疝的原因和诱发因素，手术治疗的必要性，了解患者的顾虑，尽可能予以消除，使患者安心配合治疗，对医护人员的措施信任。

（2）一般护理：疝块较大减少活动，卧床休息；离床活动时使用疝带压住疝环口，避免腹腔内容物突出而造成嵌顿；落实基础护理，并注意保暖，防止受凉。

（3）消除引起腹高压的因素：防止呼吸道感染；多饮水，多食蔬菜、水果等粗纤维食物，保持大便通畅。

（4）病情观察：密切观察腹部情况，因发生粘连可有腹上区疼痛、消化不良、恶心呕吐等症状。

（5）急症术前护理：白线疝较大者进行纤维网修补治疗。除一般护理外，应予禁食、胃肠减压、静脉输液，纠正水、电解质及酸碱平衡失调，抗感染。

2. 术后护理

同切口疝。

（戴晓萍）

第九章 护理管理

第一节 病区护理管理

一、病区的设置和布局

每个病区设有病室、危重病室、抢救室、治疗室、护士办公室、医师办公室、配膳室、盥洗室、浴室、库房、洗涤间、厕所及医护休息室和示教室等。有条件时应设置学习室、娱乐室、会客室和健身室。

二、病区的环境管理

医院的物理环境有以下几个方面。

（一）空间

为了保证患者有适当的活动空间，以及方便治疗和护理，病床之间的距离不得少于1 m。床与床之间应有围帘，必要时进行遮挡，保护患者隐私。

（二）室温

一般来说，保持18~20 ℃的室温较为适宜。新生儿及老年人，维持室温在22~24 ℃为宜。

（三）湿度

湿度为空气中含水分的程度，一般是指相对湿度。病室相对湿度一般以50%~60%为宜。湿度过高或过低时，均对患者不利。

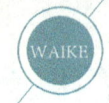

（四）光线

病室采光分为自然光源及人工光源两种。充足的光线有利于观察患者、进行诊疗和护理工作。普通病室除有吊灯外，还应有床头灯、地灯装置，既能保证患者自用和夜间巡视时进行工作，又不影响患者的睡眠。此外，还应备有一定数量的鹅颈灯，以适应不同角度的照明，为特殊诊疗提供方便。

（五）音响

音响是指声音存在的情况。根据世界卫生组织（WHO）规定噪声的标准，白天医院较为理想的噪声强度应维持在 35～45 dB。护理人员在说话、行走和工作时尽量做到"四轻"，同时要向患者及其家属宣传保持病室安静的重要性，共同为患者创造一个良好的休养环境。在杜绝噪声的同时，也应避免绝对的寂静。

（六）通风

通风换气可使室内空气与外界空气交换，增加氧含量，降低二氧化碳在空气中的浓度，以保持室内空气新鲜，通风还能调节室内的温度和相对湿度，刺激皮肤血液循环，促进汗液的蒸发和热的散失，增加患者的舒适感。一般情况下，开窗通风 30 min 即可达到置换室内空气的目的。通风时注意保护遮挡患者，避免直接吹风导致感冒，冬季通风时要注意保暖。

（七）装饰

病室布置应以简洁美观为主，有条件的医院可以根据各病室的不同需求来设计和配备不同颜色，并应用各式图画，各种颜色的窗帘、被单等来布置病室，这样不仅使人感觉身心舒适，还可产生特殊的治疗效果。一般病室上方墙壁可涂白色，下方可涂浅蓝色。病室的走廊可适当摆放一些绿色植物、花卉盆景等以美化病室环境，增添生机。

医院是社会的一个组成部分，也是就诊患者集中的场所。患者住院后对接触的人员、院规、陈设、声音及气味等会感到陌生和不习惯，以致产生一些不良的心理反应。所以，认真评估患者心理-社会方面的需求并予以满足，帮助患者建立和维持良好的人际关系，消除其不良的心理反应，使其尽快适应医院的社会文化环境是护士的基本职责之一。

医院常见不安全因素包括物理性损伤、化学性损伤、生物性损伤、心理性损伤、医源性损伤等，护士需随时对威胁患者安全的环境保持警觉，并及时给予妥善处理。

（史　娟）

第二节 整体护理

一、概念

整体护理是以现代护理观为指导，以人的健康为目标，以护理程序为核心，以科学的思维方法为基础，为患者提供包括生理、心理-社会、文化等各方面的整体护理服务及护理教育模式。

护理学是现代科学体系中一门独立的应用科学，现代护理学囊括了社会科学、自然科学两方面的内容。而以现代护理观为指导的整体护理，正是现代护理学在护理实践中的运用。它已超越了责任制以患者为中心的护理形式，而进入了以人的健康为目的的护理全过程。现代护理工作环境也已从医院发展到了家庭、社会。护理不再是一种附属医疗的技术性职业，而是一门独立的和医疗共同为人类健康服务的专业。

二、整体护理的特点

整体护理的特点，就是以患者为中心，以现代护理观为指导，以护理程序为基础框架，并系统、整体地运用到临床护理和护理管理的行为中去，具有以下特点。

（1）明确现代护理观，以护理哲理作为护理职业所特有的指导思想和行为方针，形成护理专业信念，有利于加强职业道德建设和专业形象的培养。

长期以来，护理是以疾病为中心，把机械地执行医嘱和技术操作作为护理工作的根本目标，难以体现护士的价值与信念。而现代护理观是以服务对象为中心，有自己的护理哲理。"哲理"就是信念，是一个人的思想与行为的价值取向。"护理哲理"就是护理专业的价值观和专业信念，是由各部门的护理人员共同制定的，集中了全体护士的意愿，代表了全体护士的共同信念，所以在执行的过程中能充分发挥每个成员的积极性、主动性和创造性，且有利于把职业道德建设和业务技术建设有机地融入临床护理工作的每个环节中去。

（2）以护理程序为核心，以护理理论为指导，以为患者或服务对象解决问题为护理目标，符合我国经济体制改革的思想，体现了护理工作的真正重点。

系统化整体护理是以患者为中心，以护理程序为核心，使护理工作摆脱了多年来只靠医嘱加常规的被动工作局面。护理程序的运用扩大了护理专业的自主权和独

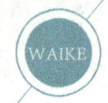

立性,从而调动护理人员的工作积极性和主动性,不断提高护理质量。逐步改变以疾病为中心,把执行医嘱指定的工作和技术操作作为护士工作的根本目标的状况。确保护士作用的最大限度发挥,保证患者得到最佳的高水平的服务。

(3)以"护理程序、护理诊断"为护理工作理论依据,有利于促进护理理论建设和护理科研。

护理学作为一门独立的学科体系,有其独特的服务范畴、理论体系。护理诊断的形成可促使护士主动地考虑一些疾病治疗问题以外的患者的健康问题,激发临床护理人员的工作积极性和学习热情,使护理理论得到进一步的发展和完善,推动护理科研向深度和广度发展。

(4)科学的护理程序,标准的护理计划,规范的教育计划及一系列的规范表格,推动了护理工作规范化、科学化、标准化管理的进程,体现了护理专业在人类健康体系中的重要作用,使护理改革落到实处,而不是停留在一般要求和号召上。制订标准的护理计划和护理教育计划,使护士在对患者做护理和宣教时,无须花费很多的时间,投入很大的精力去书写,既统一了标准,又节省了时间。另外规范表格及各种评估表,使以护理程序为基础的服务具有连续性、可操作性,更有利于同行间、上下级间的工作评价,同时各种记录还具有一定的法律效力。

(5)考评护士的专业行为,利于护理质量的提高。在以往的护理管理中,对护士的考核重视护理人员的技术,而不重视护士自身的专业地位和专业形象,从而导致了护理人员重技术轻基础的错误倾向。系统化整体护理强调从患者身心、社会、文化的需要出发去考虑患者的健康问题,要求护理人员知识面广泛、经验丰富,在工作中不断充实理论知识和技术,不断更新护理知识。因此要求护士本人、护士之间及护士长对护理工作进行评价。通过相互间思想的沟通、理论的切磋,有助于护理人员发挥主观能动性,使她们不仅能"自主"地计划工作,自觉约束自己的专业行为,而且不断提高专业知识和技术,养成扎实稳定的工作作风,从而提高护理质量。

(6)有利于护理教育的整体改革。以往护理教育偏重职业技术教育,缺少对社会、心理、人际沟通等学科的内容护理教育的重点。对护理程序、诊断、系统论这些先进的内容加以介绍,还应充填"整体护理"、现代化思维方式的教学内容。

(7)有利于推动我国护理科研队伍的发展和专家队伍的壮大,为使护理事业在我国真正成为一门独立学科和独立的专业,争取护理工作应有的专业地位作出贡献。

(史 娟)

第三节 门诊护理管理

一、门诊护士服务规范

（一）护士仪表

（1）护士仪表端庄文雅，淡妆上岗，给人以亲切、纯洁、文明的形象。

（2）工作衣帽干净、整洁，勤换洗，正确佩戴胸牌（左上方）。

（3）头发保持清洁、整齐，短发前不遮眉，后不过领，长发者需盘起。

（4）保持手部清洁，不留长指甲，不涂指甲油。

（5）穿护理部、门诊部统一发放的白色鞋子和肤色袜子，并保持鞋子、袜子清洁无破损，不穿高跟鞋、响声鞋。

（6）饰物：上班期间除项链、耳钉外，不佩戴其他首饰。

（7）外出期间着便装，不穿工作服进食堂就餐或出入其他公共场所。

（二）文明服务规范

（1）仪表端庄、整洁，符合医院职业要求，挂胸牌上岗。准时到岗，不擅离工作岗位，不聚堆聊天，专心工作。

（2）接待患者态度亲切，服务热心。有问必答，首句普通话，首问负责制，主动服务，语言规范。

（3）预检护士熟悉普通、专科、专家门诊出诊时间，为患者提供正确的预检服务。

（4）巡回护士站立服务，根据就诊患者人数，及时进行引导和疏导服务，并保持 2 次候诊秩序良好。

（5）对政策照顾对象，按政策要求予以照顾就诊。

（6）对老、弱、残、孕等行动不便患者提供迎诊服务及搀扶服务和陪诊服务。

（7）各楼层免费提供饮用水和一次性水杯，并实行其他便民服务措施。

（8）发现问题主动联系相关部门，尽可能为患者提供方便，帮助解决问题，不推卸责任，不推诿患者，构建和谐医患关系。

（9）尊重患者的人格与权利，尊重其隐私，保守医密。

（10）注重自我修养，树立为患者服务意识，展现良好的医德、医风和精益求精的职业风范。

（11）开展健康教育，以不同形式：讲座、咨询等。

（12）接待患者和服务对象时，使用礼貌用语，语言坦诚亲切，带有安慰性的讨论，电话热线等，为患者提供健康教育服务。

（三）护士礼貌用语

（1）护士与人交谈时要保持稳定情绪和平和心态，做到自然大方。

（2）牢记和熟练运用服务用语"十声九字"，不对患者使用"四语"。① "十声"：问候声、欢迎声、致谢声、征询声、应答声、称赞声、祝贺声、道歉声、送别声、请托声；② "九字"：您好、欢迎、谢谢、对不起；③ "四语"：蔑视语、烦躁语、否定语、斗气语。

二、门诊护理工作质量标准

（1）护士岗位要求：仪表端庄，挂胸牌上岗，准时到岗，不擅离岗位。

（2）对患者态度亲切，服务热情，不生硬、不推诿。

（3）主动服务，语言规范，有问必答，首句普通话，首问负责制，无患者投诉。

（4）患者就诊服务流程为预检、挂号、候诊、就诊。

（5）预检护士挂号前 10 min 开始预检。护士熟悉普通、专科、专家门诊时间。正确分诊，做到"一问、二看、三检查、四分诊、五请示、六登记"。对传染病患者及时分诊隔离。

（6）巡回护士站立服务，根据就诊人数，及时进行疏导，并根据工作安排，进行健康教育。

（7）候诊区环境整洁，就诊秩序良好，有2次候诊流程。

（8）各诊室内环境整洁，秩序良好，单人诊室内一医一患；多人诊室内诊台、诊察床有遮隔设施、诊察床单位整洁，患者使用后及时更换。

（9）治疗室清洁、整洁，物品放置有序，标识清楚，严格按《医院消毒隔离质量标准》工作。医用垃圾分类正确。

（10）各楼层有"便民服务措施"，对政策照顾对象按政策照顾就诊。对病重、老、弱、残、孕和行动不便者提供迎诊服务、陪诊服务和搀扶服务。免费提供饮用水和一次性水杯。

三、门诊预检分诊管理

（1）预检护士由资深护士担任，同时具有高度的责任心。严格遵守卫生管理法律、法规和有关规定，认真执行临床技术操作规范及有关工作制度。

（2）患者来院就诊，预检护士严格按照"一看、二问、三检查、四分诊、五请示、六登记"原则，正确分诊。

（3）根据《中华人民共和国传染病防治法》有关规定，预检护士对来就诊患者预先进行有关传染病方面的甄别、检查与分流。发现传染病或疑似传染病患者，通知专科医师到场鉴别，排除者到相应普通科就诊；疑似者发放口罩、隔离衣等防护用具，专人护送到特定门诊，并对接诊区进行消毒处理。由特定门诊预检护士按要求通知医务处、防保科、门诊办公室，并做好传染病登记工作。

（4）如遇患者病情突变急需抢救时，预检护士立即联系医师就地抢救；同时联系急诊，待病情许可，由专人护送至急诊。

（5）遇突发事件，预检护士立即通知医务处、护理部、门诊办公室，按相关流程启动应急预案。

四、发热门诊管理

（1）在门诊部和急诊室设立预检分诊处，在醒目处悬挂清晰的发热预检标识。急诊室预检工作实行24 h值班制，做好患者信息登记。经预检查出的发热患者，由预检处的工作人员陪送到发热门诊。

（2）发热门诊相对独立，并有明显标识，配有专用诊室、留观室、抢救设施、治疗室、放射线摄片机、检验室、厕所。

（3）发热门诊设有双通道，工作人员和患者从不同路径出入发热门诊。有明确的清洁、半污染和污染区划分，设置有效屏障，安装非接触式洗手装置。

（4）医师和护士须经过专业培训，合格后方可上岗。

（5）医务人员须准时上岗，24 h均按排班表落实。不擅自离岗，不以任何理由延误开诊。如确有特殊情况，必须提前一天向医务部及门诊部请假，由医务部安排其他人员。

（6）坚持首诊负责制，对每个发热患者必须首先进行详细的流行病学资料收集及认真检查，根据流行病学资料、症状和体征、实验室检查和肺部影像学检查综合判断进行临床诊断，避免漏诊。

（7）严格执行疫情报告制度，一旦出现可疑患者，在第一时间内进行隔离观察、治疗（一人一室一消毒），并立即向医务科报告。遇有疑难病症，及时会诊，以免延误病情。

（8）确诊或疑似病例，必须立即按程序上报，6 h内报当地疾病控制中心，并同时填写传染病疫情报告卡,不得延误或漏报。

(9)严格执行交接班制度,并做好患者信息登记及转运交接记录。

(10)医务人员在岗时做好个人防护,接触患者(含疑似患者)后,及时更换全套防护物品。

(11)进入发热门诊,就诊患者应在医务人员指导下做好相应防护。

(12)诊室保证通风良好和独立的空调系统,每天常规进行空气消毒,定时消毒地面、物品表面。患者离去后立即进行终末消毒处理。

(13)医务人员防护、设备消毒、污染物品处理等,按卫健委统一文件执行。

五、肠道门诊管理

(1)认真学习《中华人民共和国传染病防治法》及有关肠道传染病业务知识,按要求完成培训。

(2)认真填写门诊日志。对前来就诊的腹泻患者建立肠道门诊卡,并逐例按腹泻患者专册登记项目要求登记,每天核对。专卡、专册、登记册保存3年。

(3)做好肠道传染病的登记工作。按规定时间向防保科报出传染病报告卡,并做好交接记录。疑似或确诊甲类传染病立即电话报告防保科。

(4)每月填写"肠道门诊月报表"交还防保科、卫生防疫站,并留存一份。

(5)肠道门诊对就诊患者认真询问腹泻病史、流行病史及进行必须体征、粪常规检查,做到"有泻必采,有样必检"。对6种可疑对象进行霍乱弧菌培养。对确诊或疑似细菌性痢疾患者及重点职业(幼托儿童保育员、饮食从业人员、水上作业人员、与粪便接触从业人员)腹泻患者需进行细菌性痢疾培养。

(6)发现食物中毒、集体性腹泻(3例以上,含3例)病例立即电话报告卫生防疫站和卫生监督所。

(7)加强肠道门诊日常消毒隔离工作,严格按"消毒隔离规范""肠道门诊医院感染管理制度"执行,防止医院内感染发生。对患者呕吐物、粪便和"检后标本",以及被污染物品、场所及废弃物应立即进行相应消毒隔离处理。对重症腹泻患者立即隔离,防止疾病蔓延、扩散。

六、门诊换药室、治疗室管理

(1)换药室、治疗室的布局合理,清洁区、污染区分区明确,标志清楚。

(2)环境清洁、干燥,有专用清洁工具,每天2次清洁地面。如有脓、血、体液污染,及时用2 000 mg/L含氯消毒液擦拭消毒。

（3）护士按各自岗位职责工作，无关人员不得入内。

（4）严格执行无菌技术操作规程，每次操作前后洗手。各种治疗、护理及换药操作按清洁伤口、感染伤口分区域进行，无菌物品必须一人一用，换药时要戴手套。

（5）无菌物品按消毒日期前后顺序使用，摆放整齐，有效期为2周，梅雨季节为1周。使用后的器械、换药用具等物品，统一送供应室处理。置于无菌罐中的消毒物品（棉球、纱布等）一经打开，使用时间最长不超过24 h，提倡使用小包装。疑似过期或污染的无菌物品须重新消毒，不得使用。

（6）治疗车上物品应摆放有序，上层为清洁区、下层为污染区。车上应备有快速手消毒液或消毒手套。

（7）破伤风、气性坏疽、铜绿假单胞菌、传染性等特殊伤口应在特殊感染换药室进行，使用一次性换药器具。换药后敷料及换药器具放入带有警示标识的双层黄色垃圾袋，换药室进行紫外线空气消毒，地面用2000 mg/L含氯消毒液擦拭。

（8）污染敷料和使用过的一次性医疗废弃物丢入黄色垃圾袋，由专人收取、处理并交接登记。

（9）换药室、治疗室每天紫外线进行空气消毒，做好记录。

（10）每天开窗通风，保持空气流通。

七、入院处管理

入院处是医院的一个特殊窗口，是住院患者必经的中间环节，与医院其他部门有着纵横交错的联系。为确保患者的合法权利，提高入院处的服务质量，制定下列管理规范。

（一）常规工作规范

（1）每天上班即与各病区办公室护士或护士长联系当日出院情况，了解床位调整，确定收治床位。按流程为已有确定床位的患者办理全套入院手续。

（2）接受患者入院登记，填写入院须知（兼入院通知单）并交给患者。对于要办理特殊手续患者作重点指导。

（3）普通患者住院采取预约制，按照时间先后顺序处理；在入院通知单上告知住院需等待及办理入院时所需要携带的相关证件和日常生活必需品；对急诊或有紧急需求患者，优先安排入院。

（4）按照当天床位情况，尽早安排。及时通知患者入院，使患者有较充裕的准备时间。

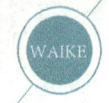

（5）热情接待登记患者，如无床位，做好解释工作，帮助患者了解入院手续。

（6）热情接待患者的查询（来电、来人），耐心听取患者倾诉。对患者及其家属提出的疑问耐心解释，做到有问必答。

（7）加强与各科医师及病区护士联系，根据登记患者的男女比例及时调整床位。

（8）每天整理各科入院登记卡，对于登记时间较长的入院登记卡要定期处理、清理。

（二）办理登记流程

（1）患者首先在门诊或急诊挂号、就诊。

（2）医师评估患者疾病后，对于符合收治标准的患者开具入院登记卡，入院处按相关规定安排入院。

（3）核对医师在入院登记卡上填写的基本信息、科别、疾病诊断、医师签名、入院前相关内容告知等。项目无遗漏，由患者或其家属签名确认，并在入院卡上填写联系电话。

（4）入院处工作人员收下住院卡，认真填写入院须知（兼入院通知单），交给患者，并告知患者相关内容：等候入院电话通知，办理入院手续时带好相关证件、预付款、物品。

（三）办理入院流程

（1）患者接到电话通知后，持入院通知单到入院处办理入院手续，同时出示门诊就医磁卡（医保卡）、门诊病历本，患者本人必须到院。

（2）入院处收回入院通知单，电脑登录患者信息（姓名、性别、诊断及病区等），复印患者本次入院的门诊病历，并置于住院病历中。

（3）患者到财务窗口交住院预付款，并正确填写入院凭证上的基本信息（姓名、现住址、联系电话、联系人姓名等）。

（4）患者须出示身份证（医保卡）、入院登记卡、入院凭证，由工作人员电脑输入上述详细信息并打印病案首页、床头卡及腕带。

（5）完成入院登记手续，按照相关规定使患者安全进入病区。如行动不便、病情较重或沟通困难，由入院处工作人员护送至病区，并与病区护士做好交接手续。

八、特需门诊管理

特需门诊是医院为满足患者特殊需求而开设的门诊，除了具备普通门诊的功能

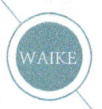

之外,更着重为患者提供优质的一条龙服务,减少就诊中间环节,缩短候诊时间。挂号、就诊、交费、取药等环节均有专人指引、陪伴,过程相对快捷、方便,为患者提供更温馨、舒适的就诊服务。

(一)严格的专家准入条件

特需门诊专家应是副高级以上卫生技术职称并经医院聘任的有长期临床工作经验的医师。医院建立专家准入制,由门诊办公室和所属科室双重审核,根据专业特长、学术成就、科研成果及同行认可,确认专家资格,方可准入。

(二)特需门诊的规范管理

1. 环境管理

特需门诊要有较好的环境,候诊时应有较大的空间。环境布置要人性化,候诊室有鲜花、盆景、软硬候诊椅、饮水机、一次性水杯、中央空调,并设有健康教育栏和多媒体健康宣教;专家介绍栏展出专家照片、简历,公开专家技术职称、专业特长及诊治范围,有利于患者择医,为患者创造一个温馨的就医环境。

2. 诊室管理

开设独立的、符合有关规定的诊室,严格一医一患,制定具体的接诊时间,由专人负责各诊室的管理。

3. 挂号管理

特需门诊的挂号由电脑统一进行,登记姓名、性别、年龄、地址、就诊时间、科别等,防止专家号被倒卖,损害患者利益。同时,开展实名制预约挂号服务,可以定人、定时,使患者有计划就诊。

4. 专家管理

(1)要求专家保证出诊时间,请假需提前3个工作日。严格执行工作制度及医疗质量控制标准,做到首诊负责制,合理检查与用药,杜绝人情方、大处方。对就诊人数实行定额管理,以保证特需门诊的诊疗质量。

(2)对违反相应规定的医务人员严肃处理,以保证患者权利。

5. 护理人员管理

仪表端庄、举止优美;资深护士业务能力强,具有全科知识,准确分诊;及时解决各类问题,发现和化解矛盾,合理安排就诊,保证就诊的有序进行。

九、门诊患者及其家属健康教育规划

门诊健康教育是通过有计划、有组织、有系统的信息传播和行为干预,促使患者及其家属自觉地采纳有益于健康的行为和生活方式，消除或减轻影响健康的危险因素，预防疾病，促进健康，提高生活质量。

（一）门诊健康教育的目的

通过健康教育稳定患者情绪，维持良好医疗秩序。同时，让患者获得卫生保健知识，树立健康观念，自愿采纳有利于健康的行为和生活方式。

（二）门诊健康教育的服务对象

门诊患者及其家属。

（三）门诊健康教育的策略

（1）因人、因病实施健康教育，并将健康教育伴随医疗活动的全过程。在就诊过程中，护士随时与患者进行交谈，针对不同需求，进行必要而简短的解释、说明、指导、安慰。

（2）健康教育内容精练、形式多样，具有针对性和普遍性。

（四）门诊健康教育的形式

1. 语言教育方法

健康咨询、专题讲座、小组座谈。

2. 文字教育方法

卫生标语、卫生传单、卫生小册子、卫生报刊、卫生墙报、卫生专栏、卫生宣传画。

3. 形象化教育方法

图片、照片、标本、模型、示范、演示等。

4. 电化教育方法

广播、投影、多媒体等。

（五）门诊健康教育的方法

1. 接诊教育

在分诊过程中通过与患者交流，了解心理，识别病情的轻重缓急，安排患者就诊科室。

2. 候诊教育

护士对候诊患者进行健康知识宣教，设置固定的健康教育课程，内容以常见病、多发病、流行病的防治知识为主，形式多样、内容精练、语言通俗易懂。通过健康教育安定患者情绪，向患者及其家属传播卫生科学常识及自我保健措施。

（史　娟）

第十章 病例分析

病例 1　肝门部胆管癌的护理

【案例介绍】

1. 一般资料

患者，男，56岁，以"确诊胆管癌1月余"为主诉入院，1月前于我院确诊胆管癌，排除手术禁忌证后于2024年3月15日在局部麻醉下行"经皮肝穿刺肝胆管引流术+活检术"，术后病理示：2024年3月18日 patho 第一次报告显示（胆道活检）黏膜慢性炎，待免疫组化协诊除外肿瘤性病变；2024年3月20日第二次报告显示（胆道活检）黏膜慢性炎伴纤维组织增生，个别腺体非典型增生，请结合临床，如疑肿瘤，建议再活检。免疫组化结果：AE1/AE3（上皮+），P53（部分+），Ki-67（20%+），CEA（-）。再次行经皮肝穿刺活检术，术后病理 patho 提示：发现非典型细胞，肿瘤不除外，建议活检进一步明确诊断。今为求进一步诊治，门诊以"胆管恶性肿瘤"为诊断5月13日收入院。自发病以来，食欲正常，睡眠正常，大小便正常，精神正常，体重无减轻。

2. 病史

既往史：既往体健，无高血压、心脏疾病病史，无糖尿病、脑血管疾病病史，无肝炎、结核、疟疾病史，预防接种史随社会计划免疫接种，无手术、外伤、输血史，无食物、药物过敏史。

个人史：生于××市，久居本地，无疫区、疫情、疫水接触史，无牧区、矿山、高氟区、低碘区居住史，无化学性物质、放射性物质、有毒物质接触史，无吸毒史，无吸烟、饮酒史，否认冶游史。

婚育史：已婚，适龄结婚，爱人体健，夫妻关系和睦，有1子、1女。

家族史：母已故死因不详，父亲及1兄、2弟，子女健康状况良好，无与患者类似疾病，无家族性遗传病史。

3. 医护过程

入院体格检查：体温36.3 ℃，脉搏80次/min，呼吸20次/min，血压135/74 mmHg，身高180 cm，体重72.0 kg。

发育正常，营养良好，体形匀称，神志清楚，自主体位，正常面容，表情自如，查体合作。其余体格检查均未见异常。

专科检查：未见异常。

辅助检查。2024年5月14日血常规示：白细胞计数8.70×10^9/L（3.5～9.5），红细胞计数3.97×10^{12}/L↓（4.3～5.8），血红蛋白123.0 g/L↓（130～175），血小板计数177×10^9/L（125～350），中性粒细胞百分数55.2%（40～75），淋巴细胞百分数30.9%（20～50）；肝肾功示：钾3.91 mmol/L（3.5～5.5），钠137.0 mmol/L（135～153），氯100.0 mmol/L（90～110），钙2.01 mmol/L（2～2.7），磷0.68 mmol/L↓（0.81～1.9），葡萄糖3.20 mmol/L↓（3.6～6.1），尿素2.20 mmol/L（2.2～8.2），肌酐62 μmol/L（20～115），尿酸198 μmol/L↓（200～440），谷丙转氨酶73 U/L↑（0～40），谷草转氨酶111 U/L↑（0～40），谷氨酰转肽酶432 U/L↑（0～58），碱性磷酸酶359 U/L↑（40～130），总蛋白75.7 g/L（60～85），白蛋白30.3 g/L↓（35～55），球蛋白45.4 g/L↑（20～35），前白蛋白155 mg/L↓（180～400），胆碱酯酶5.10 U/L（4～15），总胆红素8.50 μmol/L（0～25），直接胆红素4.70 μmol/L（0～10），间接胆红素3.8 μmol/L（0～14），总胆汁酸27.90 μmol/L↑（0～20），肌酸激酶27 U/L↓（39～308），肌酸激酶同工酶16.3 U/L（0～25），乳酸脱氢酶301 U/L↑（75～245），α-羟丁酸脱氢酶164 U/L（70～200），淀粉酶82.00 U/L（0～220），脂肪酶36.10 U/L（13～60），估算的肾小球滤过率105.084 mL（min·1.73 m²）。

2024年5月17日CT示：①双肺炎症，较2024年3月13日片部分新发，左肺下叶小钙化灶；②肝门区胆管占位，较2024年3月13日片变化不大，请结合临床及病理评估；③肝门区、肝胃间、腹膜后及心膈角区多发肿大淋巴结，考虑转移，较前心膈角区淋巴结增大，余较前变化不大；④胆囊增大、炎性改变；⑤双肾小囊肿；⑥所示结肠壁稍增厚，炎性？请结合临床。

5月23日查房，患者一般情况可，给予对症支持治疗，完善术前检查及各项准备，与患者及其家属充分沟通后，于 5 月 24 日在全身麻醉下行"肝门部胆管病变切除术，右半肝切除术，胆囊切除术，胆管修补成形术，肠粘连松解术"，神志清，给予术中放置腹腔引流管 2 根，给予护肝、抗感染、抑酸、雾化平喘、补液、营养支持等治疗，注意观察患者生命体征变化及腹腔引流情况。术后第 1 天，患者生命体征平稳，腹腔引流管引流通畅，引流出暗红色血性液约 150 mL，伤口敷料干燥无渗出，给予预防感染、抑酸护胃、预防血栓形成、营养支持等常规治疗，复查血常规、肝肾功能、电解质、凝血功能等指标。术后第 2 天，患者腹腔引流管引流通畅，引流出淡红色液体 100 mL，患者体温升高，血常规提示白细胞较高，肝肾功提示转氨酶较高，加强抗生素应用，继续给予保肝、抑酸、营养支持等治疗。术后第 3 天，患者一般情况可，腹腔引流出淡红色引流液约 50 mL，继续抗感染、保肝、补液及对症支持治疗。

6 月 1 日查房，患者一般情况可，复查血常规、肝肾功能指标较前好转，伤口愈合良好，腹腔引流出淡红色引流液约 10 mL，给予拆线，拔除引流管，办理出院，嘱出院后定期复查，如有不适及时就诊。

【护理】

1. 治疗护理

（1）腹腔引流管护理：观察并记录每日引流液的量、性状、颜色，妥善固定，保持腹腔引流管的通畅，防止脱落、扭曲、折叠、堵塞。管道的护理必须严格无菌操作，以防外源性感染和交叉感染。注意观察引流管口周围皮肤，必要时涂氧化锌软膏。

（2）胃管护理：保持胃肠减压通畅，可以减少胃内容物进入肠道，减轻腹胀，同时防止呕吐和误吸。观察并记录胃液的色、量、性状，发现异常及时告知医师。留置胃管期间，应注意每日 2 次口腔护理，预防口腔并发症的发生。

（3）尿管护理：保持尿道口清洁，每日 2 次进行会阴擦洗。可采取间歇性夹闭尿管的方式，训练膀胱反射功能，定时开放尿管，使膀胱定时充盈和排空，促使膀胱功能恢复。

（4）药物护理：术后常规给予护肝、抗感染、抑酸、雾化平喘、补液、营养支持等治疗，注意患者有无药物过敏或者药物不良反应。如患者术后切口疼痛剧烈，可遵医嘱应用止疼药。

（5）并发症护理

1）术后出血。①观察要点：术后应动态观察患者生命体征的变化，严密观察

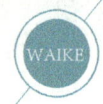

引流液的量、性状和颜色。一般情况下，术后当日可从肝周引出鲜红色血性液体100～300 mL，若血性液体增多，应警惕腹腔内出血。②处理：立即建立两路静脉通路，快速输血、输液，补充循环血容量。若明确为凝血机制障碍性出血，可遵医嘱给予凝血酶原复合物、纤维蛋白原，改善凝血功能；若短期内或持续引流较大量的血性液体，或经输血输液，患者血压、脉搏仍不稳定时，应做好再次手术止血的准备。

2）胆汁漏。①观察要点：患者出现发热、腹胀、腹痛、腹膜刺激征等表现，或腹腔引流液呈黄绿色胆汁样，常提示胆瘘的发生。②处理：取半卧位，妥善固定腹腔引流管，保持引流通畅，将胆汁充分引流出体外是治疗胆瘘最重要的措施；长期胆瘘者应补液维持水电解质平衡；及时更换引流管周围被胆汁浸湿的敷料，给予氧化锌软膏或皮肤保护膜涂覆局部皮肤。

3）肝性脑病。①观察要点：患者出现性格行为改变，如欣快感、表情淡漠或扑翼样震颤等前驱症状，应警惕肝性脑病的发生。②处理：避免肝性脑病的诱因，如消化道出血、高蛋白饮食、感染等；禁用肥皂水灌肠，可用生理盐水或弱酸性溶液灌肠，使肠道 pH 值保持酸性；口服新霉素或者卡那霉素，抑制肠道细菌繁殖，有效减少氨的产生；使用降血氨的药物，如精氨酸或门冬氨酸鸟氨酸静脉输入；给予富含支链氨基酸的制剂或溶液，以纠正支链/芳香氨基酸的比例失调；限制蛋白质的摄入，减少血氨的来源；便秘者可口服乳果糖，促使肠道内氨的排出。

2. 观察护理

严密观察患者的神志和生命体征（体温、脉搏、呼吸、血压），腹部伤口情况以及引流液的颜色、量和性状，记录 24 h 出入水量，防止水电解质紊乱。

3. 生活护理

（1）饮食护理：患者胃肠蠕动恢复，肛管排气后，可拔除胃管，进食低脂流质饮食，随着病情的好转，逐渐过渡到食用适量蛋白质、高维生素、低脂肪、易消化食物，注意少量多餐。

（2）加强基础护理：保持床单元清洁、干燥、平整；协助患者翻身、拍背，鼓励其进行有效咳嗽，促进痰液排出，保持呼吸道通畅，防止压力性损伤和肺部感染的发生；鼓励患者早期床上活动双下肢，防止静脉血栓的形成。

4. 心理护理

患者较年轻，心理压力较大，应与患者及其家属做好沟通，鼓励患者树立战胜疾病的信心，保持乐观的态度，积极配合治疗。

5. 健康教育

鼓励患者进食含蛋白质丰富的食物和新鲜的蔬菜水果,食物以清淡易消化为宜,低盐低脂饮食;注意休息,避免劳累、受凉、刺激。定期复查,了解疾病发展变化情况,如有水肿、体重减轻、出血倾向、黄疸乏力等情况发生,立即就诊。

【小结】

胆管癌是指发生在肝外胆管,即左右肝管至胆总管下端的恶性肿瘤,发生在上段的称为肝门部胆管癌,占胆管癌的50%~75%,病因至今仍不明确,多发于50~70岁,男女比例约1.4:1,临床主要采取手术治疗,术后需要定期复查、调整饮食结构以及保持良好的心态。

▲参考文献

[1] 李乐之,路潜. 外科护理学:第6版[M]. 北京:人民卫生出版社,2017.

[2] 加速康复外科中国专家共识暨路径管理指南(2018):肝胆手术部分[J]. 中华麻醉学杂志,2018,38(1):13-18.

(吴景辉)

病例2 脾功能亢进的护理

【案例介绍】

1. 一般资料

患者,女,30岁,以"停经5月余,间断出现阴道流血3月余"为主诉入院,平素月经规律,停经40余天,自测尿hCG阳性,至当地医院查彩超示宫内早孕,孕4月余自觉胎动良好至今。20 d前无明显诱因出现阴道少量流血,无腹痛及阴道流液。遂入我院进行治疗。1 d前查彩超示胎盘异常。现为求终止妊娠来我院。积极完善相关检查,WBC 3.20×10^9/L,RBC 2.69×10^{12}/L,Hb 81.00 g/L,PLT 69.00×10^9/L,凝血酶原时间11.00 s,凝血酶原时间活动度132.20%,D-二聚体10.19 mg/L,纤维蛋白原降解产物52.70 μg/mL,纤维蛋白原1.01 g/L,凝血酶时间19.00 s,考虑血液系统疾病可能性大,给予复查血常规、血凝变化不明显,彩超回示:宫内中孕,单活胎,胎儿脐动脉S/D高限值,胎盘与羊膜囊之间异常回声

（考虑积血可能）；复查彩超示宫内中孕，单活胎，胎膜外积液，延续至子宫前壁下段，其范围约 125 mm×17 mm，覆盖宫颈内口至子宫后壁，形状不规则，内透声差，肝脏体积增大并弥漫性回声改变，脾大并脾静脉增宽。请血液科会诊行骨穿检查排除血液病后，给予对症处理，输 AB 型冷沉淀 + 400 mL 血浆。经肝胆外科会诊后考虑全血细胞减少为脾功能亢进所致，遂转入肝胆外科行手术治疗。查 MRI 示肝脏体积增大，肝左叶近肝顶端可疑异常信号、胆囊炎、脾大、腹腔积液、宫内妊娠。

2. 病史

既往史：既往体健，无高血压、心脏疾病病史，无糖尿病、脑血管疾病病史，无肝炎、结核、疟疾病史，预防接种史随社会计划免疫接种，无手术、外伤、输血史，无食物、药物过敏史。

个人史：生于原籍，久住本地，无疫区、疫情、疫水接触史，无牧区、矿山、高氟区、低碘区居住史，无化学性物质、放射性物质、有毒物质接触史，无吸毒史，无吸烟、饮酒史，否认冶游史。

婚育史：已婚，适龄结婚，爱人体健，夫妻关系和睦，有 1 女。

家族史：父母体健，1 妹体健。家族中无类似疾病发生，否认家族遗传史。

3. 医护过程

明确手术适应证后全身麻醉插管下行"脾切除 + 胃冠状血管结扎术"，左上腹斜切口逐层进腹，游离胃脾韧带，结扎离断胃短动脉，完全游离胃底、胃体部，显露、切断、结扎脾结肠韧带，游离脾下极，显露并切断脾肾韧带，拖出脾脏，将胰尾与脾蒂分开，在贴近脾门内侧切断脾蒂，移走脾脏，残端脾蒂丝线结扎并缝扎止血，将胃体大弯侧向右上方翻开，结扎从胰腺上缘走向胃底食管后壁的静脉支，找到胃管状静脉双重结扎，腹腔彻底止血，浆膜化脾窝，于脾窝放置引流管一根，术后严密监测血压、心率，观察引流管引流情况。术后给予泮托拉唑抑酸、白眉蛇毒凝血酶止血、头孢米诺抗感染及营养支持治疗。术后 7 d 拆线，12 d 拔管，切口一级愈合，经妇产科会诊后转入妇产科保胎治疗 1 周后出院待产。

【护理】

1. 术前护理

（1）心理护理：患者转入我科后，精神紧张、焦虑，患者及其家属认为长时间阴道流血，无法保胎，情绪低落。主管医师多次与患者及其家属交流沟通，患者态度逐渐转为积极。我们耐心地向患者及其家属讲解现在医疗及护理技术的先进，目前患者的治疗方案，脾的功能，脾切除术的相关知识，手术方法，配合要点，注意事项以及手术和用药不会影响胎儿的发育成长。另外，患者家属较少，在生活上主动提供帮助，得到患者及其家属信任。患者手术前仍担心手术对胎儿的安全性，我们告知患者任何一项手术都存在风险，且妊娠不是脾切除术的禁忌证，消除了他们的顾虑，稳定情绪，增强战胜疾病的信心。

（2）患者准备：患者全血细胞较少，血小板极低，遵医嘱给予冷沉淀、红细胞、血浆等输注，共三次出现发热反应，体温最高达39.0 ℃，均给予地塞米松5 mg静脉注射，同时配合物理降温，体温均恢复至正常范围。考虑有水电解质紊乱可能，给予补充能量、水分及电解质，每4 h监测患者血压、心率变化，抽血检查患者未出现电解质紊乱及血压异常情况。同时鼓励患者进食高蛋白高营养易消化饮食。患者长期阴道流血，为预防逆行感染，遵医嘱给予bid会阴擦洗并适当加热消毒液温度，促进患者舒适及减少刺激。术前遵医嘱卧床休息，指导患者床上功能锻炼。

2. 术后护理

（1）严密监测患者体征及引流管情况：术后严密监测患者体温、血压、心率、血氧饱和度、中心静脉压。术后第1天引流管引流暗红色引流液400 mL，考虑创面出血，给予止血药物并输注悬浮红细胞2 U、血浆200 mL；胎儿及附属物超声示：宫内中孕、单活胎，给予硫酸镁静脉滴注，并给予抑酸、抗感染、补充电解质及对症支持处理。术后第2天引流管引流暗红色引流液400 mL，诉耻区疼痛不适，继续给予硫酸镁静脉滴注并输注悬浮红细胞2 U。术后第3天起引流管引流液逐渐减少，颜色由暗红变为淡红。术后第12天引流管未再引流出液体，给予拔除。

（2）贫血及出血风险的治疗及护理：术后第3天复查血常规 WBC 7.80×10^9/L，RBC 3.36×10^{12}/L，Hb 104.00 g/L，PLT 123×10^9/L，凝血酶原时间10.50 s，凝血酶原时间活动度86%，D-二聚体9.97 mg/L，纤维蛋白原降解产物52.70 μg/mL，纤维蛋白原1.31 g/L，凝血酶时间15.90 s，给予悬浮红细胞改善贫血，给予血浆补充凝血因子，复查胎儿四维彩超未见明显异常。告知患者出血的风险，并指导患者日常生活注意事项，刷牙尽量用软毛牙刷，活动时有家属陪伴并尽量减少磕碰次数，饮食避免生冷坚硬食物。

（3）压力性损伤及坠积性肺炎的观察护理：腹部手术增加了患者早期下床活动的难度，患者体质虚弱，协助患者翻身及采取半卧位时增加了患者皮肤与床单的摩擦力与剪切力。脾切除术后患者发热持续时间平均为18.5 d，使患者皮肤经常处于潮湿状态。故患者发生压力性损伤的风险较大。我们为患者建立翻身卡，并定时给予更换床单、被套，应用预防压力性损伤药物赛肤润 tid 涂抹于易于受压部位，并指导患者家属定时按摩，促进血液循环，预防压力性损伤形成。患者长期卧床，有发生坠积性肺炎的可能，早期进行体位引流、吸痰、叩击、震动胸口及口腔护理可明显减少坠积性肺炎的发生率。指导患者学会咳嗽排痰，并 bid 给予患者口腔护理及雾化吸入。

（4）患者术后并发症的护理：术后密切观察患者的病情，预防并发症；在胃肠功能恢复前，给予全胃肠外营养，持续胃肠减压，预防应激性溃疡的发生；早期下床活动能促进胃肠功能恢复，预防肠粘连；患者于术后第 3 天肛门排气，给予拔除胃管，从流食逐步过渡至正常饮食。文献报道显示，脾切除术后 75% ~ 100% 患者可出现继发性血小板升高，其中 1.5% ~ 55% 的患者出现深静脉血栓形成；有研究发现，脾切除术后绝大部分血栓发生在术后 20 d 之内。所以，术后严密监测患者血小板情况，患者于术后第 5 天凝血功能恢复正常，血小板 223×10^9/L，于术后第 8 天血小板升高至 525×10^9/L，遵医嘱应用抗凝药物复方右旋糖酐 500 mL 1 次 / d 静脉滴注，低分子量肝素钙 5 000 U 2 次 /d，于术后第 15 天血小板恢复至正常水平，未发生深静脉血栓。患者术后间断发热 10 d，最高达 38.2 ℃，均给予物理降温，效果良好，10 d 后体温未超过 37.5 ℃。经过我们的精心护理观察，以及与医师及时沟通有效合作，患者未有出血、感染、切口裂开、肝衰、胰腺损伤、胃肠穿孔等并发症的发生。

（5）术后患者的心理护理：合并外科疾病患者由于担心手术对胎儿造成影响、胎儿出生是否健康等，术后不可避免会出现不同程度的焦虑、抑郁等不良心理变化，使孕妇产生严重心理问题，极大提升了剖宫产率及新生儿病死率，因此针对合并外科疾病术后的孕妇应采取有针对性的心理护理干预，从而使患者正常妊娠得到保证。首先，有效消除患者紧张心理，同时将相关知识耐心细致地讲解给患者，有效地放松患者身心。其次，护理人员对患者心理变化进行细心的观察，适当将有关医学知识讲解给患者及其家属，指导患者家属运用爱抚、温暖的语言安慰并鼓励孕妇，从而有效地消除孕妇的消极情绪。同时，加强与孕妇的沟通交流，引导孕妇憧憬自己与孩子的美好未来，有助于分散孕妇注意力。本例患者术后拆线后经妇产科会诊转入妇产科保胎治疗 1 周后出院待产。

3. 患者转科指导

指导患者及其家属合理安排饮食，注意营养均衡，少食多餐，进食易消化、高蛋白、高维生素的食物。并定期按照妇产科要求复查血常规、血凝及彩超。对于胎儿的监测以妇产科的指导进行。

【小结】

脾功能亢进是一种综合征,临床表现为脾大、外周血一种或是多种血细胞减少和骨髓增生。脾切除术是本病最有效的治疗方法。脾功能亢进合并妊娠增加了围术期护理难度,因此,为使患者尽快康复,临床护理至关重要。

▲参考文献

[1]董永红,吕云福. 脾功能亢进的研究进展[J]. 国外医学(外科学分册),2004,31(4):234-237.

[2]刘雪莲,杨见权. 脾功能亢进症治疗进展[J]. 实用肝脏病杂志,2013(4):382-384.

[3]肖辉,王建. 脾切除术后再出血的诊断与防治[J]. 中国普外基础与临床杂志,2009,16(12):1035-1036,1041.

(吴景辉)

病例3 PCNL(经皮肾镜取石术)术后尿源性脓毒症的护理

【案例介绍】

1. 一般资料

患者,女,55岁,因"发现双肾结石2月余"入院。患者于外院检查(肾脏平扫):①双肾多发结石;②右肾萎缩。无腰部不适,无尿频、尿急、尿痛,无肉眼血尿,无发热寒战,无胸闷气促等不适。查肾功能,提示肾功能不全,肌酐451μmol/L;门诊拟"双肾多发结石"收治入院。

2. 病史

既往史:有原发性高血压史多年,门诊口服"厄贝沙坦、苯磺酸氨氯地平片"控制血压,血压平稳。无疾病史、传染病史、过敏史、输血史。预防接种史不详。

手术史:2005年行双侧经皮肾镜碎石取石术,2008年、2012年行经皮肾镜碎石取石术,2006年因子宫肌瘤行"子宫切除术",1个月前行双侧输尿管内支架管置入术,2d前行"双侧输尿管内支架管取出术"。

社会关系:1儿1女,家庭关系和睦,经济可。

3. 医护过程

入院体格检查：体温36.9 ℃，脉搏100次/min，呼吸20次/min，血压107/66 mmHg，身高156 cm，体重41 kg，BMI 16.85。

无创通气及面罩吸氧交替，双中、下肺听诊未闻及湿啰音；心率82次/min，律齐，呼吸25～26次/min，血氧95%～99%。半流饮食，腹部较前平软；排便次数多，稀烂便。

专科检查：未见异常。

辅助检查。影像学检查[腹部正位（KUB）]：右肾多发结石，右肾积液，左肾多发小结石；尿常规提示尿路感染，予术前抗感染治疗；复查尿常规明显好转，尿培养阴性，在全身麻醉下行右PCNL手术，术后停留右肾造瘘管，尿管。术后第2天患者出现发热，最高体温38.5 ℃，气促、烦躁、端坐呼吸、腹胀、腹肌紧张、血氧饱和度低，白细胞 14.29×10^9/L；中性粒细胞比率92.7%，降钙素原检测（荧光定量法）171.65 ng/mL，白蛋白下降，SIRS评分4分，SOFA评分9分，转入ICU。予鼻罩无创通气、抗感染、利尿、控制血压、CRRT治疗，诊断：脓毒血症、急性肺损伤、急性肾损伤、急性心功能不全、双侧肾结石、高血压Ⅰ级。术后第4天，患者气促，腹胀加重。术后第5天患者左上肢出现肿胀，双上肢多处穿刺口周围淤青，腹胀、腹泻、排墨绿色水样便，行右腹腔穿刺引流术及胸腔穿刺引流，停留腹腔引流管，引流液色：浅红色，量多，腹腔引流管留置期间常引流不畅，渗液多。腹腔液化验：李凡他实验（+）、潘氏试验（++），腹腔积液提示渗出液。继续予抗感染、解痉、无创呼吸机等治疗后，患者症状逐渐缓解。

【护理】

1. 治疗护理

（1）高热护理

1）寒战时，加盖棉被或加温毯保暖，室温调至26～28 ℃。

2）高热寒战期遵医嘱进行血常规、细菌培养和药物敏感试验等相关检查。

3）遵医嘱应用抗生素。

4）使用非药物或药物进行降温处理，遵医嘱及时补充水和电解质。

5）嘱患者多饮水。

6）充分引流，保持各引流管通畅。

（2）腹胀护理

1）监测腹围变化。

2）给予半坐卧位，利于呼吸。

3）保持腹腔引流管通畅：①加强管道二次固定，二次固定引流管方式使用高举平台法，位置固定在穿刺口下方位置，利于引流；②使用负压引流器引流；③定时挤压管道，保持通畅，必要时抽吸；④变换体位，观察引流效果。

4）保持患者大便通畅。

（3）上肢水肿护理

1）排除血栓，做四肢血管彩超。

2）测量上肢臂围并记录。

3）上肢监测血压时，血压计袖套不要持续捆绑上肢，以免影响循环，加重水肿。

4）加强营养，给予高热量、高蛋白、高维生素、易消化饮食，鼓励患者进食，可口服补充能全素。必要时遵医嘱补充充足的白蛋白。

5）抬高上肢，促进下肢静脉血液回流。

6）50%硫酸镁湿敷水肿部位。

（4）皮肤护理（图10-1）

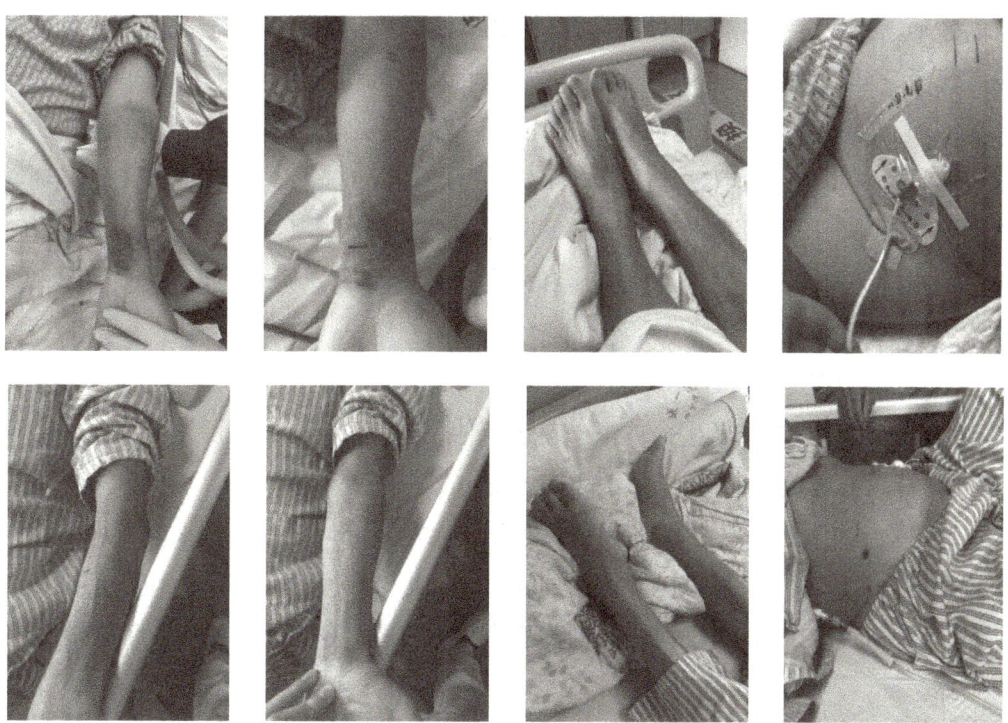

图10-1　皮肤护理

1）腹泻时及时清洁排泄物，给予赛肤润喷涂会阴部保护皮肤。

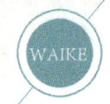

2）使用造口袋固定于肛周，行引流：清洁肛周皮肤，保持肛周皮肤清洁干燥，喷涂一层薄薄的赛肤润，测量肛门大小，并将造口袋底板沿着中央孔径裁剪出直径为 30～40 mm 的圆形小孔，将造口袋的底盘边缘按 12 点、3 点、6 点、9 点的方向剪开小缺口，女患者为避免造口底盘粘贴到阴道口，将底盘向阴道的方向剪去一部分，用手撑开肛周皮肤的皱褶，将造口袋中央孔径对准肛门粘贴，并按压造口袋底板 2～3 min，粘贴紧密后将造口袋封好，大便稀薄且多者，连接负压吸引保持肛周皮肤干燥。

3）加强翻身。

（5）并发症护理：脓毒血症

1）根据血、尿培养调整抗生素治疗方案。

2）合并肺损伤患者，进行限制性液体输注。

3）保持肾管及尿管通畅，行右腹腔穿刺引流术、双侧胸腔穿刺置管术，及时引流，正确处理感染灶。

4）根据患者病情变化，遵医嘱予抽血化验，注意监测的指标如下：①感染监测指标包括白细胞、中性粒细胞比率、血小板计数、血乳酸、超敏 C- 反应蛋白、降钙素原、白介素 -6 和尿常规等，以帮助早期病情预判，对于血乳酸升高的尿脓毒症患者，建议以血乳酸值指导复苏，逐渐将血乳酸值恢复至正常水平；留取血标本的时机：患者手术当日返回病房 30 min 内留取第 1 次血标本；手术后第 1 天早晨空腹留取第 2 次血标本；体温异常改变或伴有寒战时（体温＞ 38.5 ℃）随时再次留取血标本。②循环监测指标为心率收缩压、平均动脉压和中心静脉压。③肺功能监测指标为氧分压、二氧化碳分压和氧合指数。④肾功能监测指标为血肌酐和血尿素氮。

2. 观察护理

（1）密切观察神志及生命体征，动态评估。

1）持续心电监护，每 10～15 min 评估 1 次病情。

2）重点关注血压、心率、呼吸及意识的改变；当 SpO_2 ＜ 90% 时，应立即给予面罩吸氧，氧流量一般为 4～6 L/min，对于 Ⅱ 型呼吸衰竭患者，应酌情降低氧流量，收缩压 ≤ 100 mmHg 时，立即为患者建立 2 条输液通路，必要时留置中心静脉通路。

3）患者病情逐渐稳定后，每 30 min 巡视病房，并记录生命体征。

4）患者风险解除，病情完全稳定后，根据医嘱按分级护理实施病情监测。

（2）病情进展的识别：使用英国国家早期预警评分（NEWS）评估病情严重程

度和进展。

1）评分为 0 分者，每 12 h 评估 1 次病情。

2）评分为 1～3 分者，每 4～6 h 评估 1 次病情。

3）评分为 4～6 分或单项评分为 3 分者，1 h 评估 1 次病情。

4）评分≥7 分者，持续心电监护，做好急救复苏准备；必要时根据患者病情应用 SIRS、qSOFA 量表评估病情。

（3）早期预警指标识别：关注早期预警指标的变化。

1）白细胞为反应最为迅速的指标之一，术后 2 h 白细胞计数急剧下降（白细胞计数 < 2.85×10^9/L），是尿脓毒症休克的预警指标。

2）降钙素原 > 10 ng/mL 提示患者已经发生尿脓毒症，降钙素原在尿脓毒症发生的最初 6 h 内具有预警作用。

3）超敏 C- 反应蛋白 > 15 mg/L 是尿脓毒症休克的预警指标，其在脓毒症反应中存在滞后性，早期预警不如白细胞和降钙素原迅速。

4）血乳酸 > 2 mmol/L 提示患者预后不良。

5）血小板计数 < 50×10^9/L 提示患者感染严重。

3. 生活护理

加强营养，给予高热量、高蛋白、高维生素、易消化饮食；鼓励患者多饮水，每日饮水量 2 000～2 500 mL；卧床期间可行踝泵活动，防止下肢深静脉血栓形成。做好皮肤护理，防止压力性损伤的发生。

4. 心理护理

与患者及其家属做好沟通，告知家属患者的病情变化，取得家属的配合和同意。并鼓励患者树立战胜疾病的信心，保持积极乐观的态度。

5. 健康教育

（1）结石患者应根据结石成分分析，避免食用促进结石形成的高风险食物。

（2）活动指导：遵医嘱休息 1～3 月，避免久坐久站、长时间咳嗽、用力排便和负重等增加腹压因素。患者留置双 J 管期间应避免重体力活动，避免四肢同时伸展运动，勿憋尿及用力排便。

（3）自我护理：患者出院后若出现腰痛、发热、血尿、尿线变细、排尿困难等情况要及时就诊。留置双 J 管患者出院后会有轻度血尿及膀胱刺激征，多饮水和休息后可缓解，若存在持续血尿应及时就诊。嘱患者 4 周后回院复查，并拔除双 J 管。

【小结】

肾结石是泌尿系统多发疾病之一,PCNL是目前治疗肾及输尿管上段较大结石的一线治疗方案,手术具有创伤小、恢复快、患者易接受的特点,此手术方式具有技术要求高、设备要求高、手术风险高及并发症多的特点,如果对解剖、病理生理掌握不足,很容易造成严重的并发症,甚至死亡。PCNL术患者常见并发症包括出血、感染、肾造瘘管、脱落、胸膜损伤等,积极地预防并发症的发生、控制和处理并发症发展是临床工作的重点。本案例患者PCNL术后出现了脓毒血症,严重的感染引起患者肺损伤、炎性渗出,出现气促、腹胀、腹泻等症状,给患者造成身心影响。因此,掌握PCNL术后并发症的预防及处理措施,尤其对尿源性脓毒血症,做到早期识别、正确处理,对PCNL围手术的护理至关重要。

▲ 参考文献

[1]齐士勇,陈岳,刘春雨,等.结石相关尿源性脓毒症的诊治进展[J].中国中西医结合急救杂志,2021,28(2):253-256.

[2]李恭会,王正会.腔内碎石术后尿源性脓毒血症研究进展[J].浙江医学,2020,42(24):2605-2608.

[3]曾滔,安凌悦,吴伟宙,等.结石细菌培养在PCNL术后感染性并发症治疗中的作用[J].中华泌尿外科杂志,2020,41(4):251-255.

[4]连学雄,李锋,赵仕佳,等.复杂性肾结石患者经皮肾镜碎石术后并发尿路感染危险因素分析[J].微创泌尿外科杂志,2021,10(4):221-225.

[5]中国医师协会急诊医师分会,中国研究型医院学会休克与脓毒症专业委员会.中国脓毒症/脓毒性休克急诊治疗指南(2018)[J].中国急救医学,2018,38(9):741-756.

[6]周翔,刘大为.脓毒症抗感染治疗新5R原则[J].中国医刊,2018,53(6):581-584.

[7]杨光,李小刚.脓毒症休克的1h集束化治疗的挑战[J].临床急诊杂志,2019,20(9):676-678.

[8]杨慧,王文杰,李轶,等.1h集束化措施在脓毒症患者救治中的应用效果[J].中华危重病急救医学,2019,31(9):1087-1090.

[9]李水英,张梅,刘帆,等.腹腔引流管挤压方法的改进[J].护理学杂志,2009,24(10):14-15.

[10] 黄漫容，郭少云，黄婉琳. 造口袋对大便失禁患者皮肤保护的效果观察［J］. 解放军护理杂志，2008，25（6）：46.

[11] 徐丹，童莉，胡芬，等. 老年失禁性皮炎患者的过程管控集束化护理［J］. 护理学杂志，2019，34（11）：72-74，82.

（王　芳）

病例4　膀胱癌的术后护理

【案例介绍】

1. 一般资料

患者，71岁，反复血尿约10年，加重4 d。患者无明显诱因下反复出现血尿约10年，一直未就诊处理，8 d前出现双下肢水肿伴尿频尿急尿痛。4 d前尿频尿急尿痛症状加重伴有血尿，遂到外院治疗，期间留置尿管并完善相关检查，但血尿症状不能改善。现为求进一步治疗，到我院门诊就诊，并拟"血尿查因"等诊断收入我科。患者现无腹胀、腹痛，留置尿管并持续膀胱冲洗状态，无乏力，精神、睡眠、胃纳尚可，大便数日未解，体重无明显变化。

入院诊断：①血尿；②膀胱肿瘤；③前列腺增生；④PSA升高；⑤慢性肾功能不全；⑥中度贫血；⑦胆囊结石；⑧低蛋白血症；⑨双侧肾积水伴输尿管狭窄。

2. 病史

既往史：平素健康状况一般，自诉发现血压升高，但未监测及药物治疗，无近期用药史。无食物或药物过敏史，无手术外伤史，有输血史。

个人史：原籍出生长大，无外地居住史，无疫区居住史，无疫水、疫源接触史。无吸烟史，无嗜酒史，无冶游史，无工业毒物、粉尘、放射性物质接触史。预防接种史不详，已婚，家族中无相关疾病记载，无传染病及遗传病等病史。

3. 医护过程

入院体格检查：体温36.8 ℃，脉搏75次/min，呼吸20次/min，血压135/85 mmHg。

专科检查：留置尿管状态，引出淡红色尿液。阴茎无畸形，无压痛，尿道口有少许血污，双侧阴囊无肿大，无触压痛，双侧睾丸位置正常。膀胱区无膨隆及压痛。

外院检验检查结果，2024年2月22日全腹+肺部CT平扫+增强：①膀胱积气伴导尿管留置，内见团块状等密度影，血肿？肿瘤性病变？双肾增大，皮质变薄，双侧肾盂肾盏及输尿管明显扩张积水，建议CTU进一步检查。②胆囊结石，胆囊炎。③右肺下叶前基底段、右肺下叶背段、左肺上叶尖后段结节，建议12个月复查。④双肺散在纤维灶。⑤主动脉及冠状动脉硬化。⑥结、直肠内积气并见较多内容物留置。病理结果：（膀胱组织）尿路上皮来源恶性肿瘤，组织形态初步考虑低级别乳头状尿路上皮癌。

入院后积极完善相关检查，18F-FDG全身PET/CT显像：①膀胱壁增厚并膀胱后下壁高代谢软组织肿块，延迟扫描代谢进一步增高，结合病理，符合膀胱尿路上皮癌；累及输尿管膀胱三角区，其以上输尿管及双肾扩张积液、双肾功能受损。②盆腔、双侧腹股沟未见高代谢淋巴结转移征象。③前列腺双侧外周带及移行带代谢不均匀增高，延迟扫描代谢进一步增高，结合前列腺特异抗原（PSA）增高，考虑为恶性肿瘤（转移？原发？）。④双侧筛窦炎症，甲状腺左侧叶良性结节，左肺上叶尖后段局灶炎症/肺部非典型性腺瘤样增生（AAH），双肺数个炎性结节，右肺中叶内侧段、左肺上叶下舌段、双肺下叶少许炎症，右侧肺门、纵隔内（4R、4L、7组）淋巴结炎性增生，心包少量积液。⑤左肾囊肿，胆囊结石，膀胱内积气并尿管留置，膀胱周围渗出，全身皮下水肿，脊柱退行性变，多发动脉硬化。

腹部泌尿系平扫：①膀胱壁增厚并膀胱三角区可疑软组织密度结节，膀胱内积血，双侧肾盂肾盏及输尿管全程明显扩张、积水，性质待定，考虑膀胱三角区肿瘤性病变并瘤卒中可能性大，建议CT增强或MRI检查。②膀胱内积气并导尿管留置；膀胱周围少许液性渗出。③前列腺增生。④双肾囊肿。⑤胆囊结石，胆囊炎。⑥腹部胃肠道内容物较多。

积极行术前准备，于2024年2月29日在局部麻醉下行"左侧经皮肾造口术+右侧经皮肾造口术"，并于2024年3月4日在全身麻醉下行"机器人辅助腹腔镜膀胱根治性切除+双侧盆腔淋巴结清扫+回肠吻合+膀胱造瘘+回肠通道术"，手术顺利。患者一般状况可，生命体征平稳。因患者具有阵发性室上性心动过速，且患者年龄较大，手术时间长，转入ICU进一步支持治疗；病情稳定后，术后第1天转回病房。

【护理】

1. 治疗护理

（1）术前护理

1）按泌尿外科术前护理常规护理。

2）协助患者完善术前各项检查。

3）控制感染：术前感染的控制是手术安全的保证。对于伴有感染的患者，选择合适的抗生素。

4）术前一晚根据医嘱口服和爽进行肠道准备。

5）造口术前定位：伤口造口专科护士/医师术前1 d做好术前定位。方法：通过患者坐、站、躺的姿势，为患者选择最佳的造口位置，选择患者看得见的平坦腹直肌处，避开皮肤皱褶、瘢痕、骨头突出部位、裤头等位置，与患者一起选定造口的位置并做好标记，提高患者的参与意识，予造口产品试戴。减少因造口位置不当引起的并发症。

6）心理护理：术前积极为患者辅以心理疏导、健康宣教，了解患者治疗诉求，并耐心解答患者提问，以满足患者需要，纠正错误认知，减少手术担忧；同时，协同家属积极给予其鼓励、安慰，增强患者治愈信心，积极面对疾病，配合医护人员治疗，从而减少负面情绪。

（2）术后一般护理：按全身麻醉术后护理，了解术中病情及出血情况，妥善固定管道，保持通畅，密切监测患者神志、生命体征，以及左侧腹腔引流管、右侧回肠膀胱造口引流袋引流液的性质、颜色、量。

2. 观察护理

（1）泌尿造口的护理：采取标准化造口护理模式护理造口患者。密切观察造口的血运、大小和形态。正常造口高出皮肤2～3 cm，颜色呈鲜红或粉红色，表面平滑湿润。如有苍白、暗红或淡紫色，可能有贫血或缺血性坏死，应及时处理。术后佩戴二件式造口袋，每日用生理盐水清洗造口及造口周围皮肤，术后3～7 d是造口水肿期，为了不使底盘磨损造口使造口出血，术后第3天更换底盘及造口袋，裁剪底盘时比造口直径大0.375 cm。更换底盘及造口袋，要边操作边向患者及其家属讲解粘贴技巧、注意事项，以及造口和造口周围常见并发症和应对措施，让患者和家属尽快接受和处理造口，提高自理能力和生活质量。

（2）预防并发症的护理

1）预防下肢深静脉血栓：给予弹力袜及术后气压治疗。弹力袜早上起床开始穿，晚上睡觉前脱下。

2）肩痛、背痛：主要是由于气腹使用的CO_2转化成碳酸的刺激作用，影响患者术后舒适度。患者清醒后指导患者进行深而慢的呼吸；于术后6 h对患者的背部和肩部进行按摩，手法轻柔，避免牵扯伤口。

3）腹胀：主要是由术中使用CO_2造成腹膜损伤所致，部分患者甚至会出现肠梗阻现象。可以参照促进胃肠功能恢复的措施，少量多餐。

4）造口周围皮炎：造口周围皮炎多见于术后3个月内。皮肤受尿液浸泡、污染而引起红肿、疼痛甚至感染。更换造口时先观察皮肤有无过敏、破损，裁剪底盘中心孔直径大于造口直径0.375 cm，周围皮肤清洁后保持干燥，再佩戴造口底盘。对已经发生皮炎的患者可使用造口保护粉和皮肤保护膜对造口周围的皮肤进行保护（先均匀喷洒造口保护粉涂匀，再喷皮肤液体敷料）。

5）造口出血：造口出血多见于术后3 d内。其主要原因：手术时肠系膜小动脉止血不彻底，肠管周围间隙渗血，造口缝线撕裂或术后造口受到摩擦等刺激。造口袋更换时底盘中心孔要根据造口尺寸裁剪内圈，保持光滑，防止摩擦导致出血。

6）造口水肿：造口水肿发生于术后早期。其主要原因：造口袋底盘过紧卡压肠管、造口过小或静脉回流障碍等。需选择底盘大的造口袋，解除肠管受压，减轻肿胀。血液循环良好者可用10%高渗盐水或硫酸镁湿敷，2~3 d后水肿消退。

7）造口回缩、凹陷：应用凸面底盘加腰带固定，使造口基部膨出，并在凹陷处涂抹防漏膏或防漏条。指导患者合理饮食和运动，避免肥胖，预防造口回缩。

8）造口脱垂、狭窄、旁疝：保持大便通畅，处理慢性咳嗽，同时避免常做腹压加大的动作。术后会停留支架管2~3个月，防止造口狭窄。

9）尿酸盐结晶：尿酸盐结晶是泌尿造口特有的一种常见并发症。可鼓励患者多饮水的同时适当食用偏酸性食物（如鱼类、蛋类、瘦肉等），指导患者用稀释后的白醋（推荐水醋比例为3∶1）清洗造口周围皮肤的结晶颗粒。

3. 生活护理

（1）术后活动指导：鼓励患者术后6 h即循序渐进肢体活动，以不引起患者劳累为宜，先床上活动，再下床活动，但要遵循一定的原则，按床上–床边–床下–室内–楼道–室外顺序活动。活动应在床尾或者楼道墙边有扶手的地方进行，必要时请护士或者家属陪伴，避免因突然体位改变跌倒。术后患者不宜进行剧烈的体育锻炼，适宜散步等相对轻松的活动。

（2）饮食护理：术后当天常规给予禁食；术后第1天开始给予流质饮食，慢慢过渡半流质饮食，普食。嘱其以高蛋白、高维生素、易消化、清淡饮食为主，以保证营养，增加免疫力。

（3）促进胃肠功能恢复

1）从返回病房4 h开始咀嚼木糖醇口香糖，每4 h 1次，每次15~20 min。患者感口干时可增加1次，直到肛门排气。

2）醋调吴茱萸贴患者足三里及涌泉穴，可以帮助促进肛门排气，帮助肠道恢复。

4. 心理护理

从疾病认知、应对方式、情感支持等多方面制定针对性的多元干预措施及指导，为患者提供身心社灵的整体护理，从而有效促进患者的自我接纳，提高患者生活质量。

5. 健康教育

腹壁上的造口需好好保护，避免碰撞、挤压，不要趴着睡觉，保持管道通畅，及时排放造口袋中尿液。请穿宽松的衣服，以免压迫、摩擦造口，影响血液循环。有关造口方面的问题，住院期间可以咨询医师或造口专科护士，出院后，定期伤口造口护理门诊就诊。定期泌尿外科门诊复诊。避免腹压增加，如提取重物、咳嗽、预防便秘。

【小结】

标准化护理模式能够为肠造口术后患者提供有效的护理指导，实现对临床护理的质量监控，标准化护理模式可作为客观的培训资源，通过制定完善的制度标准，为护理人员临床护理提供重要支持，以此保障造口护理的规范化，有效防止并发症的发生。在临床中，标准化护理干预能够给予患者更专业的护理指导，既可有效防止发生造口渗漏等并发症，还能通过健康宣教，加强患者对造口护理方法的掌握，提高患者的自我护理管理能力，让患者在出院后，也能够自我管理，提高生存质量。

▲参考文献

［1］黄健，张旭，魏强，等. 中国泌尿外科和男科疾病诊断治疗指南［M］. 北京：科学出版社，2022.

［2］杨飞亚，王文宽，刘赛，等. 高龄膀胱癌患者行腹腔镜根治性膀胱切除加尿流改道术临床经验总结［J］. 中华医学杂志，2019，99（14）：1101-1105.

［3］陈诗倩，林媛珍，周甜甜，等. 泌尿造口病人自我管理能力的研究进展［J］. 全科护理，2023，21（9）：1177-1181.

［4］郭灿，曹英，汤利萍，等. 膀胱癌泌尿造口患者支持性照顾需求研究进展［J］. 护理研究，2023，37（4）：624-629.

［5］丁佳蓉，张小青，王良梅，等. 泌尿造口患者居家支持性照护方案的构建与应用［J］. 护理与康复，2023，22（1）：1-6.

[6] 帅莹, 张菊梅. 循证护理对回肠膀胱造口患者周围皮肤状况、BCS 舒适度及生活质量的影响［J］. 全科护理, 2022, 20（8）：1075-1078.

［7］段一凡, 高凯霞, 段雪怡, 等. 泌尿造口患者个性化叙事护理干预方案的构建及效果评价［J］. 护理研究, 2024, 38（6）：1112-1116.

［8］谢书芹. 基于标准化的分阶段优质护理在永久性肠造口患者中的干预研究［J］. 中国标准化, 2022（12）：217-219.

（王　芳）

病例 5　多尿症神经源性膀胱的护理

【案例介绍】

1. 一般资料

患者, 女, 68 岁, 主诉: 尿急尿频半年余。半年前患者无明显诱因出现尿频、尿急, 无肉眼血尿, 排尿时无灼热感, 夜尿次数增多, 3～5 次/晚, 不伴明显腰腹部疼痛, 无恶心呕吐, 无咳嗽咳痰等不适, 患者于当地就诊, 治疗效果欠佳（具体诊断及治疗方案不详）。后就诊我院门诊, 查膀胱残余尿量二维超声: 残余尿约 780 mL。泌尿系二维超声: 双输尿管上段扩张并双肾积液, 膀胱未见结石, 收治入院。入院后完善检查, 诊断: ①神经源性膀胱; ②双侧特发性肾积水; ③尿路感染; ④尿潴留; ⑤高血压Ⅱ级。患者近段时间无畏寒发热, 无恶心呕吐, 无盗汗低热, 小便情况如上述, 精神、睡眠及胃纳好, 体重无明显改变。

2. 病史

既往史: 有近期用药史。高血压病史 2 年余, 血压最高 170/90 mmHg, 每日规律服用苯磺酸氨氯地平片 5 mg/d。腰椎间盘突出病史、子宫全切手术史、梅毒。

个人史: 原籍出生, 无外地居住史, 无吸烟嗜酒史, 无冶游史。

婚育史: 已婚已育, 适龄, 配偶健康状况良好, 有 2 子 1 女。

家族史: 家族中无类似疾病发生, 否认家族遗传史。

3. 医护过程

入院体格检查: 体温 36.3 ℃, 脉搏 96 次/min, 呼吸 20 次/min, 血压 141/75 mmHg。膀胱镜检查显示其膀胱容量约 400 mL, 呈慢性炎性改变; 尿流动力学诊断逼尿肌无力; 患者自由尿流率: 膀胱残余尿量 1 000 mL, 最大尿流率 Q_{max} 6 mL/s; 尿流曲线特征：平坡型；尿动力：膀胱初始感觉 132 mL，初急迫 312 mL，强烈急迫 383 mL。逼尿肌不稳定波，咳嗽未见漏尿，无自主逼尿肌收缩。膀胱顺 62 mL/cmH$_2$O。住院后与留置导尿。皮肤科会诊后给予苄星青霉素治疗，行骶神经刺激器植入术（Ⅰ期）。术后第 1 天拔除尿管，膀胱残余尿大于 500 mL 再重置尿管，调整神经调节器参数，膀胱锻炼，会阴部渐有感觉；留置导尿 5 d 后再次拔尿管，指导记录排尿日记和间歇性导尿，患者间断可自行排出少量尿液，间歇性导尿无规律，每日尿量 > 3 000 mL，7 ~ 8 次 /d，夜间 2 次。请内分泌会诊，予口服醋酸去氨加压素治疗，患者可自行排出尿液 60 ~ 100 mL/d，间歇性导尿规律，予出院。骶神经一期调控术后 1 个月余再次入院，行骶神经刺激电极取出术，予长期间歇导尿。

【护理】

1. 治疗护理

（1）用药护理

1）苄星青霉素，是一种半合成青霉素，主要用于预防风湿热，治疗各期梅毒。用药前必须先做皮试，皮试结果阳性和有青霉素类药物过敏者禁用。本药肌内注射液需新鲜配制，禁用于静脉注射。其不良反应有过敏反应，其中以皮疹等过敏反应为多见，严重者如过敏性休克偶见；过敏性休克一旦发生，必须就地抢救，予以保持气道畅通、吸氧及使用肾上腺素、糖皮质激素等治疗措施。

2）醋酸去氨加压素，具有较强的抗利尿作用及较弱的血管加压作用，临床上主要用于治疗中枢性尿崩症。服用本品后可减少尿液排出，增加尿渗透压，减低血浆渗透压，从而减少尿频和夜尿，常见的不良反应有头痛、腹痛和恶心，服药期间做好饮水计划监测尿量及饮水量，避免过量饮水导致水潴留或低钠血症。

3）苯磺酸氨氯地平，是钙离子通道抑制剂，常用于高血压的治疗，服药期间患者要按时规律服药，监控血压水平；用药期间可能出现眩晕，注意预防体位性低血压，预防跌倒的发生。

（2）多尿症护理

1）记录排尿日记，关注每日尿量与饮水量的平衡关系，并制订饮水计划，指导其每日控制饮水量在 1 500 ~ 2 000 mL。

2）遵医嘱予口服醋酸去氨加压素治疗，注意观察药物不良反应。

3）定时监测心、肾功能。

（3）间歇导尿护理

1）指导间歇性导尿，予发放间歇性导尿宣教单，向患者演示间歇性导尿的操作步骤，录制标准的操作视频发给患者，便于患者反复观摩学习，从而掌握正确的操作方法。教学和实际操作相结合，观察患者自我操作的过程、步骤，及时指出错误的步骤并更正，同时邀请家属一起参与培训。

2）应用膀胱扫描仪测量膀胱残余尿量，指导间歇导尿时机，每日间歇导尿4～6次；理想的间歇导尿应以容量为基础，即在患者的安全容量范围内，尽可能达到最大膀胱容量。

3）指导记录排尿日记：准备有刻度的饮水杯和尿杯方便评估记录每次饮水量和排尿量；每天上午6点至晚上8点根据个人生活习惯和需求合理安排饮水时间及饮水量；睡前2 h尽量避免饮水，避免食用含利尿剂的饮品或食物；正确关注记录每日饮水量，应包括所有液体的摄入量，比如静脉注射、三餐进食的汤、水、饮料等，根据饮食习惯及尿量适当调整。

4）制订饮水计划，指导患者正确执行饮水计划，指导其每日控制饮水量在1 500～2 000 mL，每次饮水量不超过400 mL，睡前2 h不饮水。

5）间歇导尿管材质选择，间歇性导尿初期，指导患者使用亲水涂层间歇导尿管，提高导尿舒适度，使患者易于接受，有助于患者掌握间歇导尿技术。

（4）术后穿刺伤口的护理

1）术后第1天伤口换药。

2）保持伤口敷料清洁干燥，如有渗血、渗液或敷料脱落，及时更换。

3）遵医嘱予抗生素预防感染。

2. 观察护理

观察患者膀胱残余尿量，有无尿频、尿急、血尿，观察饮水量及排尿量；观察尿白细胞计数，有无发热等全身症状。

3. 生活护理

（1）饮食护理：给予患者清淡优质蛋白饮食，避免饮水过多或脱水，避免饮茶、酒精、咖啡等饮料，避免摄入刺激性食物。

（2）起居护理：做好隔离措施，避免把传染疾病传染给家人，私人物品不但要与他人分开洗，而且也要分开放，比如毛巾、内裤要单独进行清洗，而且要进行消毒，如在太阳下晾晒或者煮沸，同时患者要避免与他人同盆而浴。

4. 心理护理

取得患者信任，使之主动说出自己的疾病以及对疾病的困扰，对患者进行心理疏导；告知间歇性自我导尿（ISC）能给予的潜在利益及长期生活质量的改善；相比留置导尿管，间歇导尿（IC）依然是最佳的膀胱管理方式，并较少地干扰日常生活。促使患者建立信心，使 ISC 能够顺利被患者接受并成为一种成功的、能够提高生活质量的治疗方式。

5. 健康教育

（1）指导间歇性导尿时注意清洁卫生，如他人或家属进行间歇性导尿，预防性戴手套，预防手部有伤口等。

（2）遵医嘱使用青霉素治疗，同时患者的性伴侣也要接受检查和治疗。

（3）注意营养均衡，增强机体抵抗力。

（4）定期复诊，监测肾功能、尿常规、膀胱残余尿量等。

【小结】

神经源性膀胱（NB）是一类由神经性病变导致膀胱、尿道功能失常，由此而产生一系列并发症的疾病的总称。神经源性膀胱治疗的首要目标是保护上尿路功能，进而控制和改善尿失禁/尿潴留，下尿路功能得到恢复，患者生活质量得到提高。间歇性导尿（IC）在 NB 应用人群占 40%～80%，间歇导尿是解决 NB 排尿功能障碍的"金标准"，反映出其在维持泌尿系统健康和提高患者生活质量方面的重要性。因此，合理的饮水计划、规律的间歇导尿时机、掌握间歇导尿的操作方法对此类人群至关重要。

▲参考文献

［1］李魏，王亮，徐晨光，等. 膀胱容量测定指导神经源性膀胱患者间歇性导尿的研究进展［J］. 中国医刊，2023，58（3）：250-253.

［2］李晓莲，肖智真，叶慧婕，等. 神经源性膀胱患者应用间歇性导尿术后并发症的分析及护理对策［J］. 国际医药卫生导报，2014，20（16）：2458-2461.

［3］龙雨阳，张建梅，朱亮，等. 亲水涂层导尿管对清洁间歇性导尿患者依从性和接受度的影响［J］. 中国医药导报，2023，20（2）：48-51.

［4］龙雨阳，张建梅，朱亮，等. 脊髓损伤患者间歇性导尿困难度与神经源性膀胱症状和心理脆弱性的相关性分析［J］. 重庆医学，2022，51（19）：3317-3321.

［5］叶育英，丘鸿凯，范思思. 便携式膀胱扫描仪结合间歇性导尿术在脑卒中合并神经源性膀胱患者中的应用［J］. 现代仪器与医疗，2022，28（2）：85-87，96.

［6］王雪娇，袁华. 清洁间歇性导尿术应用于宫颈癌根治术后膀胱功能康复的

效果观察［J］. 重庆医学，2021，50（5）：892-895.

［7］方梅，程小芸，刘伟兰，等. 一次性亲水涂层导尿管在神经源性膀胱患者清洁间歇性导尿中的应用［J］. 护士进修杂志，2019，34（16）：1523-1524.

［8］任慧，宋娟，张兆平，等. 亲水涂层导尿管在女性患者间歇性导尿应用中的现状调查［J］. 临床护理杂志，2018，17（5）：79-81.

［9］马婧，陈淳，陈红宇. 亲水涂层导尿管在神经源性膀胱患者中的应用研究［J］. 世界最新医学信息文摘（连续型电子期刊），2020，20（60）：269-270.

［10］张妙媛，何英，李晓霞，等. 脊髓损伤清洁间歇导尿患者自我管理现状及影响因素［J］. 中国康复理论与实践，2022，28（6）：716-724.

［11］骆正馨，谢克基. 去氨加压素治疗中老年男性夜尿症的疗效与安全性［J］. 中华泌尿外科杂志，2018，39（11）：819-822.

［12］王海婷，张丽平，可易弘，等. 间歇导尿预防脊髓损伤后神经源性膀胱病人泌尿系统感染的 Meta 分析［J］. 全科护理，2023，21（13）：1729-1734.

（王　芳）

病例6　前列腺等离子电切术后出血及尿失禁的护理

【案例介绍】

1. 一般资料

患者，男，62岁，以"反复排尿中断、血尿1年余，加重2月"为主诉入院。患者于1年前开始出现排尿中断，伴有尿频、尿急及肉眼血尿，夜尿1～2次/晚，无排尿等待，无尿线变细，无腰腹部疼痛，无发热、畏寒，无胸闷、气促等不适，一直未行检查及处理。2月前自觉上述症状较前加重，泌尿系彩超提示：膀胱结石、前列腺增大、左肾结石，尿常规未见明显异常，门诊拟"膀胱结石、前列腺增生、左肾结石"收治住院。患者近段时间无畏寒发热，无恶心呕吐，无盗汗低热，精神、睡眠及胃纳尚可，体重无明显改变。

2. 病史

既往史：平素健康状况良好，习惯性便秘，诉4d未解大便。发现"左肾结石"5年，曾有左腰痛史，无排石史，未进一步检查及治疗。无传染病史，无食物或药物过敏史，无手术外伤史，无预防接种史，无输血史。

个人史：××出生长大，无外地居住史，无疫区居住史，无疫水、疫源接触史。吸烟30年，30支/d，无嗜酒史，无冶游史，无放射性物质、毒物接触史。

婚育史：已婚已育。

家族史：家族中无相关疾病记载，无传染病及遗传病等病史。

3. 医护过程

入院体格检查：体温36.7 ℃，脉搏98次/min，呼吸20次/min，血压162/98 mmHg。一般情况良好。

专科检查：腹平软，无压痛、反跳痛，双侧肾区无膨隆，双肾区无叩痛，双侧输尿管行径区全程无压痛，膀胱区无压痛。夜尿增多（3~4次/晚），白天排尿次数增多（间隔1 h），尿急，尿流分叉、尿等待、尿中断、尿流变慢、需用力排尿，膀胱排空不完全，国际前列腺症状（IPSS）评分26分，生活质量指数（QOL）评分6分。

入院诊断：①前列腺增生症；②膀胱结石；③左肾结石。

辅助检查：静脉血细胞分析，白细胞$12.12×10^9$/L，中性粒细胞比率79.5%，血红蛋白152 g/L；CX3生化八项，肌酐94.3 μmol/L，钾4.23 mmol/L。泌尿系彩超提示：膀胱结石，大小约27 mm×12 mm，随体位滚动；前列腺稍大，大小约43 mm×27 mm，形态尚正常，包膜光滑；排尿后膀胱容量77 mm×46 mm×65 mm，残余尿量约115 mL；尿流动力学检测：①逼尿肌收缩力下降；②膀胱出口梗阻存在；左肾下盏结石，大小约10 mm×7 mm。尿常规未见明显异常。心脏彩色超声（加心功能），二维：主动脉增宽。左室收缩功能测值未见异常。双侧下肢深静脉彩超（全程），二维：双下肢深静脉血流通畅。胸部正侧位：肺、心、膈未见病变。泌尿系彩超，二维：①符合左肾结石（多发性）声像，双肾血流未见明显异常；②右肾未见结石及积液；③符合膀胱结石声像；④前列腺增大并钙化斑声像。泌尿系平扫：①膀胱结石，大小约2.7 cm×1.6 cm；②左肾下盏结石，大小约1.0 cm×0.7 cm；③肝S8小囊肿。腹部正位（KUB）：①膀胱结石；②左肾下盏结石；③拟盆腔左侧静脉石或钙化灶。

治疗上予抗前列腺增生、缓解排尿阻力等处理，完善检查后行经尿道前列腺电切术+经肾镜膀胱结石碎石取石术。术后患者停留尿管，予膀胱冲洗，引出鲜红色液体，予抗感染、止血、加快膀胱冲洗速度等治疗。继续观察尿管引流颜色，嘱患者多饮水，继续抗感染、抗前列腺增生、缓解排尿阻力、通便等治疗。静脉血细胞分析：白细胞$9.56×10^9$/L，中性粒细胞比率71.5%，血红蛋白123 g/L。

术后第 2 天，患者诉尿道口轻度不适，一般情况良好，无发热，无腹痛、腹胀，无恶心、呕吐，尿管通畅，冲洗液淡红色。予停止膀胱冲洗，尿管引流淡红色尿液，嘱患者多饮水，停用抗生素。尿结石成分分析 7 项（红外光谱法）：尿酸结石主要成分为尿酸，尿酸结石次要成分为水草酸钙。病理报告回报：（前列腺组织）前列腺增生症。术后第 4 天，患者拔除导尿管后能自解小便，排尿顺畅，伴尿失禁，无发热，无明显血尿、尿痛等，大便通畅，精神、胃纳佳。患者术后恢复顺利，嘱出院后继续抗前列腺增生治疗，行盆底康复训练，泌尿外科门诊定期复诊，不适随诊。

【护理】

1. 治疗护理

（1）并发症：出血

1）密切监测患者生命体征，做好液体管理，维持血容量稳定。

2）监测血红蛋白变化。

3）保持引流管通畅，根据膀胱冲洗液颜色调节冲洗速度，色深则快，色清则慢。

4）导尿管水囊牵拉尿管，压迫前列腺窝电切创面，起到止血效果。

5）正确指导患者药物（保列治、哈乐）的服用方法，告知服药的重要性及必要性，提高其服药依从性；保列治可以抑制 DHT（双氢睾酮）水平，使前列腺中新生血管减少、体积缩小、间质水肿减轻。

6）降低术后出血风险，指导患者多进易消化食物及蔬菜，避免剧烈活动，给予杜密克预防便秘，给予氧气雾化治疗咳嗽、咽部不适；避免腹压增大、便秘等局部压力增大刺激前列腺窝，引起血痂脱落等引发出血。

（2）混合性尿失禁（急迫性和压力性尿失禁）：与膀胱功能不稳定、术后尿道梗阻解除括约肌功能未完全恢复有关。

1）盆底肌训练结合膀胱功能训练，即行为训练，帮助控尿功能恢复；盆底肌训练是以锻炼耻骨尾骨肌为主的训练，是一种主动盆底复健的方法。患者通过自主的、反复的盆底肌肉群的收缩和舒张，以达到增加尿道阻力的目的。使患者学会多种情况下控制盆底肌，在咳嗽、提物和任何诱发尿失禁的情况下，有意识地主动收缩盆底肌，更有效防止尿漏；膀胱训练则是通过改变排尿行为以训练抑制膀胱收缩，增加膀胱容量。通过排尿行为的修正，重建大脑皮质对膀胱功能的控制，恢复正常的排尿习惯。

2）生活习惯指导：禁喝浓茶，戒烟；饮食规律、健康饮食，预防便秘。

（3）便秘护理：与肠蠕动减慢有关。

1）评估患者心、肾功能有无异常，保持每天 2 000 ～ 2 500 mL 饮水量。

2）多吃新鲜绿叶蔬菜和水果（香蕉、火龙果等）。

3）必要时服用乳果糖。

4）顺时针按摩腹部，膀胱冲洗期间加强床上活动，停止膀胱冲洗后加强下床活动。

2. 心理护理

（1）术前护理干预

1）一般护理：如向其讲解疾病知识、手术的必要性和手术方式的优点等，缓解患者紧张心情的心理护理。吃易消化食物、戒烟、勿喝酒等饮食宣教。术前进行肛提肌训练及用药指导。

2）术前常规准备：备皮，清洁会阴部皮肤。术前 10 h 禁食，8 h 禁饮等。

3）解决便秘问题：便秘问题不及时解决，将导致患者术后腹压增大，或因为用力排便因素，刺激前列腺窝，引起血痂脱落等而导致出血的并发症。患者长期有习惯性便秘病史，入院已有 4 d 未解大便，听诊肠鸣音弱，这与患者年龄大、饮食习惯引起肠功能减退、肠蠕动减慢有关。在引导患者改变饮食结构，多食新鲜蔬菜水果，多饮水外，我们采用了简便有效的开塞露加长导管纳肛方式，对患者便秘问题进行解决。方法：用 50 mL 一次性胃灌器抽取开塞露 40 mL（2 支），接肛管 20 cm，排尽空气，液状石蜡润滑肛管，患者取左侧卧位，沿肛门将肛管完全插入，将药液用注射器缓慢注入，视患者耐受情况，保留 5 ～ 10 min，患者有强烈的便意后嘱排便。用此方法，既解决了常规规格的开塞露纳肛深度不够、药液不能完全注入导致患者排便无效的缺点，又代替了传统用肛袋灌肠的复杂性，实用性强。

（2）术后并发症预防与护理

1）一般护理：术后立即行心电监护，保持呼吸道通畅，吸氧 2 L/min，密切观察患者的病情及生命体征。

2）出血护理：传统的经尿道前列腺切除（TURP）术后出血的处理方法除膀胱冲洗外行导尿管牵拉止血，临床上很多患者反应牵拉及导尿管固定的方法有很强的不舒适感。此病例患者在保持尿管通畅后，将导尿管水囊注至 50 mL 生理盐水置于前列腺窝，压迫止血，导尿管外部不须进行牵拉，于 36 h 后逐渐放水囊至 30 mL。持续膀胱冲洗，术后用外用生理盐水持续冲洗膀胱，保持冲洗通畅，冲洗液保持 25 ～ 29 ℃。冲洗液放置高度为液体至膀胱平面 50 ～ 60 cm，冲洗速度根据色深则

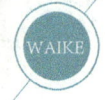

快、色浅则慢调节。注意患者翻身时，动作轻柔，避免水囊破裂，尿管脱出。避免腹部压力增大的因素，预防便秘和感冒咳嗽。该患者在术后 22 h 后肉眼血尿消失，停止膀胱冲洗。

3）尿失禁的护理：术后拔除导尿管后，在术前掌握肛提肌训练的基础上，立即进行盆底肌功能锻炼，术后指导患者结合膀胱功能训练，记录排尿日记。该患者在出院 3 d 后压力性尿失禁得到改善，控尿功能恢复。

3. 与家属及患者做好沟通

告知家属患者的病情变化，取得家属的配合；并鼓励患者及其家属树立战胜疾病的信心，使家属保持乐观的态度去照顾患者。

4. 出院指导

（1）出血预防：保持大便通畅，注意保暖，预防便秘、咳嗽等增加腹部压力的诱因。1 个月内避免骑跨运动。

（2）盆底肌膀胱功能联合训练。

（3）指导记录排尿日记。

（4）饮食指导：少食含嘌呤高的食物，如动物内脏、老火汤、海鲜、啤酒等。

（5）生活指导：规律进行有氧运动，戒烟。

5. 延续性护理

加强随访，术后 1 周回院复查，4 周后回院监测：IPSS 评分、QOL 评分、Q_{max}、残余尿量（PVR）。

【小结】

良性前列腺增生（BPH）是中老年男性常见的泌尿外科疾病，是泌尿外科多发病之一；BPH 常引起尿频、尿急和夜尿增多等下尿路症状（LUTS），易并发急慢性尿潴留、泌尿系统感染、血尿、膀胱结石和急慢性肾功能损伤等。上述临床症状会降低患者的健康水平和生活质量。BPH 治疗方法主要有观察等待、药物治疗和外科手术治疗。行外科手术治疗的患者，存在一定的手术并发症风险，如术后出血、尿失禁等症状，术后并发症会影响患者的就医体验和满意度。因此，掌握 BPH 手术并发症的预防和处理方法，在临床工作中至关重要，是保障患者安全、提高患者就医体验及满意度的关键。

▲参考文献

［1］任家祥，金光俊，王永刚. 经尿道等离子前列腺剜除术和经尿道等离子前

列腺切除术治疗良性前列腺增生的临床疗效比较[J].吉林大学学报（医学版），2023，49（5）：1344-1350.

[2]米嘉希，陈慧，曹璐，等.基于加速康复外科理念的护理在良性前列腺增生患者围术期中的应用[J].护理实践与研究，2023，20（1）：6-10.

[3]经尿道前列腺等离子电切安全共识[J].现代泌尿外科杂志，2018，23（12）：890-894.

[4]中国良性前列腺增生症经尿道等离子双极电切术治疗指南（2018标准版）[J].中华医学杂志，2018，98（20）：1549-1560.

[5]卢智泉，聂绍发.良性前列腺增生的流行病学研究现状[J].国际泌尿系统杂志，2017，27（3）：351-355.

[6]果宏峰，那彦群.《良性前列腺增生诊断治疗指南》解读及相关研究进展[J].现代实用医学，2014，26（10）：1193-1195.

[7]陈丽虹，范国斌，陈华平，等.盆底肌群康复训练对良性前列腺增生患者PKRP术后排尿功能的影响[J].中华保健医学杂志，2023，25（1）：13-16.

[8]韦华清.不同肛提肌训练时机对前列腺电切术后患者下尿路症状康复效果的比较[J].国际护理学杂志，2019（8）：1088-1091.

[9]王莺.盆底肌功能锻炼联合膀胱训练对老年前列腺癌术后尿失禁的疗效观察[J].老年医学与保健，2017，23（1）：55-57.

[10]杨力敏，季敏莉，郑斯文，等.40例微创手术治疗前列腺增生合并膀胱结石患者的围术期护理[J].实用临床医药杂志，2017，21（6）：196-197，201.

[11]王恒兵，牛晓兵，傅广波.经尿道等离子分割剜除联合小切口治疗中重度前列腺增生合并膀胱多发结石[J].国际泌尿系统杂志，2018，38（1）：39-41.

（王 芳）

病例7 儿童肾移植术后消化道出血的护理

【案例介绍】

1.一般资料

患儿，男，12岁，以"全身水肿、肾功能异常并规律透析8年"为代主诉入院。患者8年前无明显诱因出现感冒，精神差，全身水肿，至当地县医院就诊时出现昏迷，完善检查（具体检查结果不详），考虑脑膜炎，建议转院治疗，由当地县医院120送至××儿童医院ICU科就诊，测血压180/100 mmHg，查肾功能：肌酐1 080 μmol/L，诊断为"慢性肾脏病5期"，给予行"右侧颈部临时透析管置入术"，给予床旁血液透析、控制血压、纠正贫血等治疗。症状好转后，由ICU转入肾内科治疗，给予血液透析、纠正贫血及控制血压等治疗；后给予行"腹膜透析管置入术"，术后给予腹膜透析治疗并给予拔除右侧颈部临时透析管，症状好转后出院，院外规律腹膜透析、纠正贫血及控制血压等治疗至今。定期至××儿童医院复查。今患者为求进一步诊治，遂来我院，门诊以"慢性肾功能不全（尿毒症期）"收入我科。入院来，患者神志清，精神可，食欲正常，睡眠正常，大便正常，无尿，体重无减轻。

发现高血压8年，血压最高180/100 mmHg，口服"洛汀新1片/d"，血压控制在130~108/80~60 mmHg。

2. 病史

既往史：2012年在××县医院行"疝气修补术"，2015年2月在××儿童医院行"腹膜透析管置入术"，无心脏疾病病史，无糖尿病、脑血管疾病病史，无肝炎、结核、疟疾病史，预防接种史随社会计划免疫接种，无外伤、输血史，无食物、药物过敏史。

个人史：生于××市，久居本地，无疫区、疫情、疫水接触史，无牧区、矿山、高氟区、低碘区居住史，无化学性物质、放射性物质、有毒物质接触史，无吸毒史，无吸烟、饮酒史，否认冶游史。

婚育史：未婚。

家族史：父母均体健，独生子，无与患者类似疾病，无家族性遗传病史。

3. 医护过程

患者以"全身水肿、肾功能异常并规律透析8年"为主诉（代主诉），初诊为：①慢性肾脏病5期；②肾性高血压；③肾性贫血；④腹膜透析。于2023年11月10日收入我科。入院后完善相关检查，血常规：白细胞计数 8.32×10^9/L，红细胞计数 4.12×10^{12}/L，血红蛋白122.0 g/L，血小板计数 240×10^9/L；血凝试验：凝血酶原时间10.60 s，凝血酶原时间活动度106.00%，国际标准化比值0.96，活化部分凝血活酶时间30.60 s，纤维蛋白原测定3.33 g/L，凝血酶时间17.40 s，D-二聚体0.36 mg/L，纤维蛋白（原）降解产物3.10 mg/L；血生化示：钾3.96 mmol/L，钠142.0 mmol/L，氯94.6 mmol/L，钙2.59 mmol/L，磷2.19 mmol/L，镁0.98 mmol/L，二氧化碳 26.30 mmol/L，尿素 31.39 mmol/L，肌酐 1003 μmol/L，尿酸 408 μmol/L，谷丙转氨酶 5 U/L，谷草转氨酶 16 U/L，谷氨酰转肽酶 14 U/L，碱性磷酸酶 306 U/L，总蛋白 71.6 g/L，白蛋白 40.4 g/L，球蛋白 31.2 g/L，胆碱酯酶 7.37 U/L，总胆红素 6.30 μmol/L，直接胆红素 2.10 μmol/L，间接胆红素 4.2 μmol/L，B 型钠尿肽前体 825.00 pg/mL；传染病筛查：乙型肝炎病毒表面抗原（电化学）0.446 COI（-），乙型肝炎病毒表面抗体（电化学）< 2.00 IU/L，乙型肝炎病毒 e 抗原（电化学）0.101 COI（-），乙型肝炎病毒 e 抗体（电化学）1.47 COI（-），乙型肝炎病毒核心抗体（电化学）2.14 COI（-），梅毒螺旋体抗体（电化学）0.0779 COI（-），人类免疫缺陷病毒联合检测（电化学）0.199 COI（-），丙型肝炎病毒抗体（电化学）0.0323 COI（-）；肾移植 – 群体反应抗体：PRA Ⅰ类抗体阴性，PRA Ⅱ类抗体阴性；无明显手术禁忌证。

于 2023 年 11 月 11 日在全身麻醉下行"同种异体肾移植术"，手术顺利，术后给予抗感染、抗病毒、保护胃黏膜、营养支持、规律服用免疫抑制剂等治疗，于 11 月 15 日 16∶36 患者诉移植肾区疼痛，给予止疼等治疗，并给予行急诊移植肾 CT 检查及急查血常规、血凝试验。急查血常规结果示：白细胞计数 10.67×10^9/L，红细胞计数 1.99×10^{12}/L，血红蛋白 60.0 g/L，血小板计数 231×10^9/L，中性粒细胞百分数 90.1%；血红蛋白较前下降。64 层移植肾 CT 结果回示：肾异体移植术后改变，移植肾周积液、积血可能，请结合临床评估。盆腔渗血、积液（积血），右侧腹股沟区增大淋巴结，考虑移植肾出血，与其家属沟通后同意手术，给予行急诊"移植肾探查术"。

于 2023 年 11 月 15 日在急诊全身麻醉下行"移植肾探查术"，手术顺利，术后安返病房；术后患者血红蛋白偏低，给予输血纠正贫血及输冰冻血浆、冷沉淀补充凝血因子，继续给予抗感染、止血、保护胃黏膜、抗真菌、控制血压、规律服用免疫抑制剂等治疗。于 11 月 18 日 15∶21 患者出现嗜睡，精神差，血氧饱和度降至 66%，给予面罩吸氧，氧饱和度为 71%；请 ICU 科会诊后，转入 ICU 治疗，间断给予高流量与无创呼吸机交替使用，并给予透析治疗减轻患者肺水肿，余给予抗感染、抗真菌、营养支持等治疗，患者氧饱和较前明显改善。患者存在肠梗阻，经促进胃肠动力药物应用后，患者肠梗阻症状较前改善，更换为鼻导管吸氧，氧和可，生命体征平稳。于 2023 年 11 月 22 日转至移植科继续治疗，转入后继续给予抗感染、保护胃黏膜、纠正贫血、腹膜透析、规律服用免疫抑制剂等治疗。

于 2023 年 12 月 5 日 08∶58 患者突然抽搐，双眼上翻，四肢抖动，立即给予去枕平卧，头偏向一侧，给予吸氧、心电监护示，窦性心电过速，给予地西泮针

5 mg 肌内注射；急查血气分析，钠 130 mmol/L，钾 3.9 mmol/L，钙 1.27 mmol/L，HCT 10%。后患者清醒，患者钠偏低，给予纠正低钠血症。患者黑色大便，2023 年 12 月 5 日粪便常规自动分析结果：大便颜色黑色，大便状态软便，特殊状态无，红细胞数 10.00 个 /HPF，隐血免疫法阳性；考虑消化道出血，给予输血、生长抑素泵入，完善血常规、血凝试验。血常规：白细胞计数 9.37×10^9/L，红细胞计数 1.40×10^{12}/L，血红蛋白 42.0 g/L，血小板计数 165×10^9/L。血凝试验：凝血酶原时间 23.00 s，凝血酶原时间活动度 37.00%，国际标准化比值 2.06，活化部分凝血活酶时间 56.50 s，纤维蛋白原测定 0.77 g/L，凝血酶时间 25.80 s，D- 二聚体 0.73 mg/L，纤维蛋白（原）降解产物 6.57 mg/L。患者血红蛋白偏低，凝血功能差，给予输注悬浮红细胞等治疗。

2023 年 12 月 7 日复查，血常规：白细胞计数 6.36×10^9/L，红细胞计数 1.38×10^{12}/L，血红蛋白 42.0 g/L，血小板计数 90×10^9/L；肝功 + 电解质：钾 3.66 mmol/L，钠 139.3 mmol/L，氯 97.3 mmol/L，钙 2.35 mmol/L，磷 2.40 mmol/L，镁 0.86 mmol/L，二氧化碳结合力 24.3 mmol/L，谷丙转氨酶 1 U/L，谷草转氨酶 6 U/L，谷氨酰转肽酶 6 U/L，碱性磷酸酶 76 U/L，总蛋白 40.0 g/L，白蛋白 30.9 g/L，球蛋白 9.1 g/L，前白蛋白 155 mg/L，胆碱酯酶 1.80 U/L，总胆红素 8.90 μmol/L，直接胆红素 5.00 μmol/L，间接胆红素 3.9 μmol/L，总胆汁酸 2.10 μmol/L；血凝试验：凝血酶原时间 14.70 s，凝血酶原时间活动度 67.00%，国际标准化比值 1.33，活化部分凝血活酶时间 31.90 s，纤维蛋白原测定 1.15 g/L，凝血酶时间 21.60 s，D- 二聚体 0.98 mg/L；患者血红蛋白仍偏低，给予申请红细胞 2 U、冰冻血浆 200 mL、冷沉淀 6 U；继续腹膜透析、抗感染、保护胃黏膜、规律服用免疫抑制剂抗排斥、输血纠正贫血及持续生长抑素针及维生素 K_1 注射液应用等治疗。患者消化道出血，与患者家属沟通后，当日给予行无痛胃镜及无痛肠镜检查；患者血红蛋白偏低，至门诊消化内镜室行无痛电子胃镜及肠镜风险高，与家属沟通后，于 2023 年 12 月 7 日转入 PICU 科治疗。

转入 PICU 后完善心电图：①窦性心动过速；②提示频发房性期前收缩（不排除交界性期前收缩的可能，期前收缩 PR 间期略短，代偿间歇基本完全，部分考虑为房性融合波，建议结合临床）；③ T 波略宽大，QT 及 QTc 间期延长。心脏超声：二尖瓣少量反流；肝胆脾胰超声：未见明显异常；肾脏超声：肾移植术后 D-J 管位置正常、移植肾弥漫性回声改变伴血流灌注减少、移植肾周积液、腹腔积液；彩超示：移植肾血流灌注减少，考虑移植肾无功能。急诊消化内镜检查提示：食管黏膜病变，慢性浅表性胃炎，十二指肠多发溃疡糜烂，回肠末端及结直肠管腔可见大量陈旧性血迹，反复冲洗后，可见回盲瓣呈唇型，所见肠黏膜光滑，血管纹理清晰，未见糜烂、充血、溃疡等病变。入科后给予神经垂体、生长抑素、卡洛磺、尖吻蝮蛇血凝酶止血，补充纤维蛋白原、凝血酶原复合物，输注冷沉淀及悬浮红细胞，补充白蛋白、艾司奥美拉唑护胃，补液等治疗，停用抗排药他克莫司，调整为环孢素继续抗排异治疗。复测血气分析：pH 值 7.39；二氧化碳分压 39.0 mmHg，氧分压 99.0 mmHg，钠 138.0 mmol/L，钾 3.0 mmol/L，离子钙 1.2 mmol/L，乳酸 0.5 mmol/L，血细胞比容 16.0%，血红蛋白 66.0 g/L；粪便常规自动分析：隐血免疫法（+）。

12 月 8 日复查，血气分析：pH 值 7.43，二氧化碳分压 39.0 mmHg，氧分压 96.0 mmHg，钠 136.0 mmol/L，钾 3.6 mmol/L，乳酸 0.8 mmol/L，血红蛋白 83.0 g/L；血常规：白细胞计数 6.30×10^9/L，血红蛋白 81.0 g/L，血小板计数 79×10^9/L；血凝试验：纤维蛋白原测定 1.78 g/L，凝血酶时间 18.30 s，D-二聚体 0.91 mg/L，纤维蛋白（原）降解产物 16.73 mg/L；超敏肌钙蛋白 I 0.013 μg/L；血生化示：葡萄糖 8.64 mmol/L，尿素 32.72 mmol/L，肌酐 549 μmol/L，总蛋白 51.0 g/L，白蛋白 34.5 g/L，肌酸激酶 32 U/L，超敏肌钙蛋白 T 0.094 ng/mL，B 型钠尿肽前体 27 691.00 pg/mL，高密度脂蛋白 0.70 mmol/L；检验科炎症 3 项：降钙素原 13.30 ng/mL，白介素 -6 8.73 pg/mL。晨起血压 148/85 mmHg，予以硝苯地平舌下含化后血压降至正常；目前患儿未再出现消化道出血，贫血较前纠正，无呕血、便血、抽搐、出血点等，大便转为黄糊样便。请肾移植科会诊后，建议转科治疗，与患者及其家属沟通后表示理解，同意转科治疗。

转科后 2023 年 12 月 9 日查血常规：白细胞计数 2.81×10^9/L，红细胞计数 3.95×10^{12}/L，血红蛋白 119.1 g/L，血小板计数 69×10^9/L，中性粒细胞百分数 83.0%，淋巴细胞百分数 13.5%；血凝试验：纤维蛋白原测定 1.49 g/L，凝血酶时间 18.10 s，D-二聚体 1.45 mg/L；环孢素 A 浓度 313.51 ng/mL；生化示：葡萄糖 9.63 mmol/L，尿素 29.80 mmol/L，肌酐 552 μmol/L，胱抑素 C 6.54 mg/L，β_2 微球蛋白 27.68 mg/L，总蛋白 54.4 g/L，球蛋白 16.7 g/L，胆碱酯酶 3.80 U/L，直接胆红素 12.20 μmol/L；降钙素原 10.100 ng/mL。患儿纤维蛋白原偏低，给予补充纤维蛋白原；血小板偏低，给予人血小板生成素纠正血小板治疗；余继续给予"生长抑素、卡洛磺、尖吻蝮蛇血凝酶"止血、奥美拉唑保护胃黏膜及比阿培南抗感染、成分输血等治疗；继续规律服用免疫抑制剂及云南白药胶囊止血、控制血压等治疗，规律腹膜透析治疗。

2023 年 12 月 10 日查血常规：白细胞计数 2.93×10^9/L，红细胞计数 3.71×10^{12}/L，血红蛋白 114.0 g/L，血小板计数 63×10^9/L；血凝试验：凝血酶原时间 11.10 s，

凝血酶原时间活动度 99.00%，国际标准化比值 1.01，活化部分凝血活酶时间 27.40 s，纤维蛋白原测定 1.17 g/L，凝血酶时间 20.70 s，D- 二聚体 1.15 mg/L；患儿夜间出现发热，给予物理降温后体温下降不明显，给予加用利奈唑胺抗感染治疗，余治疗同前。

2023 年 12 月 11 日下午患儿出现反复便血，给予神经垂体素、生长抑素持续泵入后仍出血不止，血红蛋白持续下降，PICU 科会诊，建议转科治疗，患者家属沟通后表示理解，同意转科治疗，于 2023 年 12 月 11 日转入 PICU 科。2023 年 12 月 12 日转入后查血气：细胞外剩余碱 3.70 mmol/L，pH 值 7.40，二氧化碳分压 46.0 mmHg，氧分压 102.0 mmHg，钠 138.0 mmol/L，钾 3.9 mmol/L，离子钙 1.1 mmol/L，乳酸 0.6 mmol/L，血红蛋白 64.0 g/L；血常规：白细胞计数 3.89×10^9/L，红细胞计数 2.10×10^{12}/L，血红蛋白 62.0 g/L，血小板计数 98×10^9/L，中性粒细胞百分数 81.0%，淋巴细胞百分数 8.9%，平均红细胞体积 91.70 fL，平均红细胞血红蛋白含量 29.60 pg；血凝试验：纤维蛋白原测定 1.71 g/L，D- 二聚体 1.13 mg/L，纤维蛋白（原）降解产物 19.19 mg/L；炎症 3 项：降钙素原 5.950 ng/mL；血生化 + B 型钠尿肽前体：尿素 30.13 mmol/L，肌酐 575 μmol/L，肌酸酶同工酶 45.6 U/L，乳酸脱氢酶 456 U/L，B 型钠尿肽前体 24 502.00 pg/mL；给予申请输注悬浮红细胞、禁食、抗感染、生长抑素 + 神经垂体素止血、硝普钠降压、腹膜透析、护胃补液、环孢素抗排异、维持水电解质平衡等对症治疗，患儿仍有反复便血，动态监测血红蛋白进行性下降。

2023 年 12 月 12 日甲型流感病毒 RNA + 乙型流感病毒 RNA：甲型流感病毒 RNA 阳性（+）TCID50/mL；患儿长期应用抗排异药物，不排除合并细菌感染，给予帕拉米韦、比阿培南抗感染治疗，余治疗同前；患儿持续便血，输血后血红蛋白未见明显上升，考虑仍有消化道持续性出血，不排除患儿肾移植术后长期口服环孢素不良反应的可能，与肾移植科医师沟通患儿病情，建议继续口服环孢素及内科保守治疗，暂不予停用环孢素，给予增加神经垂体素用量，复查环孢素浓度 225.1 μg/L；超声检查（US）：肾移植术后移植肾弥漫性回声改变伴血流灌注减少，移植肾周积液（US：较大范围，约 75 mm × 22 mm），D-J 管位置正常；凝血因子全套：V 因子活性 143.70%，Ⅶ 因子活性 139.40%；患儿凝血功能较差，给予申请冷沉淀等补充凝血因子及纤维蛋白原等；白蛋白明显减低，给予申请输注白蛋白等治疗，余继续予以止血、成分输血、降压、腹膜透析等治疗；患儿便血无明显改善。

2023 年 12 月 16 日请消化科会诊，暂不予消化内镜治疗，予以加强内科治疗措施：①增强质子泵抑制剂（PPI）应用：调整艾司奥美拉唑钠（阿斯利康）剂量为 40 mg 每 6 小时 1 次；②给予铝镁混悬液口服中和胃酸，促进胃黏膜修复；③给予凝血酶散口服局部止血；④给予康复新液口服促进溃疡愈合，并继续给予申请输注悬浮红细胞。余治疗方案同前，患儿体温正常稳定，复查血常规示血常规不高，中性为主，炎症指标较前下降，停用帕拉米韦，余继续给予比阿培南抗感染治疗；增加 PPI 用量、生长抑素、神经垂体素后患儿目前仍有持续消化道出血，请介入科会诊。

于 2023 年 12 月 18 日在数字减影血管造影（DSA）下行"腹腔干、肠系膜上、下动脉造影及栓塞术"；患儿术后仍有消化道出血，与肾移植科沟通后给予停用环孢素，更换为"西罗莫司"抗排异，将生长抑素更换为奥曲肽；患儿血压仍偏高，神经垂体素逐渐减停，余继续给予 PPI、止血药物应用、硝普钠持续泵入、腹膜透析、护胃补液、抗排异、成分输血等对症治疗，患儿大便次数及大便颜色较前好转，动态监测血红蛋白未见持续性减低，提示治疗有效，继续巩固治疗。

2023 年 12 月 21 日患儿发热，予以拉氧头孢抗感染治疗。

2023 年 12 月 23 日复查血气分析：氯 110.0 mmol/L，细胞外剩余碱 –2.40 mmol/L，pH 值 7.41，二氧化碳分压 35.0 mmHg，氧分压 117.0 mmHg，钠 137.0 mmol/L，钾 3.6 mmol/L，离子钙 1.2 mmol/L，葡萄糖 5.4 mmol/L，乳酸 0.7 mmol/L，血红蛋白 95.0 g/L；血常规：白细胞计数 6.62×10^9/L，红细胞计数 3.04×10^{12}/L，血红蛋白 93.0 g/L，血小板计数 36×10^9/L，中性粒细胞百分数 89.6%，淋巴细胞百分数 3.2%；炎症 3 项：降钙素原 1.360 ng/mL，C- 反应蛋白 8.04 mg/L，白介素 –6 29.70 pg/mL；血凝试验：D- 二聚体 6.79 mg/L，纤维蛋白（原）降解产物 19.48 μg/mL；血生化：尿素 27.98 mmol/L，肌酐 419 μmol/L，总蛋白 46.0 g/L，白蛋白 30.1 g/L，球蛋白 15.9 g/L，胆碱酯酶 2.44 U/L，肌酸激酶 9 U/L，B 型钠尿肽前体 15 479.00 pg/mL；调整抗生素为头孢哌酮舒巴坦抗感染等治疗，余继续予以禁食、护胃补液、奥曲肽止血、PPI 等药物应用、人促红素应用、西罗莫司抗排异、腹膜透析、补充白蛋白等治疗，患儿血小板减低，不排除西罗莫司不良反应，同时需警惕感染所致。进一步完善胸部 CT：双肺炎症，较 2023 年 12 月 1 日片显著；双肺多发小结节，较前新发；双侧胸腔积液，双侧胸膜增厚；纵隔、腋窝、左侧锁骨上窝淋巴结稍大；腹腔积液；双肾多发囊肿，双肾结石。外周血涂片：成熟红细胞大小、形态大致正常，血红蛋白充盈可。血小板少见。

2023 年 12 月 24 日复查，血常规：白细胞计数 5.77×10^9/L，红细胞计数 3.03×10^{12}/L，血红蛋白 93.0 g/L，血小板计数 25×10^9/L，中性粒细胞百分数

81.7%，淋巴细胞百分数6.2%。患儿便血基本缓解，体温控制欠佳，血小板进一步下降，给予止血、申请单采血小板等治疗，进一步完善血液T-NGS明确病原；患儿肾性高血压，硝普钠持续泵入下血压维持尚可，目前患儿静脉应用硝普钠时间较长，血氧饱和度波动于93%左右，考虑可能与肺部病变相关，同时不能排除硝普钠副作用所致，予以减停硝普钠，改为口服降压药物。今晨血T-NGS结果回示：人类疱疹病毒5型（CMV）序列数122 504，肝炎GB病毒C型序列数652，患儿CMV感染，加用"更昔洛韦"抗感染治疗。现患儿一般情况尚可，无腹泻、便血，血红蛋白较前回升，请肾移植科会诊后建议转科继续治疗，告知家属患儿病情，家属知情理解并签署知情同意书后予以办理转科手续。

于12月26日转入我科继续治疗，患儿仍反复发热，抗感染治疗，查血T-NGS示巨细胞病毒感染，给予"更昔洛韦"抗病毒、控制血压、禁食、护胃补液、（集L7）注射用卡络磺钠（海南倍特）、奥曲肽针止血、控制血压、升血小板、规律服用免疫抑制剂抗排斥、腹膜透析、维持水电解质平衡、纠正低蛋白血症、营养支持等治疗。

于2024年1月7日复查，血常规：白细胞计数1.80×10^9/L，血小板计数43×10^9/L↓。患者白细胞及血小板偏低，给予人血小板生成素（特比澳7 500 U）7 500 U及（集L1）立生素150（人粒细胞刺激因子）150 μg治疗；后患者消化道出血较前好转，解黄色样大便，给予适当喝水逐渐过渡到流质饮食，继续抗感染、纠正贫血、止血、规律服用免疫抑制剂抗排斥、保护胃黏膜、补钾、调整肠道功能、控制血压、升血小板、营养支持、升白细胞等治疗。

于2月10日07:08突然意识丧失，双眼紧闭，全身抽搐，口吐白沫，牙关紧闭，立即给予去枕平卧，口咽通气道，苯巴比妥注射液0.05 g im及氧气吸入，于07:09患者意识恢复清醒。于2月12日患者两眼上翻，苯巴比妥注射液0.05 g im，行头颅磁共振成像（MRI），诊断意见：①脑MRI平扫未见明显异常；②双侧上颌窦轻度炎症。患者反复抽搐，给予（集L5）左乙拉西坦注射用浓溶液（海南普利）后患者未再抽搐，于2月19日给予行"输尿管支架管拔除术"，过程平稳，无不适，继续抗感染、纠正贫血、规律服用免疫抑制剂、保护胃黏膜、补钾、调整肠道功能、控制血压、腹膜透析等治疗。现患者一般情况可，于今日出院，请示上级医师准予出院。

【护理】

1. 预防护理

（1）术前全面检查，必要时行纤维支气管胃镜检查、大便隐血试验、凝血四项检查。大便隐血阳性者，治疗转阴1个月后方可行肾移植术。术前纠正贫血、低蛋白血症。

（2）合理应用激素，随着更强效免疫抑制剂的应用，于肾移植术后前3 d给予甲泼尼龙琥珀酸钠0.5 g/d，第4天口服醋酸泼尼松片50 mg，在1个月内激素逐渐减量至10 mg/d，嘱患者在进食后服用，勿在空腹状态下服用，并给予抑酸剂口服。

（3）发生急性排斥反应时，给予甲泼尼龙琥珀酸钠0.5 g行激素冲击治疗3 d，使用前常规用注射用奥美拉唑钠40 mg滴入。此期间密切观察患者的凝血功能，有无胃部疼痛、嗳气、腹胀等症状，如有异常及时处理。

（4）慢性排斥、肾功能不全的患者尽早恢复透析治疗，减少体内毒素，改善凝血功能。

（5）加强对高危人群的监测，如将肥胖、应用激素量大、年龄＞60岁、反复出血者视为高危人群，将有溃疡及黑便病史、心脏病史、血液病史、透析治疗运用肝素、术前服用华法林、多次手术应激作用与术后本病发生有关者视为易患人群，予以重视，加强观察。

2. 常规护理

（1）密切观察生命体征及神志变化，使用心电监护仪进行监护，准确记录呕吐物和大便的性状、量、颜色，并详细做好记录。警惕穿孔和大出血的发生，估计出血量：如为柏油样便，出血量在50 mL左右；如呕出鲜红色血液，出血量在500 mL左右；若出血1 000 mL/d以上，警惕出血性休克，表现为神志不清、面色苍白、四肢湿冷、口唇发绀、呼吸困难、血压下降（＜80 mmHg）、脉压变小（25～30 mmHg），脉搏快而弱（＞120次/min）等，应测定中心静脉压以反映患者的血容量，并指导输液，若中心静脉压＜2 cmH$_2$O，可能是脱水或血容量不足。

（2）卧床休息，取半坐卧位，头偏向一侧，下肢抬高，备负压吸引器在床头随时吸净鼻腔、口腔分泌物。若病情发作，应给予侧卧位，有利于血块呕出，保持呼吸道通畅，防止窒息的发生；注意保暖，慎用热水袋及自发热贴以免烫伤患者。

3. 心理护理

出血患者易产生紧张、恐惧心理，而精神紧张可导致肾上腺素分泌增加、血压增高，加重病情和出血，因此患者常存在悲观、失望心理。此时护理人员要及时消除所有血迹，以减少对患者的刺激；平时要多巡视患者，及时观察病情变化，给予患者安慰、鼓励，介绍治疗方案，详细向患者及其家属讲解出血是暂时的，经过积极的治疗是可以纠正的，增强患者与疾病抗争的决心，建立良好的护患关系。当患者出现大呕血时，护士一定要冷静，不要恐慌，动作敏捷地配合医师抢救，以取得患者及其家属的信任。

4．营养支持

一般主张禁食，仅轻微便隐血、无呕吐可进温凉饮食，出血停止后改为半流质饮食，饮食宜多咀嚼，避免快速进食，勿食过硬、刺激性食物，避免过饱、过饥。需选用高蛋白、高热量、易消化、细软无刺激的冷流食，如牛奶、豆浆等碱性饮食，要少量多餐，6次/d。若食欲不佳，可根据患者的喜好调整饮食，必要时可静脉输入脂肪乳、氨基酸等高营养药物。

5．预防感染

肾移植术后患者抵抗力低，易发生感染，严重感染时易发生消化道出血，而急性排斥应用大量激素时又会引起或加重感染。预防措施：

（1）安排患者住在隔离病房，严格执行消毒隔离制度，禁止有呼吸道疾患的人员进入。

（2）房间紫外线灯消毒2次/d，每次30 min，消毒后通风30 min。

（3）口腔护理，每次呕吐后做好口腔护理，以减少患者口中血腥味，增加患者舒适感，防止口腔感染。

6．出院指导

（1）保持良好乐观心态，心情舒畅。

（2）合理安排作息，劳逸结合，适当地进行体育锻炼，增强体质。

（3）清淡饮食，少量多餐，避免进油腻、辛辣、过甜、过咸的食物。

（4）按医嘱规律口服免疫抑制剂、激素、抑酸药物，定期来院复查，若出现呕血、黑便，立即来院就诊。

【小结】

消化道出血是肾移植术后严重并发症，临床上主要表现为呕血、便血和不同程度的周围循环衰竭，有较高的病死率。肾移植术后患者发生消化道出血的主要原因是术后大量使用皮质激素治疗，使胃肠黏膜发生应激性溃疡。通过对肾移植术后上消化道出血患者的观察和护理，认为在护理中，密切观察、及早发现病情变化并采取有效的预防措施非常重要，早期发生上消化道出血行常规抑酸、保护胃黏膜治

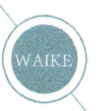

疗，取得良好的疗效，护理过程中教会患者合理的饮食及保持舒畅的心情，可减少上消化道出血病死率，有助于保护移植肾功能，提高移植肾存活率，有效提高患者的生存质量。

（杜亚泽）

病例 8　合并多种基础疾病肾移植手术的护理

【案例介绍】

1. 一般资料

患者，男，46 岁，以"发现蛋白尿 5 年余，规律血液透析 1 年余"为主诉入院。5 年多前在外院发现泡沫尿，未重视。2021 年 3 月因饮酒后出现眼睑水肿，至当地医院就诊，尿蛋白 19.36 g/24 h，血白蛋白 21.2 g/L，肌酐 125.3 μmol/L，予以保肾、降糖降压等对症处理。2021 年 3 月 18 日因胸闷就诊于 ×× 医院，查白蛋白 34.8 g/L、肌酐 1.49 mg/dL，尿蛋白定量 12.83 g/24 h，测血压 138/89 mmHg；尿常规示：单白 3+、隐血 2+、葡萄糖 3+；血常规示：血红蛋白 140 g/L，葡萄糖 10.05 mmol/L；超声示：左肾大小 132 mm×55 mm×66 mm，右肾大小 129 mm×57 mm×65 mm，给予完善相关检查，予以胰岛素控制血糖、降压、护肾排毒、降脂等治疗。排除手术禁忌证后于 2021 年 4 月 19 日行"肾脏活检穿刺术"，结果提示"糖尿病肾病"，给予加用雷公藤多甙片治疗，好转后出院。后定期 6 个月复查 1 次，血肌酐逐渐升高。2023 年 2 月 8 日至 ×× 医院门诊复查，肾功能示：肌酐 5.15 mg/dL，尿素氮 41.22 mg/dL；尿常规：蛋白 3+，红细胞 2+，葡萄糖 3+；血常规示：血红蛋白 122 g/L。给予降脂、降压、控糖、护肾排毒等对症处理。2023 年 4 月 19 日因胸闷、活动后双下肢水肿、乏力、纳差至 ×× 医院，查肾功能示：肌酐 1 344.3 μmol/L，尿素 38.44 mmol/L；肝功能示：白蛋白 20.5 g/L；尿常规示：蛋白 4+；血常规示：血红蛋白 79 g/L，诊断为"慢性肾功能不全（尿毒症期）"，给予控制血压、纠正贫血（罗沙司他 120 mg，一周 3 次），于 2023 年 5 月 1 日行"右颈部长期透析管置入术"开始血液透析等治疗至今。今患者为求进一步诊治，遂来我院，门诊以"慢性肾功能不全（尿毒症期）"收入我科。入院来，患者神志清，精神可，食欲正常，睡眠正常，小便 600 mL/24 h，大便正常，体重无减轻。

2. 病史

既往史：发现原发性高血压 23 年余，最高值达 190/110 mmHg，平素降压药［拜新同 30 mg 每天 2 次（bid），诺欣妥 200 mg 每天 1 次（qd）口服（po），特拉唑嗪睡前 1 片］。发现血糖高 16 年余，平素门冬胰岛素早 10 U、中 10 U、晚 10 U，睡前 22 U，控制在 5 ~ 8 mmol/L。患有"脑梗死"病史 3 月余。无肝炎、结核、疟疾病史，预防接种史随社会计划免疫接种，无外伤、输血史，无食物、药物过敏史。12 年前因白内障行"晶体置换术"，2023 年 5 月 1 日在××医院行"右颈部长期透析管置入术"。

个人史：生于××市，久居本地，无疫区、疫情、疫水接触史，无牧区、矿山、高氟区、低碘区居住史，无化学性物质、放射性物质、有毒物质接触史，无吸毒史，无吸烟、饮酒史，否认冶游史。

婚育史：已婚，23 岁结婚，爱人体健，夫妻关系和睦，有 1 子。

家族史：父亲健康状况良好，母亲因"糖尿病"去世。兄弟 4 人，均患有"糖尿病"，无与患者类似疾病，无家族性遗传病史。

3. 医护过程

患者于 2024 年 5 月 6 日 20：40 在全身麻醉下行急诊肾同种异体移植术，术毕于 00：50 返回监护病房，术后给予心电监护及特级护理。遵医嘱给予抗感染、抗真菌、护胃、抗病毒、营养心肌、抗排斥、补液、止疼等对症治疗。患者既往患有脑梗死病史，凝血方面：患者肾移植术后，引流液偏多，动态监测凝血功能，根据检验结果回示调整抗凝方案，嘱患者床上活动下肢，预防深静脉血栓形成，动态监测凝血指标变化。患者慢性肾脏病 5 期肾移植术后，注意患者液体出入量平衡，注意监测血压、心率、尿量变化，维持循环稳定；预防急性心肌梗死、恶性心律失常、心力衰竭等并发症，密观患者生命体征变化。患者患有糖尿病，密切监测血糖变化，给予调整控制血糖药物，继续予控制血压、保肝护胃、稳定循环、改善心肌灌注、营养支持、纠正水电解质酸碱平衡紊乱等保护脏器功能、维持内环境稳定等综合治疗；预防肺栓塞、心律失常、心搏骤停、脑梗死、脑出血、多器官功能障碍综合征等并发症。关注患者病情变化，如有不适，及时对症处理。定期复查血常规、肝肾功能、电解质、心肌酶及血药浓度等相关检查。

患者病情稳定，生命体征平稳，未出现心前区不适，根据患者既往病史，避免心血管等并发症，将收缩压维持在 140 ~ 150 mmHg；继续应用营养心肌药物；早晨查房病情稳定，未诉心前区不适，余继续控制血压、控制血糖、抗排斥、保肝护胃、稳定循环、改善贫血、改善心肌灌注、营养支持、纠正水电解质酸碱平衡紊乱等保护脏器功能、维持内环境稳定等综合治疗；当日免疫冲击治疗结束，改用口服药物甲泼尼龙片。患者既往患有脑梗死病史，注意凝血方面：根据检验结果回示调整抗凝方案，嘱患者床上活动下肢，预防深静脉血栓形成，动态监测凝血指标变化。注意患者液体出入量平衡，注意监测血压、心率、尿量变化，维持循环稳定；预防急性心肌梗死、恶性心律失常、心力衰竭等并发症，密观患者生命体征变化。嘱患者吹气球，增强肺功能锻炼。根据患者既往病史，预防肺栓塞、心律失常、心搏骤停、脑梗死、脑出血、多器官功能障碍综合征等并发症。关注患者病情变化，如有不适，及时对症处理。

【护理】

1. 术前护理

（1）心理护理：糖尿病肾病患者由于病程长、肾功能损害及尿毒症长期透析治疗，产生复杂的心理状态，如愤怒、消极悲观、内疚、焦虑、恐慌、怀疑，甚至厌世抗拒治疗等。所以对糖尿病肾病患者，应根据不同心理状态，给予不同心理护理，主要体现关心体贴患者，让其消除顾虑，树立信心；术前宣教告知患者肾移植与透析治疗的不同点，使其明确肾移植是提高生存和生活质量的最有效方法，目前手术和护理技术成熟，取得患者信任和配合。有些患者担心肾移植会加重糖尿病肾病，应向患者实事求是地解释清楚，强调免疫抑制剂用药妥当不会加重糖尿病肾病，并将术后有可能出现的问题告知患者，使其对肾移植及术后并发症有正确认识，以良好心态面对手术。

（2）做好术前准备及术前常规护理：病房空气消毒和各种床单位清洁消毒，抗生素皮试、灌肠及肾移植常规药物准备。强调要注意皮肤准备，备皮时不要划破皮肤，以免增加感染机会。有肺部感染者在加强抗感染同时做好排痰等护理工作。对术前有尿的患者，了解排尿通畅情况，测膀胱残余尿量；对无尿患者了解其既往有尿时的排尿情况，这对术后排尿情况的预期评估有所帮助。糖尿病肾病患者肾移植前血糖控制是重要的，可以通过调整胰岛素用量和（或）联合口服降糖药，使血糖控制在正常范围或接近正常。如果手术前血糖 < 10 mmol/L，术中可不作特殊处理；如果术前血糖 > 10 mmol/L 或术前用胰岛素的患者，术前或术中，以生理盐水加胰岛素静脉滴注，术中监护血糖在 10 mmol/L 左右。术前 3 d 应尽量避免使用长效胰岛素，术晨停用注射胰岛素，以防止术中或术后出现延迟性低血糖。

2. 术后护理

（1）控制血糖，维持水、电解质及酸碱平衡：因为手术、禁食等应激导致血糖变化，术前治疗方案可能不适宜术后，所以要重新调整方案。术后禁食期间，应建立静脉通路，输注胰岛素，速度可根据血糖的变化随时调整；进食后，可停用静脉胰岛素，改用常规皮下给药或口服降糖药。含糖液体输入应严格计算，并定时监测血糖，及时纠正低血糖或高血糖。预防水、电解质、酸碱平衡紊乱发生，如低血钾、高血钾、低血钙、酸中毒等，应密切监测血电解质水平，并及时调整补液方案，以维持机体内环境稳定。

（2）术后饮食护理：正确饮食是控制血糖的基础，通过对糖尿病与饮食关系的宣传，提高患者对饮食控制重要性的认识。根据患者身高、体重、血糖计算总热量，按糖、蛋白质、脂肪一定比例分三餐给予，蛋白质摄入量还应根据移植肾功能恢复情况而定，早期咀嚼功能尚未恢复正常时，蛋白质摄入应适当控制，当肾功能恢复正常后宜选用优质蛋白质（如鱼、鸡蛋白、瘦肉等）；糖摄入要根据血糖情况来定，限制麦芽糖、蔗糖；多选择粗纤维食物，利于肠蠕动恢复和控制血糖；脂肪摄入应少为宜。对术后血糖控制不理想的患者，应监测空腹及三餐后 2 h 血糖，三餐前半小时需注射胰岛素。

（3）观察免疫抑制剂对糖尿病肾病的影响：免疫抑制剂是肾移植术后必不可少的药物，但目前临床所用免疫抑制剂都可能引起或加重糖尿病肾病，解决这一矛盾的方法只能是严密监测血糖变化，尽可能减少免疫抑制剂用量，选择对糖尿病肾病副作用较小的 CsA，尽量不用 FK506；另外，在肾移植术后早期（1～4 d）患者多尿、烦渴等症状易被掩盖，因此，要勤观察，特别注意患者多饮、多尿、烦渴症状出现，及早发现糖尿病肾病病情加重的症状和体征，以便及时诊断与处理。

（4）预防术后并发症：糖尿病肾病患者肾移植后易并发各种感染，做好术后并发症防护是提高糖尿病肾病肾移植存活率的重要因素。血糖＞11.1 mmol/L 时，蛋白质合成能力下降，组织修复能力减弱，可以抑制白细胞和吞噬细胞的功能，而免疫抑制剂的使用，都可能导致伤口不容易愈合和继发全身感染，所以术后要注意观察患者生命体征和血糖变化，尤其注意患者体温变化和伤口愈合情况。对不明原因发热、反复感染或感染久治不愈者应予高度重视血糖情况，做好口腔、鼻咽、皮肤、尿管清洁及伤口换药等各种预防护理措施，病房每天用空气消毒机消毒 2 次。感染和水钠潴留是糖尿病肾病发生左心衰竭的诱发因素，对于肾移植术后肾功能延迟恢复患者，若有水过多的现象，更容易引起心力衰竭，要重视糖尿病肾病合并心血管疾病患者出现低血糖情况，低血糖也可能诱发或加重心力衰竭。低血糖症状与

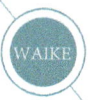

心力衰竭症状有许多相似之处,临床上应给予鉴别,注意低血糖症状掩盖了心力衰竭的表现。

(5)糖尿病肾病术后排尿情况观察:糖尿病肾病患者小血管痉挛,周围神经细胞长期缺血、缺氧,可出现四肢麻木,膀胱括约肌无力(即神经源性膀胱),出现尿潴留。由于糖尿病肾病改变,患者术前长时间无尿,尿潴留症状可不出现;当移植肾功能恢复后,则可出现拔尿管后排尿困难。为此,在询问病史时应了解患者患尿毒症之前,是否有排尿困难的情况,对术后尿潴留有一定的预见性,便于及时治疗。

【小结】

糖尿病肾病是慢性肾衰竭的主要原因之一。随着新型免疫抑制剂应用、组织配型技术改进及移植技术日臻成熟,肾移植已成为提高终末期糖尿病肾病患者生存率及生活质量的理想选择。由于糖尿病肾病患者病程长,病情复杂,并存多器官功能损害,对其施行肾移植手术,手术期护理有其自身特点。要重视患者术前心理护理,认真做好手术前准备。加强术后生命体征、尿量及血糖监测,做好术后患者饮食护理,注意观察免疫抑制剂对糖尿病肾病影响,强调预防糖尿病肾病术后并发症。

(杜亚泽)

病例 9　肾移植术后移植肾出血的护理

【案例介绍】

1. 一般资料

患者,男,46 岁,以"肾功能不全 6 年,血液透析 3 年余"为主诉入院。6 年前无明显诱因出现间断性双下肢及眼睑部水肿,多于下午或睡前出现,呈凹陷性,晨起水肿减退,余无不适,未治疗。继而出现全身乏力、恶心,伴双下肢及眼睑水肿,无腰痛,无头晕、头痛,至 ×× 医院查肾功能示:肌酐 950μmol/L(未见报告)遂住院治疗,于 2019 年 10 月 2 日行颈部临时透析导管置入术,不规律透析治疗,辅以降压、改善肾功能药物治疗,症状好转后出院,院外规律服用"碳酸司维拉姆片、倍他乐克、依姆多、拜新同、可多华、速力菲、钙片"药物治疗,效差。3 年前行右侧长期透析导管置入术,在我院规律血液透析,3 d 前出现透析中流量低，透析不充分；今为求进一步诊治，门诊以"①慢性肾脏病5期，规律血液透析；②原发性高血压；③2型糖尿病"收入院。自发病以来，食欲差，睡眠正常，大便易干结，有泡沫尿，精神正常，体重无减轻。

高血压10年余，规律服用"拜新同、倍他乐克、依姆多、可多华"，血压控制于170/90 mmHg。

糖尿病18年，不规律打"胰岛素早16 U，晚10 U"，血糖控制可。

2．病史

既往史：体健，无脑血管疾病病史，无肝炎、结核、疟疾病史，预防接种史随社会计划免疫接种，无手术、外伤、输血史，无食物、药物过敏史。

个人史：生于××市，久居本地，无疫区、疫情、疫水接触史，无牧区、矿山、高氟区、低碘区居住史，无化学性物质、放射性物质、有毒物质接触史，无吸毒史，吸烟、喝酒30余年，现戒酒，否认冶游史。

婚育史：已婚，24岁结婚，爱人体健，夫妻关系和睦，有1子。

家族史：父亲因"贲门癌"去世，母亲患有"糖尿病"，兄弟姐妹3人，健康状况良好，无与患者类似疾病，无家族性遗传病史。

3．医护过程

患者于2024年3月6日17：40在全身麻醉下行"同种异体肾移植术"，手术顺利，术中、术后患者生命体征平稳。患者自觉症状明显缓解，切口处疼痛给予止疼对症处理，嘱患者卧床休息活动四肢预防血栓形成，加强营养促进切口愈合。密切观察患者各项生命体征，并：①继续给予患者抗感染、抗排斥、营养支持、改善微循环等治疗；②加用口服抗排斥药物治疗（他克莫司、米芙、五酯软胶囊）；③今日给予患者0.9%氯化钠注射液100 mL＋甲泼尼龙针0.375 g静脉滴注，0.9%氯化钠注射液100 mL＋抗人T细胞兔免疫球蛋白50 mg静脉滴注，免疫冲击治疗；④嘱患者吹气球，增强肺功能锻炼；⑤现患者生命体征较平稳，因手术后患者血压需控制，必要时加用降压药物治疗；⑥嘱患者床上活动双下肢，预防下肢静脉血栓形成；⑦明日复查血常规、肝功、肾功、电解质等；⑧关注患者病情变化，如有不适，及时对症处理，遵嘱执行。

于2024年3月13日18：27在全身麻醉下行"移植肾探查术"，清除移植肾周血凝块约2 000 mL。切口内倒入温盐水200 mL，充分清洗切口内组织，再次查看移植肾，见动、静脉吻合口处无出血后，清点器械、敷料无误后，置1根硅胶引流管于移植肾周，逐层关闭切口并包扎。患者病情稳定、清醒后，由麻醉师和护理人员将患者安全送回病房，并在特护病房交给值班护士。患者手术顺利，麻醉效果良好，术中出血约 100 mL，尿量约 20 mL。术中诊断：肾移植术后移植肾出血，于 2024 年 3 月 14 日 20:27 返回病房。查体：体温 36.6 ℃，脉搏 86 次/min，呼吸 21 次/min，血压 150/80 mmHg，神志清晰，术后给予抗感染、抗病毒、活血化瘀、营养支持等治疗。术后应密切观察患者病情变化。

【护理】

1. 心理护理

肾移植患者从慢性肾衰竭规律血液透析，等待肾移植时间长，花费大，周围环境及亲朋都会无形中给患者造成压力；再加上手术后移植肾的破裂，多种因素叠加使患者逐渐产生焦虑的心理，表现出情绪多变，对身体的细小变化特别关注。针对患者心理变化，让患者有安全感，针对每一位患者要具体分析产生这样结果的原因，做到有针对性的心理疏导。若患者不了解急性排斥反应和移植肾破裂等，可以用通俗易懂的语言向其科普这方面的知识，使患者充分了解相关知识，这样患者就会心中有数，增强患者信心，树立正确的心态。对不按照医嘱去做的患者，要耐心细致地给其解释，消除其误解，同时也要取得其家庭成员的信任与理解，最终使患者积极配合治疗，尽早恢复健康。

2. 急性排斥反应的护理

肾移植术后早期第一时间发现，并进行有效的预防和治疗，这对预防移植肾破裂出血的发生具有十分重要的意义。密切观察患者的生命体征、移植肾区情况、尿量的变化，一般情况变差，移植器官功能减退；定时监测血常规、免疫抑制剂浓度、肾功能等检验结果，第一时间发现急性排斥反应，并第一时间给以 ATG 100 mg + 0.9% 氯化钠 250 mL 静脉滴注，4～6 h 输完，连续 3～5 d，首次给予 ATG 前给予地塞米松针 5 mg 肌内注射，预防变态反应，并向患者讲述应用 ATG 会出现的高热等副作用，消除患者紧张心理。多数人应用后肾功能会得到恢复。

3. 移植肾破裂的护理

进行移植肾破裂修补术或者保守治疗后的患者要绝对卧床休息，持续心电监护，监测生命体征，保证静脉通路的畅通，了解手术部位周围疼痛的性质，留意切口渗血、液和切口引流液的颜色及量，同时也要关注尿管引流液的颜色及尿量等。例如，心率增快、血压下降，尿量减少，移植肾区肿胀、疼痛，切口引流液突然增多。判断继续出血及失血性休克，及时通知医师，积极配合，做好抢救及手术探查准备。

4. 术前术后的健康宣教

肾移植术前指导患者正确咳嗽，床上排便，便秘患者多粗纤维饮食，必要时给予麻仁胶囊，保持大便通畅，术后指导患者移植肾侧下肢不要过分屈膝、翻身，活动时避免挤压移植肾区，术后活动要慢慢适应，先坐后站再行走，不可剧烈活动。因手术插管对咽喉部位的损伤，患者多咳嗽、咳痰，除让患者服用止咳化痰药物外，还应给予扣背，指导咳嗽时注意伤口的保护。同时要避免用力排便、打喷嚏、恶心、呕吐等使腹压突然增高的行为，预防移植肾破裂。

5. 预防感染的护理

肾移植术后大量免疫抑制剂的应用使患者免疫力下降，术后应保持病房卫生，给予病房空气消毒（一日2次），病房地面、物品给予84液消毒清扫（一日2次），医护人员严格执行无菌操作，严格控制对患者的探视次数，加强基础护理、尿路感染、坠积性肺炎等。

【小结】

肾移植术后移植肾破裂的发生概率较其他并发症低，但因其发生后病情变化快，对症处理不及时对患者造成的影响比较大。因此，肾移植手术后，在做好一般护理的基础上，还要及时观察各项检查指标，判断是否发生各种排斥反应，例如血压指标、尿量的变化，移植肾区域软硬度、大小、疼痛程度，同时及时向患者进行生活方面的健康宣教，去除腹压增高的诱因，还要加强围术期健康指导及随访等。只要比较全面地了解和掌握患者的病情，加上给予患者细致周到的观察与护理，一定会提高移植肾的存活率。

（杜亚泽）

参考文献

[1] 张代蓉, 张静, 赵慧慈, 等. 现代外科常见病护理进展 [M]. 上海: 上海交通大学出版社, 2022.

[2] 陈晓燕. 外科护理 [M]. 北京: 北京师范大学出版社, 2023.

[3] 高凤云, 刘红霞. 外科护理技术 [M]. 北京: 北京大学医学出版社, 2023.

[4] 麻宁. 临床外科疾病护理 [M]. 北京: 科学技术文献出版社, 2023.

[5] 刘丛丛, 戴永花, 匙国静, 等. 外科疾病诊断治疗与护理 [M]. 成都: 四川科学技术出版社, 2023.

[6] 张敏. 现代护理理论与各科护理要点 [M]. 武汉: 湖北科学技术出版社, 2023.

[7] 王虹, 王目香, 林彬, 等. 常见疾病护理临床实践 [M]. 上海: 上海科学技术文献出版社, 2023.

[8] 李璐. 现代全科护理技术 [M]. 武汉: 湖北科学技术出版社, 2023.

[9] 翟红群. 神经外科危重患者抢救与护理 [M]. 成都: 四川科学技术出版社, 2022.

[10] 王兴源. 临床外科疾病诊治实践与护理 [M]. 长沙: 湖南科学技术出版社, 2022.

[11] 周淑萍, 叶国英. 外科护理 [M]. 杭州: 浙江大学出版社, 2022.

[12] 龚仁蓉, 许瑞华, 冯金华. 肝胆胰脾外科护理 [M]. 北京: 科学出版社, 2022.

[13] 赵玉玲, 侯耀歌, 郭彦惠, 等. 实用神经外科护理思维与实践 [M]. 北京: 科学技术文献出版社, 2022.

[14] 兰才安. 儿科护理 [M]. 重庆: 重庆大学出版社, 2023.

[15] 刘金义, 何凤英. 儿科护理 [M]. 北京: 人民卫生出版社, 2022.

[16] 王雅娟. 妇产科护理实用技术 [M]. 长春: 吉林大学出版社, 2023.

[17] 王芮, 皮丽仙, 张桂兰, 等. 泌尿外科护理实用手册 [M]. 昆明: 云南科技出版社, 2023.

[18] 赵艳丽, 刘冬, 陈静. 泌尿外科常见疾病护理方案 [M]. 上海: 上海交通大学出版社, 2023.

[19] 翟燕. 实用骨科临床护理 [M]. 济南: 山东科学技术出版社, 2023.